Meine kleine Seelenwerkstatt

Natalia Ölsböck

Meine kleine Seelenwerkstatt

50 hilfreiche Tools für Gelassenheit und Lebensfreude

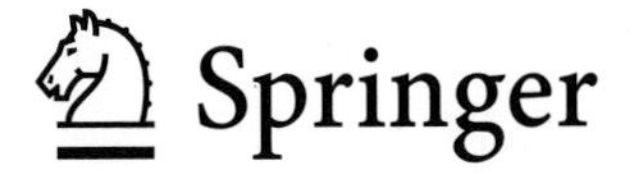

Natalia Ölsböck
Persönlichkeits- und Gesundheitsförderung
Königstetten, Österreich

ISBN 978-3-662-58435-4 ISBN 978-3-662-58436-1 (eBook)
https://doi.org/10.1007/978-3-662-58436-1

Die Deutsche Nationalbibliothek verzeichnet diese Publikation in der Deutschen Nationalbibliografie; detaillierte bibliografische Daten sind im Internet über http://dnb.d-nb.de abrufbar.

Fotonachweis Umschlag: © Trendobjects, Adobe Stock
Illustrationen: Gerhard Vay, Wien

Springer ist ein Imprint der eingetragenen Gesellschaft Springer-Verlag GmbH, DE und ist ein Teil von Springer Nature.
Die Anschrift der Gesellschaft ist: Heidelberger Platz 3, 14197 Berlin, Germany

Vorwort

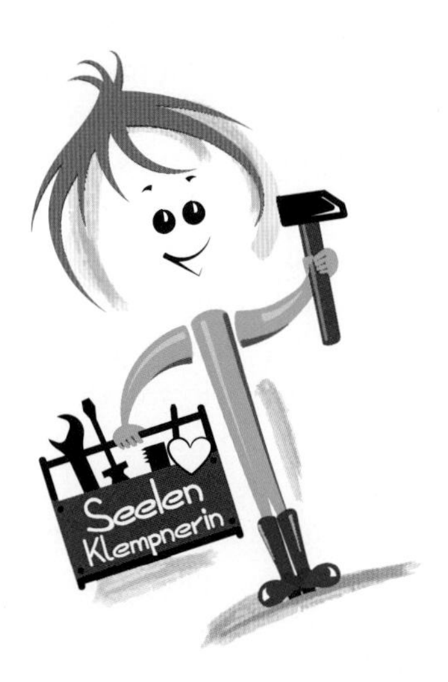

Vielleicht gab es ja auch in Ihrem Leben schon einmal stressige Phasen, wo Sie am liebsten nur noch eines wollten: endlich in Ruhe gelassen werden, um sich wieder erholen und auftanken zu können. Und vielleicht gab es ja auch in Ihrem Leben schon einmal richtig herausfordernde Zeiten, in denen Sie manchmal sogar das Gefühl hatten, Ihre Grenzen wären überschritten und Ihre Kraft erschöpft?

Und dennoch haben Sie es geschafft, irgendwie einen Ausweg zu finden, diese Situationen zu überwinden und wieder zu neuen Kräften zu kommen. Vielleicht waren Sie es ja ganz alleine, die sich da am Schopf herausgezogen hat. Vielleicht aber waren da auch wertvolle Helfer an Ihrer Seite, die Sie in irgendeiner Form tatkräftig unterstützt haben: psychologische

Ressourcen, die uns helfen, Probleme zu lösen und die kleinen und großen Schwierigkeiten im Leben zu überwinden, sowie Ihre Resilienz, die Fähigkeit, sehr starke Belastungen und Krisen zu überwinden. Vielleicht war es ja in Wirklichkeit Ihre innere Seelenklempnerin, jene unbewusste Weisheit, die Ihnen genau im richtigen Moment den passenden Rat gegeben hat, Ihnen Ihre Ressourcen und Resilienzen ins Gedächtnis gerufen hat. Wie wir diese innere Klugheit und Stärke ankurbeln können, genau darum geht es in diesem Buch. Hier finden Sie das nötige Wissen und viele praktische Werkzeuge.

Je besser es uns geht, umso leichter können wir mit Problemen und Schwierigkeiten fertigwerden. Vieles von dem, was wir bewusst oder unbewusst tun, damit es uns psychisch gut geht, fällt unter den Aspekt der Selbstfürsorge. Genau darum geht es im Alltag: sich gut um sich selbst zu kümmern und aktiv sein seelisches Wohlbefinden anzukurbeln. Dann packen wir die kleinen und großen Schwierigkeiten mit links. In Seminaren und Vorträgen, die ich halte, höre ich erstaunlich oft von TeilnehmerInnen: „Wissen tue ich es, aber mit der Umsetzung hapert es." Damit Ihnen das nicht passiert, ist das hier ein Praxisbuch. Ihre kleine Seelenwerkstatt, mit der Sie Ihre innere Seelenklempnerin aktivieren können.

Oftmals nutzen wir solche Seelenwerkzeuge, ohne dass uns das richtig bewusst ist. Doch je mehr solcher praktischer Hilfsmittel wir kennen, je besser wir darüber Bescheid wissen, wie wir sie sinnvoll einsetzen können und wobei sie uns nützlich sind, umso besser können wir uns schützen und gesund halten. Deshalb finden Sie hier ein großes Repertoire an Wissen und Werkzeugen, sozusagen eine Grundausstattung für alle möglichen Fälle von A wie Abgrenzen bis Z wie Zeitsprung, eine Anti-Ärger-Technik.

Dieses Buch ist für Frauen und Männer, die tagtäglich beruflich und privat gefordert sind, viel zu leisten; und es ist für Unternehmerinnen, Unternehmer und Führungskräfte, weil sie stets gefordert sind, sich vor Überlastung zu schützen. Damit sind sie auch ein gutes Vorbild für ihre MitarbeiterInnen. Bestimmt bietet dieses Buch auch Menschen in sozialen, Beratungs- und Bildungsberufen wertvolle Anregungen und Selbstfürsorge-Impulse, die sie auch an ihre Klientinnen und Klienten weitergeben können.

Königstetten
im März 2019

Natalia Ölsböck

Inhaltsverzeichnis

1

Deine Seele braucht dich

Inhaltsverzeichnis

Im ersten Kapitel dieses Buches möchte ich Ihnen gerne zeigen, wie Sie Ihre inneren Helfer aktivieren und mit neuem Wissen füttern können, um für künftige Herausforderungen gut gerüstet und gestärkt zu sein. Wenn Sie wissen, wie Sie für sich und Ihre inneren Helfer gut sorgen können, gelingt es Ihnen leichter und schneller, mit den Anforderungen Ihres Lebens fertig zu werden. Doch bevor wir loslegen, möchte ich Ihnen gerne jemanden vorstellen:

1.1 Gestatten, Seelenklempnerin

In meinem Beruf als Psychologin und Trainerin erlebe ich öfter, dass Leute scherzhaft meinen, ich sei eine Seelenklempnerin. Nun, ich weiß, fast alle meinen das wohlwollend und liebevoll, weil sie merken, dass meine Anregungen ihnen helfen, ihre Seele ein Stück zu heilen. Was ich jedenfalls bestimmt nicht tue, ist, an der Seele anderer Menschen zu drehen und zu

N. Ölsböck, *Meine kleine Seelenwerkstatt*, https://doi.org/10.1007/978-3-662-58436-1_1

schrauben. Vielmehr sehe ich meine Aufgabe darin, die innere Seelenklempnerin, die in jedem von uns existiert, zu aktivieren. Ich bin überzeugt, dass jeder Mensch einen inneren Ratgeber hat, der genau weiß, was gut für ihn ist. Auch Sie haben Ihre Seelenklempnerin, so wie ich meine habe. Sie ist immer liebevoll und weise und hat außerdem viel praktischen Hausverstand.

Das Problem ist nur: Viel zu oft hören wir nicht auf diese innere Stimme. Vielleicht, weil sie im Laufe des Lebens vernachlässigt und vom vielen Alltagsstress zugeschüttet wurde. Vielleicht aber auch, weil wir uns bisher überhaupt nicht um diese weise Frau in uns gekümmert haben. Möglicherweise sind wir uns gar nicht bewusst, dass es da einen Teil in uns gibt, der immer, wenn es darauf ankommt, einen Ausweg weiß, wichtige Entscheidungen für uns trifft und uns aus der Patsche helfen kann. Vielleicht nennen Sie es Bauchgefühl oder Intuition, vielleicht ist es Ihre innere Weisheit, oder vielleicht Ihre kluge Fee. Unabhängig davon, wie Sie Ihren klugen inneren Ratgeber bisher bezeichnet haben, jeder von uns hat diese wertvolle Ressource. Hier in diesem Buch nenne ich sie „die Seelenklempnerin".

Es ist allerhöchste Zeit, dass Sie Ihrer Seelenklempnerin einen gebührenden Platz einräumen. Einen, der ihr zusteht. Ich habe das vor vielen Jahren schon so gemacht. Seitdem begleitet sie mich durch dick und dünn. Mittlerweile hat sie schon sehr viel Wissen und Werkzeuge gesammelt und viele Erfahrungen gemacht. Vor Kurzem hat sie mir zugeflüstert: Sag einmal, Natalia, was hältst du davon, wenn wir unser Wissen teilen? Ich würde so gern meine Kolleginnen unterstützen, die in den Seelen der anderen Menschen wohnen. Dann können sie ihren Menschen noch treffender wertvolle Dienste erweisen.

Gesagt, getan. Meine Seelenklempnerin und ich haben uns also hingesetzt und dieses Buch geschrieben, damit Sie Ihre Seelenklempnerin (oder vielleicht ist es ja ein Mann) wachrütteln können und lernen, ihr zuzuhören. Auf dass Sie mit der Weisheit in Ihnen Kontakt aufnehmen und sie vertiefen können.

Bevor wir in medias res gehen, habe ich noch ein Anliegen: Ich möchte gerne ab sofort Du sagen. Ich hoffe, dass das für Sie okay ist! Für mich ist das Du persönlicher – und ist das nicht viel passender, wo wir doch über ziemlich persönliche Dinge sprechen werden? Das Du schafft eine offenere, verbindlichere Haltung, wodurch die Übungen besser gelingen und nachwirken können. Sogar die Wissenschaftler haben gezeigt: Wenn man sich selbst ermutigen möchte, ist das in der Du-Form besonders erfolgsversprechend. Und das sollte dieses Buch auch bewirken. Es sollte eine Anleitung zur Selbstermutigung sein. Also statt „Sie" ab sofort „Du". Okay?

Probieren wir es gleich einmal aus. Bitte setze anstatt der Punkte deinen Familiennamen ein, lies es laut und deutlich vor, und zwar ganz überzeugend. Los geht's:

„Liebe Frau/Lieber Herr ....! Sie sind großartig, einzigartig, wunderbar! Was Sie alles geschafft haben in Ihrem Leben, Sie können stolz auf sich sein! Sie sind grandios!"

Und jetzt probiere es mit dem Du und verwende in der Anrede deinen Vornamen:

„Liebe/Lieber ....! Du bist großartig, einzigartig, wunderbar! Was du alles geschafft hast in deinem Leben, du kannst stolz auf dich sein! Du bist grandios!"

Findest du nicht auch, dass sich die persönliche Ansprache angenehmer anfühlt? Sie wirkt auf jeden Fall intensiver und überzeugender. Ich verstehe das persönlichere Du im besten Sinn: voll Respekt und Wertschätzung. Vielen Dank jedenfalls für dein Vertrauen und dass du nun bereit bist, mit mir und mit meiner und deiner Seelenklempnerin loszulegen!

1.2 Wie könnte deine Seelenklempnerin sein?

Liebe Leserin, lieber Leser, was hast du für ein Bild von mir, der Seelenklempnerin? Was meinst du, wie ich so sein könnte?

Bevor wir mit dem Buch begonnen haben, wollten wir wissen, welche Bilder die Figur der Seelenklempnerin in den Köpfen der Leute weckt. Deshalb haben wir zwanzig Leute unterschiedlichen Alters und Geschlechts über ihre Vorstellung von der Seelenklempnerin befragt: „Für ein neues Projekt mit dem Titel *die Seelenklempnerin* würde ich gerne von Ihnen wissen, wie die Seelenklempnerin so sein könnte." Und obwohl die Befragten sonst keine Information bekamen, legten sie gleich los. Das zeigt, dass die Bezeichnung Seelenklempnerin ein konkretes Bild hervorgerufen hat. Das waren ihre Antworten:

„Sie ist unglaublich motivierend, lebensfroh, sympathisch, beliebt und fröhlich. Sie verfügt über viel Wissen und Weisheit, hat einen großen Erfahrungsschatz." Die Leute halten sie also auch für clever, intelligent, kompetent und weise. „Und immer, wenn jemand ein wenig Leichtigkeit braucht, seine Seele stärken möchte oder eine Lösung für ein Problem braucht, dann meldet er sich bei der Seelenklempnerin. Manchmal meldet die sich auch von selbst. Und zwar dann, wenn einem noch gar nicht bewusst ist, dass man ein wenig Aufheiterung oder Ermutigung braucht.

Kurzum, sie ist hilfreich und immer da, wenn man mentale Stärke, Freude oder Stütze braucht."

Ach, ist das lieb von den Leuten! Es freut mich sehr, dass alle so eine gute Meinung von mir haben.

Der Großteil der Befragten hatte sich ein konkretes und auch ein ziemlich übereinstimmendes Bild von mir gemacht. Sie beschrieben mich als schlank und feingliedrig. Keiner der Befragten beschrieb mich als klein und dick – vielen Dank dafür. Manche meinten vielleicht eine Mischung aus der „bezaubernden Jeanny" und „Audrey Hepburn". Ach, das wäre ja zu schön. Und ich finde es wirklich witzig, was sich im Kopf-Kino so abspielen kann. Einige meinten, die Seelenklempnerin könnte eine blaue Hose oder sogar eine Latzhose anhaben und ein sonnig-gelbes Oberteil. Aber ich denke, das liegt an der Bezeichnung „(Seelen-)Klempnerin". Manche gaben mir Stöckelschuhe, andere meinten, Ballerinas könnte ich tragen, aber auch richtig feste Arbeits- oder Bergschuhe wurden geschildert. Ein paar gaben mir lustige, freche Frisuren und Haarfarben wie rot und blond – das war aber eher die Ausnahme. Die meisten dachten, ich hätte lange dunkle Haare. (Allerdings könnte diese Beschreibung auch damit in Zusammenhang stehen, dass die Autorin selbst schlank und groß mit langen dunklen Haaren ist). Wie auch immer. Wichtig ist, ein Bild zur Seelenklempnerin zu haben.

Und du? Hast du mich ähnlich gesehen? Oder hast du ein ganz anderes Bild von der Seelenklempnerin? Ach, du hast dir noch gar kein Bild von mir gemacht? Dann aber los!

Statt von vagen Dingen zu sprechen, ist es viel nützlicher, sich seine inneren Berater bildhaft vorzustellen. Wie könnte deine ganz persönliche Seelenklempnerin aussehen? Beschreibe sie:

____

____

____

Mir ist wirklich alles recht, sofern sich diese Vorstellung für dich richtig angenehm anfühlt. Ganz ehrlich, selbst wenn deine Seelenklempnerin ein Mann ist, ist das auch okay. Für mich ist jedes Bild in Ordnung. Viel wesentlicher ist, *dass* du dir ein Bild von *deiner* inneren Seelenklempnerin machst. Solche mentale Repräsentationen sind erheblich wirkungsvoller als irgendwelche abstrakten Bezeichnungen. Gib deiner inneren Seelenklempnerin die Chance, sich mit meiner Seelenklempnerin in diesem Buch zusammenzutun. Gemeinsam können wir noch mehr erreichen!

Natürlich ist die Seelenklempnerin in diesem Buch recht klug und weise. Im Kopf der Autorin sind unzählige Informationen gespeichert, die sie mit der Seelenklempnerin teilt. Das begann bereits vor dem Psychologie-Studium. Sie sammelte unterschiedlichste berufliche Erfahrungen und machte eine Krankenpflegeausbildung. Arbeitete auf einer neurologischen Station und in der Altenpflege. Dazu kamen diverse fachspezifische, psychologische Aus- und Weiterbildungen sowie das Wissen aus unzähligen Fachbüchern. Sie hat auch schon selbst zwei Bücher geschrieben und hat einen großen praktischen Lebenserfahrungsschatz. Auch Dinge, welche die Autorin längst vergessen hat, habe ich, ihre Seelenklempnerin, abgespeichert. Genau wie deine innere Seelenklempnerin! Die weiß so vieles, was dir gar nicht mehr bewusst ist.

Und nun stell dir vor, was passiert, wenn sich deine und meine Seelenklempnerin zusammentun – welch enorme Weisheit sich da entwickelt! Ich bin absolut davon überzeugt, dass deine Seelenklempnerin außergewöhnlich weise und erfahren ist, schließlich hat sie dich dorthin gebracht, wo du heute bist, nämlich mitten im Leben. Lass uns Erfahrungen und Wissen tauschen. Und alles, was vielleicht ein wenig verschüttet wurde, wieder ausgraben. Sehr gerne gebe ich dir meine Erkenntnisse und dazu viele interessante Fallbeispiele aus der psychologischen Praxis in diesem Buch weiter. Und du profitierst ganz besonders, indem du dir dazu deine eigenen Gedanken machst, Übungen ausprobierst und Fragestellungen beantwortest.

Erlaube uns – wenn es passt –, auch eine Portion Humor dabei zu haben. Schließlich willst du dir nicht nur Wissen aneignen, sondern vor allem dabei Spaß haben. Mit Spaß merkt man sich wichtige Dinge wesentlich leichter. So schaffst du es auch noch später und sogar in stressigen Situationen, deine neu gewonnenen Kenntnisse und Werkzeuge abzurufen. So bleibst und wirst du auch in Zukunft gelassen und lebensfroh!

Bevor wir nun so richtig damit loslegen, hab ich noch etwas auf dem Herzen. Ich möchte dich etwas Persönliches fragen: Wie sollen wir miteinander reden?

1.3 Deine Seelenklempnerin ist immer verständnisvoll – und auch verständlich!

Seelenklempnerinnen sind von Natur aus ermutigend, wertschätzend und verständlich. Ganz anders als so manches Fachbuch, das so schwierig zu lesen ist, dass man für jeden Absatz drei Anläufe braucht. Ich frage mich oft: Was nützt ein Buch, das Menschen innerlich stärken soll, wenn es vor lauter Fremdwörtern und Fachausdrücken kaum jemand versteht?

Ich halte öfter Fachseminare für Psychologinnen und Berater und unterrichte seit vielen Jahren an der Österreichischen Akademie für Psychologie. Ich erinnere meine Studentinnen und Studenten immer wieder daran, wie wichtig es ist, in einer verständlichen Sprache zu sprechen. Sich so auszudrücken, dass es auch die Patienten, Klienten und Kundinnen der anwesenden Experten verstehen können. Fachausdrücke oder wissenschaftliche Definitionen sollten sogleich in verstehbare Sätze gewandelt werden. Vor allem jungen Kollegen, die gerade von der Uni kommen, fällt es nach einigen Jahren akademischer Sprache gar nicht so leicht, sich verständlich auszudrücken. Einerseits aus Gewohnheit, weil sie viele wissenschaftliche Arbeiten lesen und verfassen mussten bis zum Ende ihrer Ausbildung. Andererseits vielleicht aber auch, weil sie glauben, sie müssten sich so ausdrücken, um klug dazustehen. Doch mit dem nötigen Selbstbewusstsein schafft man es, auch mit verständlicher Sprache kompetent zu wirken. Ein Sachbuch für die Seele sollte so geschrieben sein, dass sich jeder auskennt. Meinst du nicht auch?

1.4 Wissen und Werkzeuge

Auch wenn du mit diesem Werk ein Praxisbuch zur Selbstfürsorge in Händen hältst, so steckt doch auch eine ganze Menge Wissen darin. Vielleicht kennst du den Spruch „Wissen ist Macht". Dies trifft hier in doppelter Weise zu. Einerseits, weil dir das Wissen in dem Buch zu einem selbstbestimmteren Leben verhilft. So erlangst du Macht oder Einfluss auf das Geschehen in und um dich. Andererseits, weil es dir nützliches Wissen aus sicherer Quelle liefert und du somit deinen Horizont erweitern kannst oder dich in deinem Tun bestätigt siehst.

Über wesentliche Dinge gut Bescheid zu wissen, ist ein grundlegendes seelisches Bedürfnis (darauf kommen wir später noch zurück). Je mehr wir Bescheid wissen über uns, über unsere eigene Seele, und wie wir innerlich ticken, umso besser haben wir unser Leben selbst in der Hand. Selbstwirksam statt fremdbestimmt lautet die Devise!

Wer weiß, wie die Seele funktioniert, kann Stress und Probleme wesentlich besser abwenden. Genau darum geht es im kommenden Kapitel. Lass uns konkret anschauen, wie unsere Psyche gut funktioniert, was die Seele braucht, damit alles gut läuft, und wie wir uns innerlich stärken können. Deshalb möchte ich zuerst mit einem Paket an Wissenswertem beginnen, bevor wir in die Werkzeugkiste greifen.

2

Der Seelenmotor: Wie wir innerlich ticken

Inhaltsverzeichnis

Wie ist es nur möglich, dass wir Menschen über so viele Dinge Bescheid wissen, aber über so grundlegende Dinge wie die Funktionstüchtigkeit der eigenen Psyche keine Ahnung haben? Wir wissen, unser Körper benötigt Nahrung und Schlaf, damit er läuft, und es ist für uns ganz selbstverständlich, zu essen und zu ruhen. Doch dass auch die Seele ganz bestimmte Dinge benötigt, um funktionieren zu können, wissen viele nicht. Sie braucht Energie, um in Schwung zu kommen, und hat grundlegende Bedürfnisse. Nur wenige Menschen berücksichtigen dies, immer mehr dagegen merken, wie sehr ihr seelisches Befinden ihre Lebensqualität beeinträchtigt. Die Anzahl psychischer Erkrankungen ist im letzten Jahrzehnt erheblich angestiegen, und bei Berufsunfähigkeit und Invalidität sind die psychischen Ursachen bereits an erste Stelle gerückt. Lass uns das nun ändern! Mehr Wissen führt zu mehr Möglichkeiten. Je mehr man über Dinge Bescheid weiß, umso besser kann man damit umgehen. Je besser wir die eigene Psyche verstehen,

N. Ölsböck, *Meine kleine Seelenwerkstatt*, https://doi.org/10.1007/978-3-662-58436-1_2

umso eher können wir zur eigenen seelischen Gesundheit beitragen. Lass uns auf unser seelisches Wohlbefinden Einfluss nehmen!

Ich gestehe, ich gehörte lange Jahre zu jenen Menschen, die mit der Technik auf Kriegsfuß standen. Ich verstand weder, wie mein Smartphone funktionierte noch mein Computer. Es schien, als würde meine Gehirnschaltung einfach aufhören, Informationen weiterzuleiten, wenn ich mich mit technischen Gebrauchsanleitungen beschäftigte. Bis ich endlich einen kompetenten IT-Experten traf, der mir die wichtigsten Smartphone-Funktionen so erklärte, dass ich mir etwas darunter vorstellen konnte. Seitdem habe ich Frieden geschlossen mit der Technik.

Vielleicht geht es dir so ähnlich mit der Seele wie mir mit technischen Geräten. Die Psyche erscheint dir abstrakt, und du schaltest bei dem Thema Seele einfach ab, weil du dir darunter nichts vorstellen kannst. Mit manchen wissenschaftlichen Fachbüchern über die Psyche verhält es sich ähnlich wie mit technischen Anleitungen. Sie sind schlichtweg in einer Sprache gehalten, die kaum verständlich ist. Selbst für Psychologen ist es nicht immer einfach, so manche Fachliteraturbeiträge sofort zu begreifen oder ihren Klienten und Patientinnen verständlich zu vermitteln. Da die meisten von uns jedoch kein Fachchinesisch sprechen, sollten solche Anleitungen meiner Ansicht nach so geschrieben sein, dass jeder Mensch sie gut verstehen kann.

Damit du ab sofort besser verstehst, wie du innerlich tickst, und damit du besser weißt, was zu tun ist, damit du gesund und lebensfroh bist, habe ich mich als Übersetzerin versucht. Hier ist das Wichtigste aus dem Fachbereich Psychologie und Seelenkunde – garantiert fachchinesischfrei.

2.1 Was uns antreibt und blockiert

Manchmal fühlen wir uns, als könnten wir Bäume ausreißen. Doch es kann auch passieren, dass wir uns völlig antriebslos fühlen, uns nur noch Ruhe wünschen und für uns sein wollen. Das wirft die Frage auf, wie unsere psychische Energie überhaupt zustande kommt: Was entzieht uns psychische Energie und wie bzw. wodurch kann man der Seele wieder Energie zuführen?

Schon früher stellten sich Wissenschaftler diese Frage. Bereits 1860 beschäftigte sich Gustav Theodor Fechner mit der Psychophysik. Heute würde man diesen Wissenschaftszweig der Psychoneurologie zuschreiben. Seine Theorie war, dass es so etwas wie eine Wechselwirkung zwischen Reiz, Erlebnis und neurologischem Geschehen gibt – also eine Reaktion auf Reize,

Erlebnisse in unserem Gehirn. Mit seiner Auffassung, wie psychische Energie zustande kommt, hatte er nicht unrecht, doch fehlten damals die Mittel zur genaueren Erforschung. Mit den bildgebenden Verfahren heute macht die Hirnforschung bahnbrechende Entdeckungen, die zum Teil die alten Theorien bestätigen, aber auch viele neue Erkenntnisse über die physiologischen Auswirkungen von Wahrnehmung und Emotionen auf die psychische Energie bringen.

Die deutsche Professorin für Lehr- und Lernforschung an der Universität Trier, Michaela Brohm-Badry (2018), stellt der **physischen Energie** (Kraft, Ausdauer, Schnelligkeit, Beweglichkeit) die **psychische Energie** (Motivation, Emotion und Kognition) gegenüber. Der psychische Antrieb steht somit im engen Zusammenhang mit den individuellen Gefühlen und Gedanken.

Der Flow-Forscher Mihály Csikszentmihalyi sieht die Quelle psychischer Energie in der Aufmerksamkeit. Er meint, dass die Aufmerksamkeit bestimmt, was im Bewusstsein geschieht oder nicht geschieht, und dass man sie zudem braucht, um andere geistige Ereignisse überhaupt stattfinden zu lassen (wie erinnern, denken, fühlen und Entscheidungen treffen) (Csikszentmihalyi 1996).

Vielleicht kann man sich das so vorstellen: So wie der Verdauungsapparat (Mund, Speiseröhre, Magen etc.) für die Energiezufuhr in den Körper zuständig ist, ist für die seelische Energiezufuhr die Wahrnehmung (Sinnesorgane und entsprechende Reizweiterleitung zum Gehirn) zuständig.

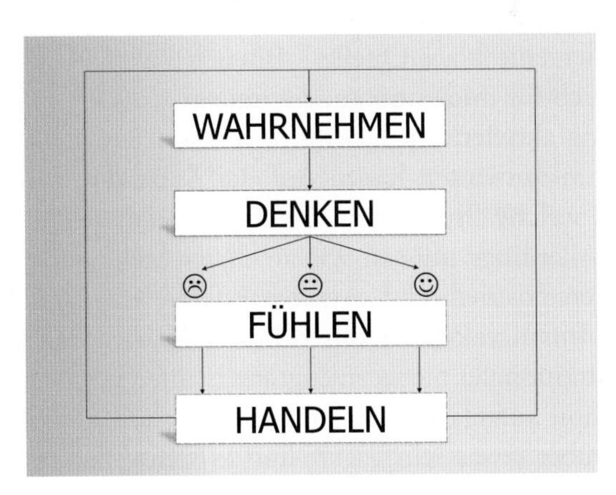

In der Abbildung siehst du, wie Wahrnehmung seelisch „verdaut" wird. Du nimmst etwas wahr – etwa, dass deine Bürokollegin etwas sagt – und leitest das ans Gehirn weiter. Dort erfolgt die Bewertung dieser Wahrnehmung, ob sie gut, neutral, oder schlecht für uns ist. Entsprechend dieser Bewertung fühlen wir uns, und dementsprechend handeln wir. Das wiederum hat

Auswirkungen auf die Wahrnehmung, also z. B. ob wir ein Glas als halb leer oder halb voll betrachten.

Ob ich nun positive oder negative Energie auflade, hängt bereits von meiner Aufmerksamkeit ab. Wohin lenke ich diese? Auf Dinge, die mir gut tun, oder Dinge, die mir schaden? In dem Moment, in dem ich mir meine Wahrnehmungen bewusst mache, kann ich meine Aufmerksamkeit steuern. Schenke ich der Kollegin, die fortwährend jammert und erzählt, wie schrecklich die Welt ist, meine Aufmerksamkeit, dann tanke ich aus einer trüben Quelle, und es entzieht mir Energie. Achte ich mehr auf den Kollegen, der fröhlich und freundlich durchs Büro saust, dann spendet es mir höchstwahrscheinlich Energie.

Weiter geht es mit dem eigenen Denken und Bewerten. Denn das, was wir wahrnehmen, bewerten wir auch. Wir bewerten meist ganz automatisch und ohne dass uns dies wirklich bewusst ist. Aber wir haben dabei die Wahl, indem wir uns mit Absicht entscheiden und anstatt Energie raubender Bewertungen lieber wohltuende oder neutrale Gedanken hegen. Bleiben wir bei diesen Beispiel mit den Bürokameraden. Höre ich die Kollegin lauthals klagen, dann kann ich mir denken: „Ich kann das nicht mehr hören, dieses Jammern geht mir auf die Nerven", oder ich bewerte es so: „Aha, die Kollegin ist auch schon wieder im Dienst". Entscheide selbst, welche Bewertung dir Energie entzieht und welche dir gut tut.

Der Managementtrainer, Autor und Benediktinerpater Anselm Grün (2017) empfiehlt, sich selbst zu fragen: „Aus welcher Quelle schöpfe ich? Ist es eine trübe oder eine klare Quelle?" Bin ich voller Neid und Missgunst oder kann ich mich für mich und andere freuen?

Jede Bewertung aktiviert ein Gefühl in dir, welches sich wohltuend, aber auch unangenehm auswirken kann. Auf der Stufe des Fühlens kannst du deutlich spüren, welche Emotionen ungut sind und welche dich mit Energie anreichern. Allerdings müssen wir an dieser Stelle auch festhalten, dass gerade Emotionen positive oder negative Energie erzeugen können. Wenn du dich ärgerst, frustriert oder neidisch bist, fühlt sich das zwar eher ungut an, aber so ein emotionaler Stress erzeugt auch einen gewissen Antrieb. Es ist dir bestimmt schon aufgefallen, dass man ganz schön aufgedreht sein kann, wenn man sich über etwas sehr ärgert und es schwerfällt, ganz ruhig sitzen zu bleiben. Manche beginnen mit den Fingern zu klopfen, wippen mit den Beinen, oder es beginnt der ganze Körper zu beben und zittern, um diese Energie abzuleiten. Dieses innere Unwohlsein bedeutet eine Inkongruenz, die deine Seele ganz automatisch auszugleichen versucht. Zu diesem Streben nach Übereinstimmung kommen wir weiter unten.

Jede dieser Stufen bietet uns Möglichkeiten, ganz bewusst anzusetzen:

- **Wahrnehmen:** Wo schaue/höre/spüre/rieche/schmecke ich hin?
- **Denken & Bewerten:** Spendet oder raubt mir dieser Gedanke oder diese Bewertung Energie?
- **Fühlen:** Tut mir diese Emotion gut?
- **Handeln:** Wie fühlt sich das, was ich tue, an? Energie raubend oder Energie spendend?

Es spielt also die Art und Weise, wie wir unsere Wahrnehmungen verarbeiten, eine große Rolle. Die daraus resultierenden Gedanken (Kognitionen) und Gefühle (Emotionen) bestimmen das Maß der psychischen Energie – ob wir in die Gänge kommen oder nicht.

Die Kraft positiver Emotionen ist sehr gut erforscht. Sie sind der Turbo-Antrieb unter unseren Energiequellen. In der noch jungen Forschungsrichtung der „Positiven Psychologie" werden Emotionen in positive und negative eingeteilt. Man könnte sie ebenso als angenehme und unangenehme Emotionen bezeichnen.

Eine der bekanntesten Vertreterinnen der Positiven Psychologie, die Emotionsforscherin Barbara Fredrickson, entwickelte die „Broaden-and-Build-Theory" (2011). Sie geht davon aus, dass alle Emotionen zu spezifischen Verhaltenstendenzen führen – also ein gewisser Antrieb sind.

Das Besondere an dieser Theorie ist, dass sie erstmalig begründen kann, wozu positive Emotionen überhaupt gut sind. Frühere Studien konnten lediglich erklären, weshalb negative Emotionen uns ins Handeln bringen, nämlich weil sie ein Kampf-oder-Flucht-Muster auslösen, welches evolutionär dem Überleben dient. So erklärt Fredrickson mit ihrer Theorie, dass positive Emotionen ebenfalls dem Überleben dienen. Der große Unterschied liegt jedoch darin, dass die Auswirkungen negativer Emotionen eher kurzfristig sind, die der positiven Emotionen jedoch nachhaltige Folgen haben. Während man bei negativen Emotionen körperlich und mental auf sofortiges Handeln vorbereitet wird, liegt der Anpassungswert positiver Emotionen nicht im Moment, sondern langfristig. Aus evolutionärer Sicht erhöhen die Ressourcen, die durch wiederholte Erfahrung positiver Emotionen entstanden sind, die Überlebenschancen lange genug, um sich fortpflanzen zu können.

Erfreuliche Gefühle machen uns offener und bereit, uns auf andere Menschen einzulassen. Zu den positiven Emotionen zählen nicht nur Liebe oder Freude, sondern auch Mitgefühl und das Vertrauen darauf, sich auf andere verlassen können. Durch das gemeinsame Erleben positiver Emotionen bauen wir innige Beziehungen mit anderen Menschen auf, lassen uns aufeinander ein, bauen Zusammengehörigkeitsgefühle auf, gründen eine Familie und weitere Gemeinschaften.

Unangenehme Emotionen setzen Kampf-oder-Flucht-Energie in Gang. Evolutionär betrachtet sichern sie das Überleben in einer bestimmten Situation. Angenehme Emotionen wirken sich nachhaltig positiv auf unser (Über-)Leben aus. Sie erweitern unsere Ressourcen, steigern die Leistungsfähigkeit und spenden uns Lebensfreude.

Inzwischen konnte die „Broaden-and-Build-Theory" durch zahlreiche Studien bestätigt werden. Emotionen wie z. B. Freude, Dankbarkeit, Mitgefühl, Liebe, Interesse erweitern die Verhaltensoptionen. Solche Gefühle aktivieren unseren Geist, lassen uns kreativer und einfallsreicher werden. Diese erweiterte kognitive Flexibilität, die durch positive emotionale Zustände entsteht, führt zu einem Ressourcenaufbau, der physisch, psychisch, sozial und intellektuell sein kann. Positive Emotionen können trainiert und durch Meditation kultiviert werden.

Die Studienergebnisse zeigen, dass die Erhöhung des Niveaus positiver Emotionen zu zahlreichen Vorteilen für die Gesundheit und das Wohlbefinden führen, z. B.:

- Physische Ressourcen: gute Schlafqualität, verbesserte Immunabwehr
- Soziale Ressourcen: erweiterte soziale Verbindungen, soziale Unterstützung
- Intellektuelle Ressourcen: mehr Achtsamkeit und Kreativität
- Psychologische Ressourcen: Optimismus, psychische Widerstandsfähigkeit

Zudem helfen positive Emotionen, die körperliche Auswirkung negativer Emotionen zu kompensieren. Sie schaffen physiologischen und psychologischen Ausgleich. Vielleicht hast du es schon einmal erlebt, dass dein Ärger verflog, weil du dich über eine Geste oder ein Geschenk eines anderen Menschen besonders gefreut hast.

Grundsätzlich gilt: Jede Emotion hat ihre Berechtigung – evolutionär hat jedes Gefühl und dessen Ausdruck einen Zweck. Je nachdem wie stark wir ein Gefühl empfinden, umso mehr sind wir aktiviert oder blockiert. Dennoch können wir mit unserem Wissen Einfluss auf unser Gefühlsleben nehmen und Emotionen regulieren. Kein Mensch muss sich seinem Ärger, seiner Angst oder seiner Depression ausgeliefert fühlen. Sowohl Intervention als auch Prävention sind möglich. Man kann selbst eingreifen, bevor eine Emotion übermächtig wird, und lernen, wie man gelassener bleibt. Ganz konkrete Werkzeuge dazu findest du im Kapitel „Werkzeugkiste für Lebensfreude und Gelassenheit".

Über unsere Aufmerksamkeit fließt Energie. Unsere Wahrnehmungen, Kognitionen und Emotionen können unsere Energiespeicher füllen oder leeren. Neben den Emotionen, die sozusagen der Kraftstoff für die Seele sind, gibt es automatisch ablaufende, innerpsychische Prozesse, die uns antreiben oder blockieren können.

So wie in unserem Körper lebenswichtige Funktionen wie z. B. Atmung, Herzschlag, Verdauung etc. unwillkürlich ablaufen, so hat auch die Seele Mechanismen, die ohne unser Zutun arbeiten und ebenso bedeutsam sind. Es sind Triebwerke, die meist unbewusst und ganz automatisch blockieren oder vorantreiben. Doch genauso wie wir mit dem richtigen Wissen und bestimmten Techniken ganz bewusst unseren Puls beruhigen können, indem wir langsam atmen, können wir auch mit den passenden Werkzeugen unsere seelische Gesundheit und die jeweiligen psychischen Mechanismen beeinflussen.

Um unsere seelische Funktionsweise zu verstehen, sollten wir insbesondere zwei wichtige psychische Automatismen kennenlernen: das Stressreaktionsmuster und die Kontingenzregulation. Von Letzterem hast du vielleicht noch nie etwas gehört, mit ihr beschäftigen wir uns im nächsten Kapitel. Ersteres ist dir bestimmt ein Begriff. Daher fangen wir doch gleich mit dem Stressreaktionsmuster an.

2.2 Der Stress-Autopilot als Antreiber oder Blockierer

Manchmal schieben wir Aufgaben so lange auf, bis wir richtig unter Druck geraten, doch dann laufen wir auf Hochtouren und schaffen in kurzer Zeit Glanzleistungen. Wird der Zeitdruck jedoch zu groß oder fehlen uns bestimmte Mittel, um eine Sache zu bewältigen, kann uns das ganz schön fertig machen. Stress kann uns motivieren, antreiben oder blockieren.

In unserer Alltagssprache ist der Stressbegriff eher negativ gefärbt. Wer ist schon gern gestresst? Doch in der Wissenschaft gilt Stress ganz objektiv und wertfrei betrachtet als Auslöser für eine Reaktion im menschlichen Organismus. Erst durch die Bewertung und in der Folge durch die Art und Weise, wie wir die jeweilige Situation bewältigen, erweist sich der Stress als erträglich oder lebenserhaltend – oder als schädlich für die Gesundheit. Wenn wir verstehen, was in uns abläuft, können wir Einfluss nehmen und das Stressgeschehen vorteilhaft regulieren.

2.2.1 Stress ist lebenswichtig

Vielleicht hast du dir schon einmal gedacht, wie schön es wäre, eine Zeit lang ohne Stress auszukommen. Du wirst es nicht glauben, aber ganz ohne Stress geht es nicht. Der Mensch braucht Stress. Deshalb ist Stress wissenschaftlich gesehen erst einmal eine ganz neutrale Bezeichnung für etwas, das uns aus der Ruhe bringt. Immer wenn eine Anforderung an uns gestellt wird, geraten wir aus dem Ruhezustand in einen Aktivierungs- oder Alarmzustand.

Und zwar in dem Ausmaß, in dem wir die Situation als

- relevant oder unwichtig und
- bewältigbar oder überfordernd einstufen.

Dabei kommt es sehr stark auf die Ausgangsposition an. Geht es uns gerade richtig mies, dann kann jede Kleinigkeit zur Katastrophe werden. Geht es uns jedoch aktuell richtig gut, dann bringt uns so leicht nichts aus der Ruhe. Daraus können wir für uns festhalten: Schau auf dich! Achte darauf, dass es dir gut geht, denn in diesem Zustand fühlst du dich beinahe jeder Herausforderung gewachsen.

Was sagt die Forschung zu alldem? Die negative Alltagsauffassung von Stress stammt noch aus einer Zeit, in der auch die Wissenschaftler überwiegend die negativen Auswirkungen vom Stress für den Menschen im Fokus hatten. Bis zu den 1970er Jahren war diese pathogene Sichtweise in der Medizin und Psychologie vorherrschend. Damals stand die Forschungsfrage „Was macht Menschen krank?“ im Vordergrund. Gesundheitsschädigendes Verhalten und Risikofaktoren wurden gründlich untersucht.

Der 1907 in Wien geborene Stressforscher Hans Seyle entwickelte in den 1930er Jahren die Grundlagen der Stresslehre mit dem Allgemeinen Adaptationssyndrom (AAS). Der Mediziner erklärte damit, wie der menschliche Organismus auf Stress reagiert, weshalb er als „Vater der Stressforschung“ gesehen wird. Dieses Anpassungssyndrom bildet bis heute die Grundlage des Stressverständnisses.

Diese Forschungsperiode war von großer Bedeutung, weil man erst durch die intensive Auseinandersetzung mit Risikofaktoren und dem, was für den Menschen schädlich ist, die Ursachen von medizinischen Krankheiten und seelischen Störungsbildern erkennen konnte. Der US-amerikanische Psychologe Richard S. Lazarus bereicherte die Stressforschung, indem er psychologische Aspekte berücksichtigte. Nicht nur objektive äußere Reize sondern vor allem Bewertung und Bewältigung spielen seither eine Rolle.

Wir haben uns bereits damit im Stufenmodell „wahrnehmen – denken – fühlen – handeln" befasst.

In den 1970er Jahren kam dann die große Forschungswende, eingeleitet durch den Stressforscher **Aaron Antonovsky** mit einer ganz neuen Sichtweise, der **Salutogenese.** Im Vordergrund stand die Frage: „Was hält Menschen gesund?". Dieser wissenschaftliche Ansatz brachte nicht nur bahnbrechende neue Forschungsergebnisse, sondern auch einen methodischen Richtungswechsel mit sich. Die Resilienzforschung erweiterte den Blickwinkel der neuen Stressforschung um den Faktor „Wie bleiben Menschen trotz starker Belastungen oder Krisen gesund?".

Auch in Psychotherapie und Beratungsmethoden gab es einen Kurswechsel. Anstatt möglichst lange und genau Probleme zu analysieren, steht seither verstärkt die Fokussierung auf mögliche Lösungen, Stärken, Ressourcen und Resilienzen im Vordergrund. Professor **Klaus Grawe** (2004) war ein Pionier der Psychotherapieforschung. Er konnte mit seinen Studien belegen, dass solche positiven Beratungsansätze außerordentlich wirkungsvoll sind.

Alles was eine Person seelisch stärkt, macht sie widerstandsfähiger, leistungsstärker und gesünder. Deshalb zielt dieses Buch besonders darauf ab, deine Fähigkeit anzukurbeln, dich selbst innerlich zu stärken.

2.2.2 Wie wir auf Stress reagieren

Auf Stress reagieren Menschen (und auch viele Tiere) mit einem ganz bestimmten Muster. In der Literatur wird es auch als Allgemeines Adaptationssyndrom (AAS) oder zentrales Anpassungssyndrom beschrieben. Es macht vor allem die psychischen und körperlichen Vorgänge bei Stress deutlich.

Der Organismus passt sich einer herausfordernden Situation automatisch an. Vereinfacht kann man es so formulieren: Immer wenn uns Stress einschießt, durchlaufen wir die drei Phasen **Alarm, Widerstand und Erschöpfung.**

Dieses Stressreaktionsmuster hatte ursprünglich die Aufgabe, unser Überleben zu sichern. Sah ein Urmensch etwas, das vom Normzustand abwich, schüttete sein Organismus sogleich Stresshormone aus und versetzte ihn somit in einen Alarmzustand. Blitzschnell wurde der Energiestoffwechsel hochgefahren, damit er bei Bedrohung kampf- oder fluchtbereit war. Wurde ein wildes Tier gesichtet, durfte nicht lange überlegt werden, ob Kampf oder Flucht die bessere Variante sein könnte. Ist der Organismus erst einmal in Alarm versetzt, läuft das alles ganz automatisch ab. Man könnte meinen, in so einer Situation übernimmt die Seelenklempnerin das Steuer. In dieser Widerstandsphase greift das Gehirn auf das implizite Erfahrungsgedächtnis zurück. Dann entscheiden Intuition oder Bauchgefühl in Bruchteilen von Sekunden ohne bewusstes Zutun, ob Kämpfen, Rennen oder Erstarren angesagt ist. Nach so einem Kraftakt tritt eine natürliche Erschöpfung ein. Der Urmensch tat, was sein Organismus (oder seine Seelenklempnerin) ihm riet, er legte sich zur Ruhe, bis er wieder bei Kräften war.

An den inneren Abläufen dieses Stressreaktionsmusters hat sich bis heute nichts geändert. Jedoch an unserem äußeren Verhalten. Heute muss der Mensch in der Zivilisation nicht ums Überleben kämpfen. Zumindest nicht körperlich. Vielleicht möchte man in manchen Situationen am liebsten alles stehen und liegen lassen und weglaufen, doch meist tun wir es nicht. Und vielleicht möchte man ab und an, wenn einen jemand auf die Palme bringt, demjenigen an die Gurgel hüpfen, doch zum Glück können wir uns beherrschen. Was eigentlich fast ein Wunder ist, denn die Automatismen im Körper versetzen uns ja in einen Alarmzustand. Enorm viel Energie wird in Bruchteilen von Sekunden bereitgestellt. Stresshormone putschen uns auf. Ein Turboantrieb, der ins Leere fährt, weil wir am Schreibtisch sitzen bleiben, anstatt die Energie zu nützen, indem wir aktiv sind. Je mehr Stress wir tagsüber erleben, umso mehr Energie und Stresshormone werden produziert. Es ist, als wären wir mehreren Säbelzahntigern begegnet, doch anstatt davonzulaufen, sitzen wir es aus. Passiert das einmal, ist das nicht so schlimm, doch wer stets inaktiv verharrt, bei dem kommt es zu hormonüberschüssigen Reaktionen auf physischer und psychischer Ebene. Wen wundert es also, dass viele dann gereizt, aggressiv, angriffslustig oder in sich gekehrt sind und sich immer mehr Berufstätige ausgelaugt und erschöpft fühlen?

Mehr Pausen, weniger Arbeitspensum, mehr freudvolle Bewegung und mehr Entspannung würden unserem inneren Stressreaktionsmuster entsprechen. Die meisten von uns sitzen tagsüber. Deshalb ist es für unsere körperliche und seelische Gesundheit ganz wichtig geworden, sich täglich gezielt zu bewegen. Ausdauertraining, jedwede Form von Aktivität, die Spaß macht (tanzen, laufen, Fußboden schrubben) ist hilfreich, um die aufgestaute Energie und die Stresshormone abzubauen. Ein solcher Lebensstil macht uns wesentlich leistungsstärker und fröhlicher.

Die Erschöpfungsphase spüren wir zwar meist – und ich denke, das ist auch ein Grund, weshalb sich viele nach der Arbeit zu müde für Ausdauertraining fühlen –, aber auch hier verhalten wir uns nicht so, wie wir es sollten. Ein Spaziergang, ein regenerierender Ausdauerlauf täte jetzt gut, und wir sollten auch einmal zur Ruhe kommen, statt Tätigkeiten zu machen, die uns aufreiben oder nerven.

Tagtäglich geraten wir in Stress, deshalb springt auch täglich unser inneres Stressreaktionsmuster an. Je öfter und je intensiver wir stressige Situationen erleben, umso mehr Energie und Stresshormone befinden sich in unserem Organismus. Wir bleiben also aktiviert, wenn wir die körperlichen Stressreaktionen nicht ausleiten.

Dabei ist es gar nicht schwer, sich gemäß unserer natürlichen Vorgänge zu verhalten.

Dazu ein Beispiel. Stell dir vor, du steckst gerade bis über beide Ohren in Arbeit und dann bekommst du noch eine zusätzliche Aufgabe vom Chef verpasst, die du unter enormem Zeitdruck fertigstellen sollst, damit du den Kunden nicht verlierst.

Für die konkrete Umsetzung hilft dir diese Vorgehensweise:

2.2.2.1 Stressauslöser

Eine Anforderung wird an dich gestellt, ein bestimmter Reiz kurbelt das Stresssystem an. Damit es jedoch nicht unkontrollierbar überschießt, sollten wir uns zunächst einmal fragen:

„Ist es für mich wichtig?"
Vielleicht geraten wir erst gar nicht in Alarmbereitschaft, weil es die Sache gar nicht wert ist, sich dafür einzusetzen. Lautet die Antwort nein, ist es nicht weiter nötig, sich darum zu kümmern. Ist die Sache für mich jedoch relevant, dann lohnt es sich, sich damit auseinanderzusetzen.

In unserem Beispiel ist es dir wichtig, den Kunden nicht zu verlieren, um den Vorgesetzten nicht zu enttäuschen.

2.2.2.2 Alarmphase

Anstatt dich vom Stress einschüchtern zu lassen, überlege gezielt, wie du die Situation auf die Reihe kriegst. Frag dich:

„Welche Möglichkeiten habe ich zur Verfügung?"
Jetzt geht es darum, sich seine Ressourcen bewusst zu machen und auf mögliche Lösungen zu fokussieren. Wer oder was kann dir dabei helfen? Sammle Ideen, wie du es schaffen kannst. Vielleicht kann dir eine Kollegin etwas abnehmen oder du bittest deinen Gatten, dir den Rücken frei zu halten. Wenn er sich diesen Abend um die Kinder zu kümmert, kannst du in Ruhe den Auftrag fertig stellen.

2.2.2.3 Widerstandsphase

Nun gilt es, den Stress zu bewältigen, indem man passende Hilfsmittel einsetzt. Innere Ressourcen wie z. B. Gedanken, Bewertungen, Handlungen, aber auch äußere Ressourcen wie z. B. andere Personen oder materielle Dinge können zur Lösung beitragen.

Bau dich gedanklich auf. Statt zu denken „Das schaffe ich nie“, erinnere dich, dass du schon viel schwierigere Situationen gemeistert hast, und sag dir selbst: „Ich weiß, ich kann es schaffen!“ Lass dir von anderen helfen. Setz deine Strategien um.

Da wir uns bei der Stressbewältigung eher psychisch und kaum physisch anstrengen, geht es darum, die körperliche Stressreaktion auszuleiten. Die in der Alarmphase bereitgestellte Energie sollte genutzt werden, damit es nicht zu ungesunden Auswirkungen kommt, daher die Frage:

„War ich heute körperlich aktiv?“
Jetzt gilt es, die überschüssige Energie und Stresshormone los zu werden. Mach etwas, das dich körperlich fordert, sodass du ins Schwitzen kommst. Nutze die Energie gezielt für einen Hausputz oder Gartenarbeit oder mache Bewegung, die Spaß macht: jogge oder tanze. Sei aktiv! Wenn du dann erledigt bist, ist es eine angenehme Müdigkeit.

2.2.2.4 Erschöpfungsphase

Die Erschöpfung, die wir spüren, zeigt uns nun an, dass wir uns erholen sollten:

„Hab ich mich heute schon entspannt?“
Jetzt erhole dich, indem du dir eine Ruhepause gönnst. Vielleicht kennst du eine Entspannungstechnik, wie z. B. Progressive Muskelentspannung, Autogenes Training, oder du lässt dich mit einer Meditation durch eine Phantasiereise führen. Es darf auch ein Schläfchen sein.

Mit diesen Fragen schaffst du es wunderbar, dich daran zu erinnern, was dein Körper und deine Seele brauchen, um Stress positiv zu bewältigen. Sie leiten dich an, entsprechend dem automatischen Stressreaktionsmuster zu handeln.

Es klingt so banal, ist aber wichtig: Körper, Geist und Seele sind eine Einheit. Die Abläufe auf den unterschiedlichen Ebenen beeinflussen sich wechselseitig und nachhaltig. Bei Stress reagiert der gesamte Mensch. Doch auch, wenn manche Prozesse im Organismus automatisch ablaufen, können wir dennoch auf das Geschehen Einfluss nehmen – über den Körper z. B. durch Entspannung und Aktivität, über den Geist und die Seele, indem wir uns unsere Wahrnehmungen, Gedanken und Bewertungen bewusst machen. Damit der Stress nicht überhand nimmt und dich blockiert, achte auf deine innere Seelenklempnerin – sie ist dabei ein guter Ratgeber.

2.3 Konsistenzregulation – das innere Streben nach Übereinstimmung

Im Laufe unsers Lebens bilden sich aufgrund der Erfahrungen, die wir sammeln, ganz bestimmte Muster heraus, sogenannte „motivationale Ordnungsschemata". Sie steuern und lenken uns innerlich. Sie motivieren oder blockieren uns.

Wer im Job beispielsweise öfter die Erfahrung macht, dass er nicht ernst genommen wird und seine Ideen abgewertet werden, wenn er sich bei einem Meeting zu Wort meldet, der wird künftig eher schweigen, um seinen Selbstwert zu schützen.

Wenn zum Beispiel ein Ehemann für seine Frau öfter Abendessen zubereitet und dabei immer wieder die Erfahrung macht, dass seine Gattin sich freut und seine Kochkünste lobt, dann wird er auch künftig gerne kochen.

Der Psychotherapieforscher Professor Klaus Grawe konstruierte anhand seiner psychoneurologischen Forschungsergebnisse die **„Konsistenztheorie"**, mit der er die Funktionsweise der Seele aufzeigt. Er leitete das Prinzip der Konsistenzregulation von den bereits gut erforschten seelischen Grundbedürfnissen und der Kohärenz-Beschreibung des amerikanischen Persönlichkeitspsychologen Seymour Epstein (1990) ab. Diese vier psychologischen Grundbedürfnisse (Bindung, Orientierung und Kontrolle, Selbstwerterhöhung und Selbstwertschutz sowie das Bedürfnis nach Lustgewinn und Unlustvermeidung) wollen wir uns weiter unten genauer ansehen, weil sie für die Seelenfunktion besonders wichtig sind.

Grawes Prinzip der Konsistenzregulation besagt, dass

- die Ziele des Menschen seine psychische Aktivität bestimmen;
- jedes Ziel, das wir verfolgen, letztlich der Erfüllung unserer psychischen Grundbedürfnisse dient und dass
- jeder Mensch (unbewusst) weiß, was er tun muss, um seinen psychischen Bedürfnissen gerecht zu werden.

Psychologisch betrachtet ist Konsistenz dann gegeben, wenn möglichst alle psychischen Grundbedürfnisse gleichzeitig erfüllt sind. Neuropsychologisch betrachtet herrscht Konsistenz, wenn eine Vereinbarkeit der gleichzeitig ablaufenden neuronalen Prozesse gegeben ist. Anders formuliert, wenn die neurologischen Abläufe sich nicht wechselseitig hindern oder im Weg stehen, sondern übereinstimmend ablaufen. Konsistenzregulation ist die Voraussetzung für die Befriedigung der psychologischen Grundbedürfnisse, und sie ist Bedingung für ein gutes psychisches Funktionieren.

Demnach setzten wir unsere Ziele stets so, dass sie letztlich unseren Bedürfnissen dienen. Dabei kann zwischen **Annäherungs**- und **Vermeidungszielen** unterschieden werden. Annäherungsziele sind solche, die auf die Erfüllung der Bedürfnisse abzielen, Vermeidungsziele jene, welche eine Bedrohung unserer Bedürfnisse abwenden sollen. Das Beispiel oben, wo der Gatte für seine Frau gerne kocht, ist somit ein Annäherungsziel, das dem Bedürfnis nach Bindung nachkommt, vielleicht auch seinen Selbstwert erhöht. Das zweite Beispiel, wo nach schlechter Erfahrung bei Meetings lieber stillschweigend zugehört wird, ist ein Vermeidungsziel – man verhält sich ruhig, um die Selbstwertbedrohung zu verhindern.

In welchem Modus läuft die Seele?

Über längere Zeiträume betrachtet kann man sagen, wenn es dem Menschen überwiegend gut geht, läuft seine Seele im Annäherungsmodus, wenn es ihm anhaltend schlecht geht, im Vermeidungsmodus. Das ist die Art, wie wir innerlich ticken.

Der Seelenmotor hat aber nicht nur diese zwei Möglichkeiten A oder V. Vielmehr läuft er in unterschiedlichen Bereichen im Annäherungs- oder Vermeidungsmodus. Je mehr Bedürfnisse unerfüllt sind, umso stärker gerät man nach und nach in Stress. Es ist nicht, als würde man einen Hebel umlegen, sondern meist ein Prozess. Je besser es uns geht, je besser es uns gelingt, die Bedürfnisse zu erfüllen, umso weiter kommen wir in den Annäherungsmodus. Je schlechter es uns geht – oder je mehr wir aus dem Gleichgewicht kommen –, umso stärker geraten wir in den Vermeidungsmodus. Je länger und stärker man im Vermeidungsmodus war, umso mehr muss man sich bemühen, wieder Richtung Annäherungsmodus zu gelangen. Wer sich Gutes tun will, der tankt regelmäßig auf, um ausreichend Energie zu haben und möglichst im Annäherungsmodus zu bleiben.

2.3.1 Der Vermeidungsmodus

Stell dir vor, du wachst auf und es ist ein herrlicher Tag. Die Sonne scheint, und du bist guter Dinge. Mit bester Laune tust du all das, was du am Morgen üblicherweise tust: du duschst, ziehst dich an, richtest das Frühstück und setzt dich zum Esstisch. Plötzlich durch eine Unachtsamkeit kippt die Kaffeetasse um, und der Inhalt läuft über deine Bluse. An einem guten Tag kann uns so ein Missgeschick nicht aus der Ruhe bringen. Du gehst noch einmal ins Bad und ziehst dich um. Langsam wird die Zeit etwas knapp. Du eilst zum Auto, um noch rechtzeitig an deinem Arbeitsplatz zu erscheinen. Genau jetzt, wo du es am wenigsten brauchen kannst, steckst du im Stau. Endlich bei der Arbeitsstelle angekommen, suchst du einen Parkplatz. Die Zeit wird immer knapper – kein freier Parkplatz zu sehen. Du kurvst eine ganze Weile herum, bis du endlich eingeparkt hast, und eilst zum Eingang. Da du ein paar Minuten zu spät bist, erntest du schiefe Blicke. Etwas abgehetzt startest du deine Arbeit. Und schon kommt ein Anruf rein. Ein aufgebrachter Kunde lädt seinen ganzen Frust an dir ab. Obwohl du mit diesem Fall gar nichts zu tun hast, musst du dir das gefallen lassen. Kurz darauf holt dich der Chef in sein Büro. Nun denkt auch er, du hättest etwas vermasselt, und möchte dich abmahnen. Souverän versuchst du dich zu verteidigen. Und auch danach wird der Tag nicht besser, im Gegenteil. Am Nachmittag erfährst du, dass deine Mutter einen Unfall hatte und ins Krankenhaus musste. Nicht nur, dass du dir Sorgen machst, jetzt musst du auch noch ein Versprechen brechen – du kannst nicht bei der Theateraufführung deiner Freundin dabei sein. Und so läuft es weiter… Es gibt miese Tage, manchmal richtig miese Zeiten in unserem Leben.

Ehe man sich's versieht, rutscht man vom lustvollen Annäherungsmodus (der Tag begann sehr gut, unsere psychischen Grundbedürfnisse waren im Einklang, alles schien in Ordnung) in den frustigen Vermeidungsmodus. Dieser Prozess läuft manchmal langsamer, manchmal schneller ab. Meist fällt uns gar nicht auf, wo der Übergang vom einem zum anderen Modus passiert.

Wie kommt es also dazu, dass man in den Vermeidungsmodus gelangt? Und wie schaffen wir es, aus diesem Energie raubenden Modus wieder in einen angenehmen, gesunden Zustand (in den Annäherungsmodus) zu kommen?

Immer wenn die innere Ordnung gestört wird, die psychischen Grundbedürfnisse also nicht erfüllt werden können, entsteht Inkongruenz. Hält dieser Zustand an oder kommt es wiederholt zu diesem Ungleichgewicht, führt dies zum Überwiegen von Vermeidungsschemata, was mit einem erhöhten Pegel negativer Emotionen einhergeht. Klaus Grawe setzt deshalb diese Inkongruenz mit Stress gleich. Wer wiederholt oder anhaltend aus dem Gleichgewicht gerät, gelangt in eine Abwärtsspirale, die zu Dauerstress führt. Je länger diese anhält, umso intensiver gelangen wir in den Vermeidungsmodus. Das Fatale ist, die Aufmerksamkeit wird dabei stets auf das gerichtet, was man vermeiden möchte: nämlich weiteren Stress, weitere belastende oder schädigende Dinge. Zwar stellt der Vermeidungsmodus ursprünglich einen Schutzmechanismus dar, der uns vor Überlastung bewahren soll, doch wer zwischendurch nicht regeneriert und wieder auftankt bzw. sich seinem inneren Gleichgewicht wieder annähert, der gerät immer stärker in diesen Vermeidungszustand. Um sich mehr zu schützen, beginnt man sich regelrecht innerlich zu verschließen. Das kann dann so weit führen, dass man den Zugang zu den eigenen Stärken und Ressourcen verliert. Dinge, die im Annäherungsmodus kein Problem darstellen, werden nun zu einer Katastrophe. Statt Lösungsmöglichkeiten sieht man nur noch Schwierigkeiten. Man fühlt sich ausgeliefert und hilflos. Sämtliche psychologischen Grundbedürfnisse geraten dadurch immer mehr ins Wanken. Die innere Inkongruenz wächst. Es wird immer schwieriger, die Bedürfnisse zu erfüllen. Vermeidungsziele fordern ständige Kontrolle, das kostet viel Energie.

Wer im Vermeidungsmodus läuft, also keinen weiteren Stress haben möchte, achtet nur noch darauf, was ihn stressen könnte. So wie bei der Aufforderung: „Denke jetzt nicht an einen rosaroten Elefanten" – kaum ausgesprochen, hat der andere das innere Bild eines rosa Elefanten, woran sollte man denn sonst denken? Ein Vermeidungsziel ist schwer erreichbar. Mit dieser erhöhten Aufmerksamkeit auf das zu Vermeidende befindet man sich in einem Dauer-Alarmzustand. Die Konzentration auf anderes ist kaum mehr möglich. Der Fokus ist eingeengt und man sieht nur noch, was man vermeiden möchte. Dinge, die einen sonst kaum aus der Ruhe bringen, sind nun ein Drama. Man fühlt sich verstärkt durch Bemerkungen anderer angegriffen, auch wenn diese nicht von böser Absicht waren. Man hat das Gefühl, jeder will etwas von einem. Man fühlt sich fremdbestimmt und ausgeliefert. Hinter jedem Schatten sieht man ein Gespenst. In diesem Zustand verbraucht man ungemein viel psychische Energie und gleichzeitig fällt das Erholen immer schwerer. Ähnlich wie bei einem Gerät, das auf Standby läuft, verbraucht man selbst in Ruhe Energie. Selbst der Schlaf ist nicht mehr erholsam, weil man sich ja in Alarmbereitschaft befindet. Die Stimme der Seelenklempnerin wird längst von inneren Antreibern übertönt: „Streng dich mehr an" oder „du musst stark sein". Doch gerade dann sind sie bestimmt die verkehrten Ratgeber. Wer aus dieser Abwärtsspirale gelangen möchte, ist gut beraten, voll und ganz auf die Seelenklempnerin zu achten. Sie weiß, was wir brauchen, um wieder Richtung Annäherungsmodus zu kommen. Sie ist die weise Stimme in uns, die uns rät, endlich Ruhe zu geben und sich zu erholen.

Grundsätzlich ist der Vermeidungsmodus nichts Schlechtes, im Gegenteil, es ist eine Schutzfunktion, auf die wir achten sollten. Die Devise lautet: Vermeide weitere Belastung! Wer klug ist, lernt also achtsam, möglichst frühzeitig zu erkennen, dass er in den Vermeidungsmodus geraten ist. Sobald dir das auffällt, ist es schlau, auf deine innere Seelenklempnerin zu hören, die dir rät, wiederaufzutanken, dir Gutes zu tun, sodass die seelischen Bedürfnisse gestillt werden können.

Wer regelmäßig auftankt und regeneriert, seine Bedürfnisse in Einklang bringt, der läuft überwiegend im Annäherungsmodus. Dieser speist uns mit Energie und führt uns so in eine Aufwärtsspirale.

2.3.2 Der Annäherungsmodus

Immer wenn es uns gut geht, unsere Bedürfnisse in Kongruenz sind, strotzen wir vor psychischer Gesundheit und Leistungsfähigkeit. Der Aufmerksamkeitsfokus ist hier weit und so sind wir für alles offen, was uns gut tut und mit Energie speist. Im Annäherungsmodus nähern wir uns unseren Zielen und Bedürfnissen an. Das heißt, sowohl die gesetzten Ziele als auch der Weg dorthin – also die Zieldistanz – sind leicht überprüfbar. Im Vermeidungsmodus scheint das Ziel „ich will keinen Stress mehr“ schon deshalb unmöglich, weil man kein inneres Bild von einem solchen Wunsch abbilden kann. Wie sieht es aus, „keinen Stress“ zu haben? Konkrete innere Repräsentationen von Zielzuständen sind jedoch enorm wichtig für deren Planung, Umsetzung und Erreichung. Ein Annäherungsziel hingegen, das zum Beispiel so formuliert wird „ich möchte innere Ruhe und Gelassenheit“, ist ganz konkret vorstellbar. Der Wunsch, weniger Stress zu haben, kann für den einen bedeuten, mehr Zeit für sich zu haben, für eine andere Person dagegen, innerlich ruhig und gelassen zu sein. Deshalb ist ganz wichtig, dass jeder sein Ziel selbst bestimmt und sein Ziel-Bild selbst kreiert. Wenn du ein Bedürfnis oder Ziel erreichen möchtest, dann formuliere klar und bildhaft, was sein soll, anstatt zu sagen, was nicht sein soll.

Auf dem Weg zu einem Annäherungsziel sind Menschen überwiegend intrinsisch motiviert, sie setzen sich engagiert und aus freien Stücken für die Zielerreichung ein. Im Annäherungsmodus zu laufen wird stets von positiven Emotionen begleitet und speist unsere Seele mit Energie.

Durch den weiten Blickwinkel entdecken wir auf dem Weg zu unseren Bedürfnissen und Zielen viele weitere Ressourcen und positive Möglichkeiten. Im Annäherungsmodus sind wir gesund und leistungsstark.

Laut Grawe (2004) bildet jeder Mensch für sich selbst innere unbewusste Theorien darüber, wie er seine psychischen Grundbedürfnisse erfüllen kann. Und jedes Ziel, das wir uns setzen, dient letztlich der Befriedigung dieser Bedürfnisse. Man könnte meinen, hier kommt die Seelenklempnerin ins Spiel: vielleicht flüstert sie uns diese inneren, oft unbewussten Kenntnisse ein, wie wir unseren Grundbedürfnissen gerecht werden. Nicht immer tun wir jedoch, was uns die innere Stimme rät. Besonders schwierig wird es, wenn sich unterschiedliche Bedürfnisse gegenseitig im Weg stehen.

Vielleicht wird das Bild, wie unser Seelenmotor funktioniert, noch ein wenig klarer, wenn wir uns diese Bedürfnisse etwas genauer ansehen.

2.4 Die psychologischen Grundbedürfnisse: Was die Seele zum Funktionieren braucht

Die meisten Leute denken, Stress kommt aus der Umwelt; äußere Umstände oder andere Personen stressen sie. Doch ganz so ist das nicht der Fall. Der Organismus gerät in erster Linie in Stress, weil die psychischen Bedürfnisse unerfüllt oder bedroht sind. Umgekehrt sind wir vor allem dann lebensfroh und ausgeglichen, wenn unsere seelischen Grundbedürfnisse erfüllt sind. Genau aus diesem Grund wollen wir unsere seelischen Grundbedürfnisse gleich einmal etwas genauer unter die Lupe nehmen und schauen, wie wir künftig besser für sie sorgen können.

So wie der Körper ganz grundlegende Bedürfnisse hat, die das Überleben sichern, hat auch die Seele ganz bestimmte Grundbedürfnisse.

Nach Grawe (2004) sind das:

- das Bedürfnis nach Bindung
- das Bedürfnis nach Orientierung und Kontrolle
- das Bedürfnis nach Selbstwerterhöhung und Selbstwertschutz
- das Bedürfnis nach Lustgewinn und Unlustvermeidung

2.4.1 Das Bedürfnis nach Bindung

Gerade für die gesunde psychische Entwicklung ist die Erfüllung des Bindungsbedürfnisses besonders wichtig. Das ist empirisch gut belegt. Im Annäherungsmodus gelingt es uns wesentlich leichter, dem Bindungsbedürfnis gerecht zu werden, weil wir dann innige Momente mit anderen Menschen genießen können.

Jeder Mensch hat ein angeborenes Bedürfnis, die psychische Nähe von zumindest einer Bezugsperson zu suchen und aufrechtzuerhalten. Der Mensch ist ein soziales Wesen. Das gilt für die gesamte Lebensspanne. Beginnend als kleines Kind bis ins hohe Alter brauchen wir für unsere körperliche, geistige und seelische Gesundheit enge Kontakte mit anderen.

Eine besonders große Rolle spielen die Erfahrungen, die wir im Kleinkindalter mit Bezugspersonen machen. Dadurch werden Bilder verinnerlicht, wie Beziehungen sein sollen. Selbst dann, wenn die kindlichen Bindungserfahrungen nicht vorteilhaft sind, prägen sie die inneren Abbilder für spätere Freundschaft und Partnerschaft. Früher ging man davon aus, dass diese Bindungsrepräsentationen sehr stabil sind. Doch zahlreiche neuere Untersuchungen belegen, dass sie später sogar im Erwachsenenalter korrigiert werden können.

In der psychologischen Praxis erlebt man relativ oft, dass Klienten – Männer und Frauen – von sich behaupten, nicht bindungsfähig zu sein. Von Vorerfahrungen im eigenen Elternhaus wie Trennung, Ehebruch und Scheidung wird berichtet. Besonders häufig wird „Verlustangst" genannt. Die große Furcht, den Partner zu verlieren, ist ein Vermeidungsziel, was meist ein beziehungsschädigendes Verhalten nach sich zieht, wie z. B. erhöhtes Misstrauen, häufiges Kontrollieren des Partners, etwa durch heimliche Kontrolle der Mails und der Aufenthaltsorte des Partners. Ein solches Verhalten setzt jedoch eine Negativspirale in Gang, denn das Misstrauen wird dadurch geschürt, und mit der Zeit laufen beide Partner im Vermeidungsmodus. Der Fokus liegt dann immer mehr auf dem, was schiefläuft, statt an der Beziehung zu wachsen und sie als Energiespender erleben zu können.

Aus diesem Grund ist mir sehr wichtig, darauf hinzuweisen: Zahlreiche neue Studien belegen, dass frühere, unvorteilhafte Bindungserlebnisse durch neue positive Bindungserfahrungen aufgehoben werden können. Fördern können wir das durch das Bewusstmachen positiver Beziehungserlebnisse. Und das bezieht sich nicht nur auf die Partnerschaft. Im Alltag gibt es genug Begegnungen mit Menschen, die wir als bereichernd abspeichern können. Je mehr wir uns solche Erlebnisse bewusst machen, umso stärker prägen sich neue positive Bindungsbilder ein. Gleichzeitig gelangen wir in den Annäherungsmodus. Je öfter und bewusster wir innige Momente mit anderen Menschen erleben, umso besser werden die positiven Beziehungserlebnisse abgespeichert.

Aus der Positiven Psychologie stammen viele neue Forschungsarbeiten dazu. Die Emotionsforscherin Barbara Fredrickson präsentierte im Juni

2018 beim Grazer Kongress „Aufwärtsspirale der Positivität" zahlreiche Forschungsergebnisse dazu. Sie beschrieb, wie wichtig die **Positivitätsresonanz** in Beziehungen ist.

Es sind meist die subtilen, beiläufigen Erlebnisse, die auf uns wie ein Energie-Booster wirken können, z. B.:

- herzhaftes Lachen mit einem Freund,
- ein inniges Gespräch mit einem Nachbarn,
- echtes Mitgefühl austauschen,
- intensives Eingehen auf ein Kleinkind.

Besonders wichtig sind dabei die nonverbalen Elemente. Für Kleinkinder, die noch nicht über ausgeprägte Sprache verfügen, sind sie alleiniges Kommunikationsmittel. Deshalb zählt im Kontakt mit dem Kind nur geringfügig, was wir sagen, aber umso gewichtiger, was wir tun, mit welcher Mimik und Gestik, Körperhaltung und Stimme wir auftreten. Innig ins Gesicht blicken, in die Augen schauen – nicht umsonst sagt man, die Augen seien die Fenster zur Seele – dies alles kann Positivitätsresonanz erzeugen. Und das gilt auch für den Kontakt unter Erwachsenen. Diese innige Zuwendung führt zur Ausschüttung des Bindungshormons Oxytocin. Früher nahm man an, dass dieses Hormon nur bei der Geburt und während des Sexualakts ausgeschüttet wird, doch heute weiß man, dass es bei jedweder Form innigen Kontakts ausgeschüttet wird. Die Verbundenheit zwischen zwei Personen wird dadurch gestärkt.

Eine solche positive Beziehungsresonanz hat deutliche Merkmale auf psychischer und physischer Ebene:

- Beide Personen erleben angenehme Emotionen (es müssen nicht dieselben sein).
- Beide sind vollkommen gegenwärtig – die Aufmerksamkeit ist aufeinander gerichtet, anderes wird ausgeblendet.
- Der Kontakt ist geprägt durch liebevolle Fürsorge und Rücksichtnahme.
- Es ergibt sich eine Synchronizität auf biologischer Ebene und im Verhaltensausdruck.

Die beiden Personen laufen im Gleichklang. Dieses Spiegeln des anderen lässt sich in bestimmter Gehirnaktivität nachweisen. Sogar Körperwerte wie Blutdruck und Puls pendeln sich aufeinander ein.

Viele Menschen erleben im Alltag immer wieder eine solche Positivitätsresonanz, kleine Momente der Innigkeit mit anderen, die uns ein Gefühl von Lebendigkeit, Leichtigkeit und des Ganz-bei-sich-Seins bescheren. Solche Erlebnisse verursachen einen Sog in den Annäherungsmodus. Solltest du also feststellen, dass es dir nicht so gut geht, dann suche den innigen Kontakt mit Menschen, die dir guttun.

Damit sich unsere Seele richtig gut entwickeln und entfalten kann, brauchen wir unser ganzes Leben lang engen Kontakt mit anderen Menschen. Weil dieses Bindungsbedürfnis so wichtig für die Seele ist, möchte ich dieses Thema in Abschn. 2.5 erneut aufgreifen und darauf eingehen, wie wir diesem Bedürfnis durch stabile Bindungen und durch das Stärken unserer **Beziehungsresilienz** nachkommen können.

2.4.2 Das Bedürfnis nach Orientierung und Kontrolle

Der amerikanische Persönlichkeitspsychologe Seymour Epstein (1990) bezeichnete das Bedürfnis nach Orientierung und Kontrolle als das grundlegendste. Man könnte es als Fundament aller Bedürfnisse bezeichnen, denn Grawe (2004) meinte, es sichere unser Überleben und sei die Grundlage anderer Bedürfnisse. Kontrolle gibt uns ein Gefühl der Sicherheit. Ohne Kontrolle fühlen wir uns hilflos und ausgeliefert.

Psychologische Konzepte wie z. B. das „Konzept der Selbstwirksamkeitsüberzeugung“ von **Albert Bandura** (1977) oder das „Konzept der Kompetenz- und Kontrollüberzeugung“ (**Krampen** 1991) zeigen, wie bedeutend das Kontrollbedürfnis für die psychische Gesundheit ist. Oder umgekehrt, wie sehr das Gefühl, die Kontrolle verloren zu haben, die Gesundheit beeinträchtigt und psychische Störungen wie Depressionen bedingt. Dies zeigte Martin **Seligman** (2010) in seinen früheren klinischen Studien zum Konzept der „gelernten Hilflosigkeit“.

Kehren wir zurück zur Konsistenztheorie, die du in Abschn. 2.3 kennengelernt hast. Wie sieht in diesem Zusammenhang das Kontrollbedürfnis aus? Klaus Grawe setzte den Stressbegriff synonym für Inkongruenz ein. Dabei ist es zuerst völlig gleich, ob der Stress als kontrollierbar oder unkontrollierbar erlebt wird. In beiden Fällen folgt zunächst neuropsychologisch eine Erregung im Gehirn. Grawe bezeichnet also den Zustand des inneren Ungleichgewichts als Stress, der uns veranlasst, erneut ein Gleichgewicht herzustellen. So gesehen ist Stress ein innerer Antrieb. Hat man das Gefühl, die passenden Ressourcen zur Stressbewältigung sind verfügbar, dann erlebt man das innere Ungleichgewicht – den Stress – als kontrollierbar.

Stell dir vor, ein Kunde beschwert sich, weil seine Lieferung noch nicht eingetroffen ist. Auch wenn das momentan stressig ist, veranlasst es dich, etwas zu unternehmen. Beispielsweise rufst du im Lager an und fragst, ob die Ware noch dort ist, und erhältst die Info, dass sie gerade abgeschickt wurde. Nun kannst du den Kunden beschwichtigen. Unbewusst erlebst du die Situation längst als kontrollierbar.

Unkontrollierbar ist Inkongruenz dann, wenn empfunden wird, dass die geeigneten Mittel zur Stressreduktion fehlen. Bezogen auf die Beschwerde des Kunden wäre das, wenn im Lager keiner abhebt oder das Telefon nicht funktioniert, der PC streikt und du die Sendung nicht nachverfolgen kannst, du also die Situation nicht unter Kontrolle bekommst. Dadurch steigt das Erregungsniveau im Gehirn weiter an. Das kann so weit gehen, dass bereits erlernte, erfolgversprechende Verhaltensweisen gelöscht werden können. Obwohl du schon einmal eine scheinbar verschwundene Lieferung aufgefunden hast und den Kunden zufrieden stellen konntest, fühlst du dich in der Situation völlig überfordert und weißt nicht, wie du damit umgehen sollst. Probleme, die man davor schon einmal gut lösen konnte, scheinen nun unüberwindbar.

Je mehr Stress oder Inkongruenz man erlebt, umso eher läuft man im Vermeidungsmodus, umso stärker verliert man die eigenen Ressourcen aus den Augen. Das heißt, je länger der Vermeidungsmodus anhält, je intensiver man im Vermeidungsmodus steckt, umso eher bewertet man Stress als unkontrollierbar. Eine Abwärtsspirale.

Umgekehrt ist es eine kontrollierbare Inkongruenz, wenn der Stress als Herausforderung erlebt wird, deren Bewältigung realistisch erscheint. Diese Erregung im Gehirn sorgt für einen Verhaltensanstoß, der zu Inkongruenz-Reduktion führt. Die währenddessen aktivierten neuronalen Verbindungen werden langfristig stabilisiert und die neu entstandenen neuronalen Verbindungen werden besonders gut gebahnt. Die erfolgreiche Bewältigung verfestigt sich im Gehirn.

Sollte sich künftig wieder einmal ein Kunde beschweren, denkst du dir: „Den kann ich sicher gut betreuen, beim letzten Mal hat das auch gut geklappt." Bei jeder Wiederholung wird die empfundene Inkongruenz geringer, bis schließlich kein Unbehagen durch das Empfinden von unkontrollierbarer Inkongruenz aufkommt. Kundenbeschwerden stressen dich dann nicht mehr. Die wiederholte Konfrontation mit der herausfordernden Situation führt zur Ausbildung immer komplexer werdender neuronaler Schaltkreise. So entwickeln wir unsere Persönlichkeit positiv weiter.

Während unkontrollierbare Inkongruenz blockierend und langfristig sogar lähmend wirken kann, treibt uns kontrollierbare Inkongruenz nachhaltig voran. Unkontrollierbare Inkongruenz blockiert uns. Kontrollierbare Inkongruenz motiviert uns.

Eine wesentliche Frage ist somit: Wie schaffen wir es, anstatt unkontrollierbarer Inkongruenz vermehrt kontrollierbare Inkongruenz zu erleben? Oder anders formuliert: Wie schaffen wir es, die Anforderungen nicht als Überforderung, sondern als Herausforderung zu betrachten?

Ein vielversprechender Weg, unseren Stress vermehrt als kontrollierbar und somit gesund zu erleben, liegt darin, unsere Stärken und Ressourcen auszubauen. Wer mehr Hilfsmöglichkeiten hat, fühlt sich Problemen eher gewachsen und kann diese selbstwirksam lösen. Wie können wir unsere Stärken und Ressourcen erweitern? Zum Beispiel indem wir uns diese bewusst machen.

Der Psychotherapeut Robert Dick (2003) stellt eine lange Liste von Ressourcen auf, welche er in umweltbezogene oder soziale Ressourcen (z. B. Partnerschaft, Familie, Freunde, Beruf, Freizeit, Wohnen) und persönlichkeitsbezogene Ressourcen (z. B. Ausgeglichenheit, Selbstwert, Mut, Willenskraft, Zuversicht) unterteilt. Solche Ressourcenauflistungen sind eine wunderbare Möglichkeit, die eigenen Ressourcen zu überschauen und zu erweitern. Während wir eine solche Liste durchgehen, wird uns bewusst, über wie viele Ressourcen wir selbst verfügen und welche wir gerne erweitern möchten.

Bei unseren Ressourcen macht es nämlich auch noch einen Unterschied, ob sie überhaupt **wahrgenommen** werden, ob sie gerade aktiv – also **verfügbar** – sind und ob sie von uns **aktiv eingesetzt** werden können (Auhagen 2008).

Es könnte sein, dass ich ein Problem habe, bei dessen Lösung mir meine beste Freundin Susanna helfen könnte. Im Annäherungsmodus wird mir diese tolle Ressource gleich einfallen (= wahrgenommene Ressource). Susanna ist auch bereit (= aktive Ressource) und ich bitte sie gleich um Hilfe und setze die Lösungsideen aktiv um (= aktiv eingesetzte Ressource).

Vielleicht ist Susanna aber gerade für ein halbes Jahr im Ausland. Zwar fällt mir Susanna als Hilfe ein, doch weil sie nicht da ist, weiß ich nicht, was ich tun soll (= wahrgenommene, aber nicht aktive und aktiv eingesetzte Ressource). Jetzt könnte es sein, dass ich mich gerade im Vermeidungsmodus befinde und das Problem als unlösbar empfinde (= unkontrollierbare Inkongruenz). Sollte ich schon länger diese unkontrollierbare Inkongruenz empfinden, wäre es möglich, dass ich den Zugang zu meinen Ressourcen völlig verloren habe und mir nicht einmal mehr einfällt, dass ich Susanne fragen könnte. Sollte ich gerade im Annäherungsmodus laufen, dann sind viele Dinge eine Herausforderung und überfordern mich nicht. Also werde ich mich entsinnen, dass ich mit Susanne auch per Internet kommunizieren und sie so um ihren Rat fragen kann (= wahrgenommene, aktive und aktiv eingesetzte Ressource).

Im Kapitel „Die Werkzeugkiste für mehr Gelassenheit und Lebensfreude“ findest du viele Möglichkeiten, deine Stärken und Ressourcen zu erweitern und so künftig leichter in den Annäherungsmodus zu gelangen und das Gefühl der Kontrolle zu behalten.

2.4.3 Das Bedürfnis nach Selbstwertschutz und Selbstwerterhöhung

Jeder Mensch hat das Bestreben, sich als gute Person zu sehen bzw. ein Gefühl von Minderwertigkeit zu überwinden (Grawe 2004). Wobei das Bedürfnis zu Selbstwerterhöhung ein Annäherungsziel und der Selbstwertschutz ein Vermeidungsziel darstellt.

Bei der Bildung des Selbstwerts spielen das Bindungs- und das Kontrollbedürfnis eine große Rolle. Voraussetzung für den Selbstwert ist das Selbstbild, welches ab dem vierten Lebensjahr durch die Interaktion mit anderen Menschen und die sprachliche Kommunikation entsteht. Positive Bindungserfahrungen in der Kindheit fördern ein positives Selbstbild, woraus ein stabiler, intakter Selbstwert resultiert.

Grundsätzlich hat der Selbstwert stabile und veränderbare Anteile. Wie bei den Bindungserfahrungen gilt auch hier, dass spätere Erfahrungen sich auf den Selbstwert positiv auswirken und das Selbstbild korrigieren können. Negative Bindungs- und Kontrollerfahrungen können sich bei Kleinkindern zwar nachteilig auf das entstehende Selbstbild auswirken, woraus ein negativer Selbstwert resultieren kann, dennoch kann sich dieses innere Bild besonders durch spätere positive Bindungs- und Kontrollerlebnisse wandeln.

Eine positive Beziehungsresonanz, innige Momente mit einem anderen Menschen wirken sich besonders vorteilhaft auf den Selbstwert beider Beteiligten aus. Sich vertrauensvoll und mit ganzer Aufmerksamkeit auf einen anderen Menschen einzulassen, ist eine ganz besondere Form der Wertschätzung. Laut Fredrickson wirken sich solche innigen Momente, wenn sie mit bisher weniger vertrauten Personen erfolgen, besonders intensiv auf das Wohlbefinden und Selbstwertgefühl aus. Wer z. B. dem kranken Nachbarn oder der trauernden Arbeitskollegin aufrichtiges Mitgefühl schenkt, tut nicht nur dem anderen, sondern auch sich selbst viel Gutes.

Das Bindungsbedürfnis hat großen Einfluss auf den Selbstwert. Wenn es einer Beziehung dienlich ist, neigen Menschen sogar manchmal dazu, sich kleiner zu machen, als sie sind, sie werten sich selbst ab. Beispielsweise wenn uns jemand ein Kompliment macht und sagt, dass wir etwas ganz besonders gut können, und wir antworten: „Ach, das kannst du doch viel besser." Ziel und Zweck ist, die andere Person aufzuwerten und so die Bindung zu stärken.

Der Selbstwert steht auch im engen Zusammenhang mit der eigenen Identität. Wenn man sich mit anderen Menschen, der Familie, dem Unternehmen, in dem man arbeitet, oder dem Land, in dem man lebt, verbunden fühlt, identifiziert man sich damit. Selbstwerterhöhung oder -bedrohung kann sich auf alles beziehen, was im Zusammenhang mit der eigenen Identität steht. Wird ein Mensch, den man gern hat, beleidigt oder abgewertet, trifft einen das selbst auch. Umgekehrt tut alles Positive, das über Familienmitglieder, Freunde, vielleicht sogar Arbeitskolleginnen oder die Firma gesagt wird, dem eigenen Selbstwert auch gut.

Probiere es aus, indem du deinen Familiennamen einfügst und es laut aussprichst: „Über die Familie XY hört man nur Gutes, man sagt, dass diese schon seit Generationen sehr fleißige, ehrliche Leute sind." Na, wie fühlt es sich an?

Aber nicht nur Menschen sind Teil unserer Identität, sogar die Meinung anderer über das geliebte Haustier kann sich positiv auf den Selbstwert auswirken: „Dein Hund ist wunderschön, so toll gezeichnet und sein Fell glänzt so wunderbar."

Dieser Identitätskreis kann sogar noch weitergehen, sich nicht nur auf die Menschen, sondern auch auf Gemeinschaften beziehen. Wenn beispielsweise andere über die Österreicher schimpfen, dann verletzt das den eigenen Selbstwert. Wenn jemand etwas Gutes über die Firma sagt, in der man arbeitet, so tut einem das gut, z. B.: „Die Firma XY leistet hervorragende Arbeit, die kann man absolut weiterempfehlen."

Diese Selbstwertausdehnung auf relevante Bezugspersonen kann jedoch auch eigenartige Formen annehmen. Zum Beispiel wenn Menschen an einer Beziehung festhalten, die ihnen schadet. Sogar wenn es für die Person selbst nachteilig ist, wird alles Mögliche getan, um das positive Bild des anderen zu erhalten. Hier steht das Bindungsbedürfnis dem Selbstwerterhalt im Wege.

Für den Aufbau und die Aufrechterhaltung eines positiven Selbstwertgefühls sind laut Grawe (2004) drei Regeln von Bedeutung:

1. Es besteht ein grundlegendes Bedürfnis, das eigene Selbstwertgefühl zu schützen und wenn möglich zu erhöhen.

Beispiel

Was gibt es Schöneres, als vom Chef gelobt zu werden? Doch wie schlimm ist es, vor allen anderen getadelt zu werden?

2. Das Bedürfnis nach Selbstwertschutz und -erhöhung ist umso stärker, je mehr das Selbstwertgefühl einer Person durch aktuelle Umstände bedroht ist.

Beispiel

Ein Kollege entwickelt sich plötzlich zu einem Angeber und tut sich stets hervor, obwohl er bisher liebenswürdig und rücksichtsvoll war. Bei einem Vier-Augen-Gespräch stellt sich heraus, dass er fürchtet, seine Frau betrüge ihn mit ihrem Fitnesstrainer. Diese Befürchtung bedroht seinen Selbstwert, weshalb er nun zum Ausgleich seine beruflichen Leistungen betont.

3. Bei Personen mit chronisch niedrigem Selbstwert ist dieses Bedürfnis stärker ausgeprägt.

Beispiel

Ein Kind, das zu Hause nicht gelobt wird, entwickelt sich zu einem kleinen Angeber, der vor seinen Schulfreunden stets damit protzt, wie reich seine Eltern sind und wie großartig und toll er selber ist. Kinder benötigen besonders viel Lob, damit sich das Selbstwertgefühl gesund entwickeln kann. Fehlt diese Bestärkung, kann es zu einer dauerhaften Abhängigkeit der Meinung anderer kommen.

Völlig gleich, ob der Selbstwert intakt ist, Bestätigung tut immer gut, wenn sie ehrlich ist. Wer seinem Partner oder seiner Ehefrau regelmäßig ehrliche Bewunderung ausspricht, stärkt nicht nur den Selbstwert beider Partner, sondern die gesamte Beziehung enorm. Krisen werden von Ehepartnern, die sich gegenseitig anerkennen, wesentlich besser bewältigt. Umgekehrt spricht ein Ehepartner, an dem ständig herumgenörgelt wird, stärker auf Komplimente anderer an.

Aber auch später im Berufsleben wirkt positives Feedback und Wertschätzung von Kollegen und Vorgesetzten äußerst motivierend. Wem öfter aufrichtige Anerkennung mitgeteilt wird, bringt wesentlich bessere Resultate als ein Mitarbeiter, dem stets mit Missgunst begegnet wird. Unternehmen, in denen keine gute Fehlerkultur herrscht, kostet es enorm viel Energie, Fehltritte zu vertuschen. Diese Energie fehlt dann jedoch bei der Leistungserbringung.

Der Selbstwertschutz gelingt meist durch die Aktivierung von Vermeidungsschemata, das Bedürfnis nach Selbstwerterhöhung erfolgt meist über Annäherungsschemata.

Bezogen auf die drei Grundsätze zum Bedürfnis nach Selbstwertschutz und Selbstwerterhöhung wären Unternehmen gut beraten, sich für eine positive Fehlerkultur – mit dem Motto „aus unser aller Fehler können wir lernen“ – sowie eine grundlegend wohlwollende, wertschätzende Kultur einzusetzen und den Mitarbeiterinnen und Mitarbeitern regelmäßig stärkendes, motivierendes Feedback zu schenken. In so einem Unternehmen werden unnötige Energieverschwender wie Machtkämpfe und Intrigen kaum auftreten, sondern Leistungsfreude und Motivation vorherrschen.

Optimismus und ein intakter Selbstwert sind Merkmale psychischer Gesundheit!

Ein intakter Selbstwert ist ein Indikator für seelische Gesundheit. Wer eine positive Einstellung zu sich selbst, der Umgebung und der Zukunft hat, dem geht's seelisch gut.

Laut Grawe (2004) korreliert selbstwerterhöhendes Verhalten mit psychischer Gesundheit. Und sogar dann noch, wenn es über das hinausgeht, was durch reale Gegebenheiten gerechtfertigt ist. Damit ist allerdings kein krankhafter Narzissmus gemeint, sondern ein intakter, leicht ins Positive gerückter Selbstwert. Zahlreiche Untersuchungen belegen, ein optimistisches Selbstbild wirkt sich vorteilhaft auf die Leistung und psychische Gesundheit aus. Die positive Selbsteinschätzung führt dazu, dass Menschen sich mehr zutrauen. Im Sinne einer selbsterfüllenden Prophezeiung erreichen sie das dann auch. Was einen positiven Kreislauf in Gang setzt.

In diesem Zusammenhang soll auch noch das Konzept des „Self-Serving-Bias“ genannt sein – eine selbstwertdienliche Verzerrung, die sich besonders gesundheitsförderlich auf den Selbstwert einer Person auswirkt. Der Attributionsstil, die Art und Weise, wie sich Menschen die Ursachen von Ereignissen erklären, spielt dabei eine große Rolle. Vorteilhaft für den Selbstwert ist,

Erfolge internal und Misserfolge external zu attribuieren. Sollte man beispielsweise bei einer Prüfung durchfallen, ist es für den Selbstwert gesund, wenn man die Schuld dafür bei äußeren Gegebenheiten (z. B. dem Prüfer, schlechtem Raumklima) sucht, statt sich selbst Vorwürfe zu machen. Umgekehrt, wer eine Prüfung erfolgreich besteht, tut gut daran, sich selbst auf die Schulter zu klopfen: „Das hab ich gut gemacht!".

2.4.4 Das Bedürfnis nach Lustgewinn und Unlustvermeidung

Dieses Bedürfnis umfasst das menschliche Bestreben nach dem Erleben angenehmer und dem Vermeiden unangenehmer Zustände.

Jede Situation wird daraufhin bewertet, ob sie sich als gut oder schlecht für unser Wohlbefinden erweist. Und auch hier gilt dies nicht nur für die eigenen Bewertungen, sondern auch interpersonell. Man vertraut auch dem Urteil anderer wichtiger Personen. So lernt man Vorlieben der Eltern oder guter Freunde zu lieben oder deren Hobbys für sich zu entdecken.

Die Grundlage solcher Bewertungen sind (Grawe 2004):

- der momentane Zustand,
- objektive Merkmale und
- Vorerfahrungen mit dieser oder ähnlichen Situationen.

Wenn wir Dinge positiv bewerten, aktiviert dies unser Bedürfnis nach Lustgewinn, was wiederum zu Annäherungsverhalten führt. Negative Bewertungen hingegen führen zur Aktivierung des Vermeidungssystems. Beides wirkt sich im Verhalten der Person aus. Es kommt zu einem sogenannten **„motivationalen Priming"** – eine neuronale Bahnung entsteht, die nachfolgendes Verhalten beeinflusst. Wenn das Annäherungssystem durch emotional positive Erfahrungen aktiviert ist, werden weitere positive Emotionen erzeugt und negative abgemildert. Wenn ich mich beispielsweise am Morgen über die nette Geste meines Partners freue, steigert das meine Laune und das mürrische Gesicht des Arbeitskollegen ist mir ziemlich gleichgültig. Ebenso gilt umgekehrt, wenn das Vermeidungssystem aktiviert ist, fallen Ärger- oder Angstreaktionen viel stärker aus, als wenn man sich gerade in einem emotional positiven Zustand befindet. Positive emotionale Erlebnisse bahnen Assoziationen, Repräsentationen und Verhaltensmuster im Gehirn, die das Annäherungssystem rascher anspringen lassen. Je öfter und intensiver man positive emotionale Erfahrungen hat, umso stärker werden sie im Gehirn gebahnt. Deshalb macht es durchaus Sinn, sich stärker positive Erlebnisse ins Bewusstsein zu rufen.

Wenn man etwas gut kann und Freude bei der Ausführung hat, entsteht ein Zustand völliger Konsistenz der gleichzeitig ablaufenden psychischen Prozesse. Aktuelle Empfindungen und Ziele stimmen dann völlig überein.

Zusammenfassend meint Grawe (2004), dass unser seelisches Wohlbefinden nicht das Resultat von Luststreben ist, und wenn doch, dann nur für kurze Zeit. Das überdauernde Wohlbefinden einer Person ist nicht ein erreichtes Ziel, sondern davon abhängig, wie gut es ihr gelingt, ihre Grundbedürfnisse gleichzeitig zu befriedigen.

2.5 Beziehungen sind ein Lebenselixier

Wenn ich Leute frage, was ihnen am wichtigsten ist, dann kommt meist als Antwort: „die Gesundheit“. Ich habe jedoch auch viele Menschen, die nicht gesund waren, an einer chronischen oder sehr schwerwiegenden Krankheit litten, gefragt, was für sie am meisten zählt. Was denkst du, was für diese Menschen an oberster Stelle steht?

In so einer schwierigen Lage ist es ganz besonders wertvoll, Menschen zu haben, die einem beistehen, auf die man sich verlassen kann – Familie und Freunde. Dennoch, während aufgrund von Schicksalsschlägen manche Paare enger zusammenrücken oder Freundschaften vertieft werden, halten andere dieser Belastung nicht stand. Worauf kommt es also an? Was macht Menschen und ihre Beziehungen widerstandsfähig? Welche Fähigkeiten braucht eine Beziehung, um resilient zu sein?

2.5.1 Resilienz – die emotionale Widerstandskraft

Der Begriff **Resilienz** meint die emotionale Widerstandskraft und bezieht sich meist auf die innere Stärke einer Person. Ganz allgemein spricht man von Resilienz, wenn eine erfolgreiche Anpassung trotz widriger Umstände gelingt (Masten und Wright 2010; Leipold 2015). Die Traumaforscherin Welter-Enderlin (2012) definiert Resilienz als die Fähigkeit, Krisen, die im Laufe des Lebens auftreten, mittels persönlicher und sozialer Ressourcen zu meistern und vielleicht sogar als Anlass für Entwicklung zu nutzen. Resilienzforscher interessiert nicht nur, wie Menschen außergewöhnlichen Stress unbeschadet überstehen, sondern auch, wie manche aus so schweren Zeiten sogar gestärkt hervor gehen.

Das Konzept der Resilienz wurde durch die Kauai-Langzeitstudie in den 1950er Jahren ins Leben gerufen. Damals wurde entwicklungspsychologische Forschung auf einer Hawaianischen Insel betrieben, wobei der gesamte Geburtenjahrgang 1955 untersucht wurde. Bereits nach kurzer Zeit entdeckte man, dass ein Drittel der Kinder unter widrigen Umständen aufwuchsen und dennoch ein Drittel dieser Gruppe sich völlig gesund entwickelte. So tauchte die Frage auf, was diese resilienten Kinder von den anderen unterschied. Insgesamt wurde diese Personengruppe über 40 Jahre hinweg untersucht. Bereits in der Kindheit kristallisierten sich einige Schutzfaktoren heraus und auch nach Jahrzehnten zeigten sich bei den seelisch Widerstandsfähigen bestimmte Fähigkeiten, wie z. B. soziale Kompetenz und Selbstwirksamkeit, die sich besonders schützend und stärkend auswirkten. Zwar ging man ursprünglich von stabilen, angeborenen Eigenschaften von Personen aus, doch es zeigte sich bald, dass es sich bei Resilienz um Fähigkeiten handelt, die lebenslang gefördert werden können. Die Resilienzforschung weitete sich rasch über viele Länder und unterschiedliche Personengruppen und in der Folge auch über die ganze Lebensspanne aus. Später wurde das Konzept auch auf Unternehmen übertragen und heute werden vielfach nicht nur Resilienz-Förderprogramme für Einzelpersonen, sondern auch für Unternehmen angeboten.

Der aktuelle Forschungsstand zeigt also, dass Resilienz kein stabiler, angeborener Faktor ist, sondern eine variable, kontextabhängige Fähigkeit, die lebenslang förderbar ist.

Heute können wir drei Resilienzarten unterscheiden:

- die Ich- oder personale Resilienz,
- die Wir- oder Beziehungsresilienz und
- die Unternehmens- oder organisationale Resilienz.

Wenn du in der Literatur oder im Internet über das Thema Resilienz recherchieren möchtest, triffst du meist auf jene Resilienz, die sich auf die psychische Widerstandskraft einer Person bezieht, die personale oder Ich-Resilienz.

Inzwischen findet man auch eine ganze Menge über organisationale Resilienz (oder Unternehmensresilienz), welche die Widerstandskraft von Firmen oder ähnlichen Organisationen meint.

Worauf bisher jedoch noch nicht eingegangen wurde, ist die Beziehungs- oder Wir-Resilienz, die Widerstandskraft von zwischenmenschlichen Beziehungen.

2.5.2 Beziehungsresilienz – Kraftspendende Gemeinschaft

Die Beziehungsresilienz umfasst jene Fähigkeiten oder Kompetenzen, die zu gelingenden Beziehungen beitragen und diese derart festigen, dass sie Krisen unbeschadet oder sogar gestärkt überstehen.

Wir arbeiten gerade an einem qualitativen Forschungsprojekt zur Beziehungsresilienz, in dem wir Paare, die schon lange und glücklich zusammen sind, in Hinblick auf ihre Resilienzfähigkeiten untersuchen. Die Ergebnisse dazu kannst du dann im nächsten Buch erfahren. Es wird ein praktischer Ratgeber mit vielen Werkzeugen zum Stärken von Gemeinschaft, Partnerschaft und Freundschaft, damit deine Beziehungen gelingen – nicht nur in guten, sondern auch in schlechten Zeiten.

Literatur

Auhagen AE (2008) Positive Psychologie: Anleitung zum „besseren“ Leben. Beltz, Basel

Bandura A (1977) Social learning theory. Prentice Hall, Englewood Cliffs

Brohm-Badry M, Peifer C, Greve JM, Berend B (2018) Wie Menschen wachsen: Positiv-Psychologische Entwicklung von Individuum, Organisation und Gesellschaft. Pabst Science Publishers, Lengerich

Csikszentmihalyi M (1996) Das Geheimnis des Glücks. Klett-Cotta, Stuttgart

Dick A (2003) Psychotherapie und Glück.: Quellen und Prozesse seelischer Gesundheit. Hogrefe, Bern

Epstein S (1990) Cognitive-experiential self theorie. In: Pervin LA (Hrsg) Handbook of personality: theory and research. Guilford, New York, S 165–192

Fredrickson B (2011) Die Macht der guten Gefühle. Campus, Frankfurt a. M.

Grawe K (2004) Neuropsychotherapie. Hogrefe, Göttingen

Grün A (2017) Versäume nicht dein Leben. Dtv -Verlagsgesellschaft, München

Krampen G (1991) Fragebogen zu Kompetenz- und Kontrollüberzeugungen (FKK). Hogrefe, Göttingen

Leipold B (2015) Resilienz im Erwachsenenalter. Ernst Reinhard, München

Masten AS, Wright MO (2010) Resilience over the lifespan: Developmental perspectives on resistance, revovery, and transformation. In: Reich JW, Zautra AJ, Hall JS (Hrsg) Handbook of adult resilience. Guilford, New York, S 213–237

Seligman ME (2010) Gelernte Hilflosigkeit. Beltz, Basel

Welter-Enderlin R, Hildenbrand B (2012) Resilienz – Gedeihen trotz widriger Umstände. Carl-Auer, Heidelberg

3

So aktivierst du deine innere Seelenklempnerin

Inhaltsverzeichnis

Motivieren geht ganz einfach: Ein bisschen Anerkennung, Wertschätzung, Fürsorge, ein wenig gefordert werden, Neues entdecken und lernen dürfen – das baut auf. Was dem Menschen gut tut, tut auch der weisen Seelenklempnerin in uns gut. Jede Zuwendung, die du deiner Seele schenkst, fördert auch den Kontakt zu deiner Seelenklempnerin. Immer, wenn du dich nach innen wendest und deiner Seele zuwendest, rückst du auch deiner inneren Seelenklempnerin ein Stück näher.

3.1 Psychohygiene und Selbstfürsorge

In unserer Kindheit gab es ein Baderitual. Wenn wir in den Ferien oder übers Wochenende bei Großmutter zu Besuch waren, machte sie sonntags Wasser heiß und füllte die Badewanne. In dieses herrlich duftende Schaumbad durften zuerst die Kinder steigen, dann kam Oma dran und zum Schluss durfte Opa in die Wanne. Das war zu einer Zeit, als es noch nicht selbstverständlich war, dass fließend heißes Wasser jederzeit aus dem

N. Ölsböck, *Meine kleine Seelenwerkstatt,* https://doi.org/10.1007/978-3-662-58436-1_3

Hahn kommt. Viele Wohnungen hatten bis in die 1970er Jahre kein Bad und man musste sich das Wasser auf dem Gang holen. Heute ist das unvorstellbar. Die tägliche Dusche oder ein wohliges Wannenbad sind selbstverständlich geworden. Nicht nur weil der Wohlstand gestiegen ist, sondern vor allem weil Körperhygiene als wesentlicher Gesundheitsfaktor erkannt wurde.

Wie schön wäre es, wenn auch die Psychohygiene so selbstverständlich würde. Ist sie doch ein ebenso wichtiger Gesundheitsfaktor in einer Zeit, in der immer mehr Menschen an psychischen Störungen und Überlastung leiden. Wäre es nicht ein guter Anfang, ein wöchentliches Reinigungsritual für die Seele einzuführen? Wie wäre ein wohltuendes, entspannendes Schaumbad oder eine erfrischende, reinigende Dusche für die Seele – indem du alles loslässt, was dich belastet, und dir ermutigende Worte schenkst?

Du hast von den beiden Begriffen „Selbstfürsorge“ und „Psychohygiene“ vielleicht schon gehört. In der Literatur werden sie meist gleichgesetzt. Die Therapeuten Nicolas Hoffmann und Birgit Hofmann (2012) verstehen darunter einen liebevollen, wertschätzenden, achtsamen und mitfühlenden Umgang mit sich selbst. Dazu zählt auch, dass du deine eigenen Bedürfnisse ernst nimmst. Die Autorin und Palliativpflege-Expertin Angelika Feichtner (2014) empfindet Selbstfürsorge als Voraussetzung, um anderen Menschen authentisch und zugewandt begegnen zu können. Vielleicht kennst du das ja von dir selbst. Wenn es dir selber gut geht, kannst du dich auch auf andere besonders gut einlassen und für sie da sein. Richtig gut helfen kann man anderen nur, wenn es einem selber gut geht. Umgekehrt, wie soll man andere unterstützen, wenn man selbst schon auf Reserve fährt? Nur wer in ausreichendem Maß für sich selbst da sein kann, ist fähig, auch für andere da zu sein, ohne sich dabei zu verausgaben. Bei ihrem Verständnis von Psychohygiene orientiert sich Feichtner an der Körperhygiene als präventive Gesundheitsmaßname. So wie wir uns regelmäßig waschen, um Infektionen zu verhindern, brauchen wir Psychohygiene, um uns vor Überlastung zu schützen. Als Maßnahmen dazu empfiehlt sie: Das richtige Maß an Nähe und Distanz, Ausgleich im Privatleben finden und Aussprache (oder Supervision) zur Verarbeitung starker (beruflicher) Belastungserlebnisse (Feichtner 2014).

Nach wie vor sind Menschen, die in helfenden Berufen tätig sind, besonders gefordert, Selbstfürsorge zu betreiben, um Burnout vorzubeugen. Gunter Schmidt, Urheber der Hypnosystemischen Beratung, fordert deshalb „Altruistische Egozentrik“ als erstes ethisches Postulat für Menschen in beratenden Berufen. Er meint sogar, man mache sich an seinen Klienten schuldig, wenn man nicht auf sich achtet (Schmidt 2014). Ich würde die

Zielgruppe dabei erweitern, denn ich bin der Ansicht: Wir alle brauchen ein gewisses Maß an Selbstfürsorge und Psychohygiene, um gesund zu bleiben!

Um sich vor (beruflicher) Überlastung zu schützen, sollte wirklich jeder Mensch Selbstfürsorge und Psychohygiene betreiben. Dabei empfehle ich, in Anlehnung an Hofmann und Hofmann (2012), sich folgende selbstwirksame Ziele zu setzen:

- eigene Grenzen wahren und sich so vor Überbeanspruchung schützen
- sich einen guten Umgang mit Alltagsstress aneignen und seine Resilienzfähigkeiten fördern
- einen guten Ausgleich zum Beruf ausüben
- soziale Kontakte pflegen und erweitern
- offen sein für Neues

Wenn du diese Ziele umsetzen kannst, bist du gut geschützt. Im Kapitel „Werkzeugkiste für mehr Gelassenheit und Lebensfreude" findest du das passende Rüstzeug dazu, viele praktische Übungen, Tipps und Anregungen, die dir helfen, diese Ziele umzusetzen.

3.2 Selbstfürsorge praktisch umsetzen – konkrete Handlungsstrategien

Ganz oft höre ich von SeminarteilnehmerInnen, dass sie vieles über Selbstfürsorge wissen, es jedoch an der Umsetzung scheitert. Was sie sich wünschen, sind konkrete Handlungsstrategien. Als ich begonnen habe, das Thema Selbstfürsorge und Psychohygiene für PsychologInnen zu unterrichten, habe ich deshalb besonders darauf geachtet, das Seminar praxisnah mit vielen Übungen zu gestalten, für die eigene Psychohygiene und Selbstfürsorge und für die KlientInnen. Jeder, der andere bei der Selbstfürsorge begleitet, sollte selbst auch nach diesen Maßstäben leben und die Empfehlungen, die er weitergibt, selbst erprobt haben. So erfährt man nicht nur die Wirkung der jeweiligen Übung, man kann auch wesentlich besser einschätzen, welches Werkzeug für wen in welcher Situation am besten passt. Damals habe ich bei der Literaturrecherche zum Thema Selbstfürsorge und Psychohygiene erstaunt festgestellt, dass es kaum Bücher gibt, die konkrete Selbstfürsorge-Werkzeuge anbieten. Erst in den letzten Jahren wurden ein paar Fachbücher zum Thema Selbstfürsorge für Berater oder Therapeuten herausgegeben.

Heute wird in der Fachliteratur überwiegend das Wort „Psychohygiene" mit „Selbstfürsorge" gleichgesetzt. Das finde ich ein wenig verwunderlich, denn die meisten Menschen haben ganz unterschiedliche Vorstellungen von diesen beiden Bezeichnungen. Was verstehst du unter Selbstfürsorge? Und was stellst du dir unter Psychohygiene vor?

Selbstfürsorge ist für viele ein Überbegriff für sämtliches fürsorgliches Verhalten. Die Therapeuten Hoffmann und Hofmann (2012) beschreiben Selbstfürsorge so: „Es dient der fürsorglichen Kontrolle und Steuerung des eigenen Verhaltens und Befindens". Diese Definition lehnt sich stark an unser fundamentales Grundbedürfnis nach Orientierung und Kontrolle an. Es fordert uns auf, selbstwirksam auf uns zu achten und konkret Dinge umzusetzen.

Der Begriff Psychohygiene ist bezeichnend für das, was unsere Seele ganz gewiss braucht: sie vom Müll der Alltagslast zu befreien. So wie wir unseren Körper täglich reinigen, unsere morgendlichen und abendlichen Rituale zum Duschen, Zähneputzen, Wäschewechseln haben, so sollten wir uns auch für die Psyche angewöhnen, täglich Rituale zum Loslassen und Abgrenzen zu praktizieren.

Der Begriff Psychohygiene tauchte erstmals im Jahr 1900 auf. Der deutsche Psychiater Robert Sommer, Gründer der Psychiatrischen Klinik in Gießen, verwendete ihn. Doch erst durch das Erscheinen des Buches „A mind that found itself" von Clifford W. Beers (2018) wurde das Thema populär. Clifford Whittingham Beers war ein genesener Betroffener, der mit dem Buch die Situation psychisch Kranker verbessern wollte. Ein ganz aktuelles Anliegen also.

1924 gründete Robert Sommer den deutschen Verband der Psychohygiene. 1928 folgte die erste Tagung für psychische Hygiene, doch noch bevor dieses Thema international Anklang fand, fiel darauf ein dunkler Schatten: Sommer wurde 1933 zum Rücktritt genötigt, ein neuer Geschäftsführer wurde bestellt und der Verband in „Psychische Hygiene und Rassenhygiene" umbenannt. Diese Geschichte erklärt wohl, weshalb das Thema dann lange stillgelegt war. Umso wichtiger ist mir auch noch anzuführen, dass es das Gute im Schlechten gab: Als der österreichische Psychiater Victor Frankl ins Konzentrationslager Theresienstadt kam und mit ansehen musste, wie sein Vater nach einem halben Jahr an Erschöpfung starb, richtete er dort ein Referat für psychische Hygiene ein. Frankl war überzeugt, dass die Überlebenschancen der Insassen dadurch steigen. Er konnte ein ganzes Team aufstellen, welches selbst nach seiner Überstellung nach Ausschwitz diese Krisenintervention fortsetzte.

Erst in den 1970er Jahren durch die Forschungswende in Richtung Gesundheitsvorsorge begann man erneut, den Blick auf Schutzfaktoren und alles, was Menschen psychisch gesund hält, zu richten. Im Rahmen der Burnout-Prävention, insbesondere bei psychosozialen Fachkräften, wurde der Begriff „Psychohygiene“ wiedereingeführt. Heute hat das Thema einen festen Platz in der Ausbildung von Pflegefachkräften eingenommen. Und in den letzten zehn Jahren wurden einige Publikationen zu „Psychohygiene und Selbstfürsorge“ speziell für beratende Berufe veröffentlicht.

Während meiner Literatursuche zur praktischen Umsetzung von Selbstfürsorge bin ich 2015 eher zufällig fündig geworden. Als ich mir die Neuauflage von Günter Bambergers Fachbuch zur Lösungsorientierten Beratung kaufte, war ich ganz erstaunt. In diesem Methodenfachbuch findet man plötzlich ein ganzes Kapitel zum Thema Selbstfürsorge für Berater. Die konkreten Handlungsansätze darin sind nicht nur für Experten eine gute Anleitung zur aktiven Selbstfürsorge. Deshalb habe ich seine Empfehlungen ein wenig abgewandelt, sodass sie für jedermann und jede Frau eine brauchbare Anleitung zur Umsetzung von Selbstfürsorge im Alltag sind.

Ein neues Kapitel zu beginnen ist eine wunderbare Idee, findest du nicht? Vielleicht wollen wir gemeinsam diesen Gedanken aufgreifen und der praktischen Selbstfürsorge ein völlig neues Kapitel in unserem Alltagsleben widmen?

3.2.1 Zwei Wege zur praktischen Selbstfürsorge

Bamberger empfiehlt den Beratern neben der aktiven Selbstsorge (=Self-Care) auch noch „Inter-Care“ zu betreiben. Damit meint er Supervision und den Austausch mit KollegInnen. Diese Empfehlung ist auch für Nicht-Berater hilfreich, und zwar könnte das so aussehen:

- Aussprache mit anderen Menschen (z. B. Freunde, Familie, Selbsthilfegruppe),
- Gespräche mit Experten (z. B. Coaching, psychologische Beratung).

Regelmäßige Aussprache und Austausch mit anderen tut uns allen gut. Bestimmt hast du ein paar Leute, denen du dich anvertrauen kannst. Manchmal ist es hilfreich, etwas auszusprechen, weil es erleichtert und zu Lösungen inspiriert. Vielleicht hat der andere auch Ähnliches erlebt. Vielleicht hat er Ideen, auf die du alleine nicht gekommen wärst.

Mit der Supervision ist es so eine Sache. Ich höre oft von KollegInnen, die in Organisationen tätig sind, zwei gegensätzliche Stellungnahmen: entweder dass diese in ihrer Arbeitsstelle gar nicht angeboten wird, oder dass es zwar angeboten, aber nicht angenommen wird. Beides sagt viel über die Betriebskultur aus. Ich empfehle, die Sache selbst in die Hand zu nehmen. Im Sinne der Psychohygiene sollten wir uns insbesondere, wenn wir beruflich oder privat belastende Situationen erleben, an einen Experten wenden und darüber reden. Das gilt für PsychologInnen genauso wie für jeden anderen Menschen. Sich Unterstützung zu nehmen ist bestimmt kein Zeichen von Schwäche, ganz im Gegenteil, es zeugt von Klugheit und Mut. Man nimmt sein Leben/seine Probleme selbst in die Hand, indem man externale Ressourcen nutzt. Damit gewinnt man (wieder) Kontrolle und dadurch rückt man ein Stück rüber in den vorteilhaften Annäherungsmodus.

Um neue Self-Care-Handlungen zu etablieren, beschreibt Bamberger zwei Wege: den Innenweg, dazu zählen sogenannte internale Prozesse wie z. B. Reflexion, Introspektion, Meditation, und den Außenweg, über Handlungen. Das direkte Experimentieren mit neuem Verhalten wirkt sich internal aus (Bamberger 2015).

Der eine Weg ist also der **Denk-Weg:** dieser umfasst sämtliche kognitive Prozesse wie z. B. Nachdenken, In-sich-Hineinhorchen, Assoziieren. Dabei werden neue Anregungen und Erkenntnisse mit bisherigem Wissen verbunden.

Der andere Weg ist der **Handlungsweg:** hier wird konkretes Selbstfürsorgeverhalten praktiziert.

3.2.2 Selbstfürsorge in fünf Schritten

Insgesamt beschreibt Bamberger (2015) fünf Aspekte der Selbstfürsorge: die **Selbstachtung,** die **Selbststärkung,** die **Selbstentwicklung,** die **Selbstbefreundung** und die **Selbstherausforderung.**

Ein wenig für uns abgewandelt empfehle ich folgende fünf Schritte als konkrete Ansatzpunkte.

Was deiner Seele gut tut:

- Achte auf dich.
- Mach dich innerlich stark.
- Entwickle dich weiter.
- Sei dein bester Freund.
- Probiere Neues.

3.2.2.1 Schritt 1: Achte auf dich

Selbstfürsorge umzusetzen beginnt mit dem Selbstbeobachten. Erst einmal solltest du wahrnehmen, wie es dir geht, was du brauchst, was dir wichtig ist, was du von dir selbst verlangst und wie du dazu stehst.

Der Schritt der Selbstachtung beinhaltet laut Bamberger eine kontemplative Selbstaufmerksamkeit und aktive Selbstsorge. Das beinhaltet:

- **Einen achtsamen Blick auf dich selbst haben:** Entwickle für dich selbst feine Antennen und achte besonders auf deine eigenen Bedürfnisse, Gefühle, Gedanken, Erwartungen, Wertehaltungen, Einstellungen und Befindlichkeiten. Aber auch das Bauchgefühl, die Intuition, Signale, die der Körper uns gibt, solltest du wahrnehmen.
- **Auf sich achtgeben:** Der fürsorgliche Blick auf sich selbst erfordert konkretes Verhalten im Sinne von Selbstsorge. Tu dir Gutes!

Achtsamkeit fördert Empathie

Achtsamkeit ist ein Zustand, in dem wir erleben, vollkommen gegenwärtig zu sein. Beispielsweise wenn wir uns voll und ganz auf eine Sache konzentrieren und dabei alles andere ausblenden. Wenn wir ein ganz inniges Gespräch mit einer anderen Person führen, den Fokus ganz auf das Gesicht und die Worte des Gegenübers gerichtet haben, dann sind das Momente der Achtsamkeit. Genauso wie wir diese vollkommene Aufmerksamkeit einem anderen Menschen widmen können, so können wir das auch für uns selbst tun.

Aus dieser Selbst-Achtsamkeit entsteht ein positiver Kreislauf von mehr Kongruenz, mehr Authentizität, wodurch die Selbst-Achtsamkeit immer leichter gelingt und es gleichzeitig anderen Menschen leichter fällt, sich auf mich einzulassen.

Achtsamkeit korreliert mit vielen somatischen gesundheitsförderlichen Effekten, hohem Selbstwert und mehr Gelassenheit. Die meisten Studien beziehen sich dabei auf die Urform der Achtsamkeit, wie sie der Stressforscher und Meditationslehrer Prof. Dr. Jon Kabat-Zinn auf der ganzen Welt lehrt. Mit dem „Mindfulness Based Stress Reduction (MBSR) Programm“ (Löhmer und Standhardt 2018; Kabat-Zinn 2013) hat er ein einfaches, weltanschaulich neutrales und wissenschaftlich erforschtes Achtsamkeitstraining zur Stressbewältigung geschaffen. In Anlehnung daran findest du Übungen weiter hinten in der Werkzeugkiste.

Professorin **Tania Singer,** sie ist Direktorin am Leipziger Max-Planck-Institut für Kognitions- und Neurowissenschaften, konnte nachweisen, dass die meditative Konzentration auf die eigenen Gefühle und den eigenen Körper die anteriore Insula aktiviert. Das ist jene Gehirnregion, die für Empathie und prosoziale Motivation zuständig ist (Singer 2018). Selbst-Achtsamkeit führt also auch zu freudvollerer Zuwendung zu anderen und besserem Einfühlungsvermögen.

Mit Abstand kann man sich besonders gut beobachten
Neben Reflexion (in sich hineinhorchen) ist das Einnehmen einer Metaposition hilfreich, weil man sich aus der Distanz besonders gut beobachten kann. Eine Metaposition einzunehmen ist, als würde man sich mit einem gewissen Abstand selbst beobachten. Vielleicht ist es hilfreich, wenn du dir vorstellst, du bist deine eigene Seelenklempnerin und beobachtest interessiert und achtsam, was du tust und was in dir vorgeht.

Bezogen auf die Gedankenvorgänge bezeichnet Adrian Wells (2011) dies als „metakognitive Distanzierung“. Metakognition beinhaltet alle geistigen Prozesse, die an der Interpretation, Beobachtung und Steuerung von Gedanken beteiligt sind. Daniel Siegel (2012) nennt seine Methode, die eigenen gedanklichen Vorgänge aus der Distanz zu beobachten, „Mindsight“. Durch das Training dieser metakognitiven Selbstbeobachtung fördert man sein Selbstbewusstsein und erlebt intensiv das Gefühl des Bei-sich-Seins.

3.2.2.2 Schritt 2: Mach dich stark

Selbststärkung sollte zu einer guten Gewohnheit werden, dann läuft unsere Seele im wohligen Annäherungsmodus.

Im Sinne der Selbstsorge sollten wir Selbststärkung präventiv und kurativ betreiben. Also einerseits um gut gerüstet zu sein und mit voller Kraft durch den Alltag zu schreiten, und andererseits um sich in schwierigen Situationen selbst helfen zu können.

Stärke dich, wenn du schwach bist
Wenn es uns nicht gut geht, ist es umso wichtiger, sich selbst zu stärken. Der Alltag kann durch belastende Situationen Kraft und Energie kosten, das nagt auch am Selbstwert. Wer sich von Problemen runterziehen lässt, denkt immer mehr über negative Dinge nach und beginnt an sich selbst zu zweifeln. Dann ist wichtig, selbst das Ruder rüberzureißen. Was einem dann helfen kann, ist die lösungsorientierte Brille aufzusetzen und sich darauf zu

fokussieren, was gut läuft. Wenn sich ein Mensch problembelastet erlebt, gibt es immer auch Ausnahmen vom Problem, Zeiten, in denen etwas besser oder sogar richtig gut funktioniert. Und genau darauf sollten wir dann unsere ganze Wahrnehmung lenken. Jede Sache hat zwei Seiten, was also ist das Gute am Schlechten? Wer oder was tut mir gut? Was macht mich zufrieden?

Auch Victor Frankl mit seiner Logotherapie und Existenzanalyse weist darauf hin, dass ein Problem immer nur einen Teil von uns betrifft und niemals den ganzen Menschen (Frankl 2007). Also sollten wir Probleme lieber kleiner machen und uns selbst größer, indem wir uns stärken. Richtet man seine Aufmerksamkeit auf das Gute, auf all das, was funktioniert, dann bekommt man das Gefühl der Kontrolle wieder zurück und kann sich wieder ganz erleben.

Erlebe dich selbst in voller Kraft

Völlig gleich, in welchem Befindenszustand man sich gerade erfährt, wer seine Aufmerksamkeit gezielt auf die eigenen Stärken und Ressourcen lenkt, bekommt einen Energieschub. In der Fachsprache bezeichnet man diese Fokussierung auf die individuellen Fähigkeiten, Kompetenzen und Potenziale als „Ressourcing". Auf den Punkt gebracht: Wer sich in seinen Stärken sieht, macht sich stark.

Auf seine eigenen guten Seiten zu achten, hat vielschichtige Auswirkungen. Es führt zu innerer Kongruenz, weil mehrere Grundbedürfnisse gleichzeitig erfüllt werden Dieser Gleichklang bringt unsere Seele in den Annäherungsmodus. Es kommt zu einem ausgewogenen Gefühl der Kontrolle, und der Selbstwert steigt, wenn man sich in seinen Stärken erlebt. Bamberger meint, wir sind, was wir in uns sehen. Das systematische Hinschauen auf das, was gut läuft, und die Vergegenwärtigung unserer Ressourcen ermöglichen uns eine kraftvolle Identität. Damit gehen ein gesteigerter Selbstwert, Selbstvertrauen und Selbstwirksamkeit einher (Bamberger 2015).

Je öfter man sich ganz bewusst im besten Licht wahrnimmt, umso eher entwickelt sich daraus eine gesunde, stärkende Gewohnheit, die wiederum eine stärkende „Ressourcing-Haltung" hervorbringt: Man sieht nicht nur sich selbst, sondern auch die anderen Menschen in einem guten Licht. Dadurch wird die Welt einfach besser.

Und für alle, bei denen sich jetzt der innere Kritiker meldet: keine Sorge, diese Sichtweise ist nicht gefährlich. Es geht um eine positive, realistische Betrachtung der Menschen. Auch mit dieser bejahenden Sicht merken wir ganz genau, wenn es jemand mit uns nicht gut meint.

Im Annäherungsmodus haben wir eine sehr gute Verbindung zur inneren Seelenklempnerin und sensible Antennen dafür, ob uns jemand hinters Licht führen möchte.

Stärke dich für bestimmte Situationen, indem du dich positiv einstimmst

Manchmal haben wir bedeutsame Ereignisse vor uns, bei denen es wichtig ist, sich geerdet und in seiner Mitte zu erleben. Vielleicht eine wichtiges Meeting oder ein Vorstellungsgespräch oder Situationen, in denen wir uns behaupten sollten. Mein Tipp: Bereite dich darauf vor, indem du dich darauf positiv einstimmst. „Positiv Priming" nennt sich diese Methode, wenn man direkt vor einer Situation seine volle Aufmerksamkeit auf die eigenen Stärken und Ressourcen lenkt. In der Werkzeugkiste findest du einige Übungen, bei denen du z. B. Stärkenlisten anfertigst. Diese haben selbststärkende Effekte, während du darüber nachdenkst, dann während du sie niederschreibst und in der Folge auch jedes Mal, wenn du sie dir erneut durchliest und ins Bewusstsein holst. Solche Werkzeuge kannst du also gerade vor heiklen Situationen erneut einsetzen. Lies dir selbst deine Stärken laut vor, das ermutigt dich.

Der deutsche Hirnforscher Gerald Hüther betont immer wieder in seinen Büchern, dass es zu nachhaltigen Veränderungen im Gehirnmilieu und in der Genetik kommt, wenn man sich seine Stärken immer wieder ins Bewusstsein holt (Hüther 2014, 2018a, b). Selbst wenn man einen niedrigen Selbstwert hat und sich deshalb häufig minderwertiger fühlt, kann man dies markant verbessern, indem man Ressourcing und Positiv Priming trainiert.

Erfolgserfahrungen machen uns erfolgreich

Selbst gesetzte Ziele sind wunderbar, denn sie motivieren uns und erfüllen uns mit Sinn. Die Sache ist besonders selbststärkend, wenn man sich nach jedem noch so kleinen erreichten Ziel den Erfolg vor Augen führt. Viele Menschen setzen sich Ziele, und kaum haben sie eines erreicht, kommt das nächste auf der Liste. Doch bevor man nun weitereilt, sollte man innehalten und sich ganz auf das Erreichte fokussieren.

Freu dich innig über das, was du geschafft hast! Jeder bewusst erlebte Erfolg stärkt dich innerlich.

Mach dir deinen Erfolg bewusst, indem du kurz überlegst:

- Welche Stärken haben mir dabei besonders geholfen?
- Welche Ressourcen waren hilfreich?
- Was war mein wichtigster Beitrag zu diesem Erfolg?
- Mit wem kann ich die Freude über das Erreichte teilen?

So verankerst du deine persönlichen Erfolge fest in deinem Gedächtnis. Später kannst du diese Bilder umso leichter wieder abrufen. Auch das gehört zur Selbststärkungspraxis, sich immer wieder innere Bilder von Erfolgserfahrungen zu vergegenwärtigen und dabei bewusst in sich hineinzuspüren, wie sich das anfühlt.

Selbststärkung auf Knopfdruck

Multicodierung auf verschiedenen Repräsentationsebenen führt dazu, die Selbststärkung ganz rasch wieder abrufen zu können. Das funktioniert, indem man verschiedene Anker setzt.

Zum Beispiel könntest du dir deine Lieblingserfolgserlebnisse ins Gedächtnis holen und ganz intensiv in diese Bilder eintauchen. Die Erfolgsgeschichte lebendig und bunt aufleben lassen, sodass du die Emotionen erneut durchlebst. Und dann such dir eine Stelle am Körper, die du berührst, beispielsweise indem du dir ans Herz oder an den Oberarm oder ans Handgelenk fasst.

Auf einer anderen Ebene kannst du das Erfolgserlebnis erneut codieren, etwa indem du dir ein Symbol suchst, das dich an dieses Erlebnis und deine Stärken erinnert. Einen Stein, eine kleine Holzskulptur oder einen passenden Talisman. Oder du kannst ein Bild, eine Skizze malen von deiner Erfolgsszene oder den wesentlichen Stärken. Und wieder auf einer anderen Ebene abspeichern kannst du es, indem du eine Körperhaltung oder noch besser eine Bewegung machst, die deine Stärken repräsentiert. All das sind Anker, durch die das Erleben von Stärke immer wieder erneut aktiviert wird.

Passende Übungen dazu sind z. B. „die **Dankstelle**", „der **Hochstapler**" oder „der **Speicherstick**". Je öfter man diese Übungen macht, umso leichter kann man sie abrufen. Umso eher kann man sie selbst in schwierigen, stressigen Situationen abrufen. Je öfter du dich auf Stärken, Ressourcen und Erfolge fokussierst, umso weniger unkontrollierbaren Stress erlebst du. Du spürst immer deutlicher, wie stark du bist und dass dich so leicht nichts erschüttern kann. Dinge, die dich früher unangenehm gestresst haben, werden nun zu Kleinigkeiten, die allmählich gar keine Beachtung mehr finden.

Während die Selbstachtung dich selbstbewusster macht, steigert die Selbststärkung deinen Selbstwert. Beide Schritte führen zu mehr Selbstwirksamkeit und erfüllen das Bedürfnis nach Orientierung und Kontrolle. Wer auf sich selbst achtet und sich selbst gut stärken kann, bekommt auch ein besseres Gespür für andere Menschen. Wir ziehen immer mehr jene an, die gut zu uns passen, die uns wiederum stärken und neue wichtige Ressourcen darstellen. So gelingt es uns immer besser, alle unsere seelischen Grundbedürfnisse in Einklang zu bringen.

3.2.2.3 Schritt 3: Entwickle dich weiter

Bei diesem Selbstfürsorge-Schritt geht es darum, einen offenen, zuversichtlichen Blick nach vorne zu gewinnen. Mach aus dem Guten der Selbststärkung noch mehr Gutes, indem du nach vorne, in die Zukunft, ins Land der Möglichkeiten blickst. Oder in den Worten von Bamberger: „Jeder von uns ist zweierlei – der Gewordene und der Werdende (2015, S. 310)".

Gestalte deine Zukunft

„Presencing" („presence" = Präsenz, Anwesenheit, Vorhandensein, „sensing" = Erfassen, Erspüren) ist der Fachausdruck für das positive Visualisieren seiner eigenen Zukunft. Begib dich gedanklich in die Zukunft und hol dir all das, was du dort als wünschenswert erspürst, als Zielvorstellungsbild in die Gegenwart. Mach einen mentalen Zeitsprung, um herauszufinden, in welche Richtung du dich entwickeln möchtest. Solche Fantasiereisen können sehr anregend sein.

Blicke neugierig in die Zukunft (statt Defizite der Vergangenheit aufzuspüren, Fehler zu finden, die man vermeiden möchte). Statt Vermeidungsmodus lieber Annäherungsmodus! Statt „weg von" lieber „hin zu". Geh deinen Sehnsüchten nach. Gib deinen Wünschen Raum, sich zu entwickeln. Lass deine Fantasie lebendig werden.

Lass dir Freiraum zum Entfalten

Entfalten kannst du dich am besten, wenn du dir dabei vollkommenen Freiraum lässt. In jeder Hinsicht. Aus Träumen können Wünsche, Visionen und Ziele werden, wenn man sie lässt. Völlig frei von Zeitdruck und irgendwelchen Konventionen. Lass Einschränkungen wie z. B. „das kann man doch nicht" oder „das geht nicht" beiseite. Dann können die Gedanken besonders gut schweifen.

Manch einer findet es hilfreich, sich konkreten Fragen hinzugeben, wie z. B. „Wo sehe ich mich in fünf Jahren beruflich oder privat?". Andere mögen es gerne, imaginativ in die Zukunft zu reisen. Eine kleine geführte Fantasiereise, bei der man im Geiste in einen Zug einsteigt und in der Zukunft vielleicht in drei Jahren ankommt. Nun kann man sich in so einer Fantasiereise bildhaft ausmalen, was dort in der Zukunft auf uns wartet, welche Menschen, welche Umgebung, welche Kompetenzen sich dort befinden. Alles, was man sich bildhaft vorstellen kann, hat Potenzial, Realität zu werden.

Leben bedeutet kontinuierliche Entwicklung. Die Kunst ist, das Steuer für diese Entwicklungen selbst in die Hand zu nehmen. Natürlich können wir es auch einmal laufen lassen. Doch es fühlt sich viel besser an, selbstbestimmt durchs Leben zu gehen, statt überwiegend das Schicksal oder die anderen über sein Leben bestimmen zu lassen. Selbstentwicklung heißt, einen aktiv gestaltenden Lebensstil zu haben, eigene Entwürfe für seine Zukunft zu bilden und sich selbstbestimmte Ziele zu setzen. Selbstbestimmt im Sinne von: Ich kann diese auch wieder verwerfen, wenn sich etwas ändert, und neue Visionen kreieren.

Reagiere selbstbestimmt auf Veränderungen
Entwicklung heißt Veränderung. Und Selbstentwicklung bedeutet, auf Veränderungen selbstbestimmt reagieren zu können, frei zu wählen, wohin man sich entwickeln möchte.

Dieser Schritt der Selbstfürsorge, die Selbstentwicklung, ermöglicht Autonomie und persönliches Wachstum.

Schritt für Schritt begeben wir uns in unsere ganz persönliche Aufwärtsspirale. Zuerst lernen wir, ganz achtsam auf uns hinzuschauen, daraus entwickelt sich ein wertschätzendes Betrachten von uns und anderen. Selbstgestärkt entwickeln wir uns weiter, erkennen Zusammenhänge, aus denen wir immer mehr Sinn erschließen können.

3.2.2.4 Schritt 4: Sei dein bester Freund

Stell dir bildhaft vor, genau vor dir liegt ein Baby und schläft völlig entspannt. Es könnte auch ein kleiner Welpe oder eine Katzenbaby sein. Ganz klein und unschuldig. Ganz entspannt liegt dieses kleine Wesen vor dir. Ist es nicht wunderbar, es zu betrachten? Wer sich vollkommen auf solch eine Szene einlässt, der bringt meist noch ein vor Freude und Staunen begeistertes „Oooch“ über die Lippen oder „Oh, wie niedlich“. Und wenn man vollkommen in dieses Baby-Bild eintaucht, dieses kleine Wesen ganz genau beobachtet, sodass man jedes Fältchen, jedes Speckwülstchen und jedes Härchen bestaunen kann, dann geht einem doch das Herz auf – oder etwa nicht?

Schenk dir selbst Bewunderung
Versuch doch einmal, dich selbst mit so einem liebevollen, staunenden Blick zu betrachten. Mit genau dieser inneren „Ooooch, wie lieb“-Haltung… und schau, was passiert.

Ist es nicht wunderbar, sich selbst mit diesem liebevollen Blick zu betrachten? Da bekommt die rosa Brille eine völlig neue Qualität.

Routinebegegnungen mit sich selbst

Im Alltag betrachten wir uns meist im Vorbeigehen im Spiegel, werfen einen Routineblick hinein, ob irgendetwas anders ist als sonst. Manchmal vergessen wir sogar das. Das kann manchmal sogar recht skurrile Auswirkungen haben, wie ich einmal selbst erlebt habe. Es war Winter und mein Gesicht war von der Kälte und Heizungsluft sehr gerötet. Damit dies besser wurde, trug ich ganz dick Gesichtscreme auf. Diese sollte einwirken können, schließlich saß ich ja nur im Home-Office, wo mich keiner sah. So arbeitete ich den ganzen Vormittag. Gegen Mittag läutete eine Nachbarin an der Türe, ich machte auf und plauderte mit der Dame im Hauseingang. Nach einer Weile verabschiedeten wir uns, und ich ging wieder ins Haus hinein. Dabei warf ich einen Blick in den Vorzimmerspiegel – und zuckte erschrocken zusammen, weil mir ein weißes Gespenst aus dem Spiegel entgegenblickte. Dann musste ich herzhaft lachen. Meine Nachbarin, die gute Seele, hat kein Wort darüber verloren und sich verhalten, als wäre alles völlig normal.

Und genauso ist es auch, wenn wir länger nicht über uns nachdenken und in uns hineinhorchen, um zu schauen, wie es uns geht. Ein kurzer, flüchtiger Gedanke, ob eh alles passt – und manchmal lässt uns das erschrecken.

Schau auf dich, so als würdest du dich gerade neu kennenlernen

Nun wird es Zeit, im Sinne der Selbstsorge auch mal ganz anders auf uns zu schauen. Nämlich liebevoll und fürsorglich. So wie du dein kleines Kind, deinen Hund, dein Kätzchen oder deine liebste Freundin anblickst. Und dabei geht es gewiss nicht um deinen Gesichtsausdruck, vielmehr um das, was du in dem Wesen, das dir gegenüber ist, siehst und was du dabei fühlst. Statt dich im Spiegel kritisch zu betrachten, versuche dich neu zu entdecken. So, als würdest du dich gerade neu kennenlernen. Vielleicht kennst du den Spruch „Schön ist alles, was man mit Liebe betrachtet".

Eine freundschaftliche Selbstbetrachtung beginnt damit, sich ganz bewusst auf sich einzulassen: „Wie fühle ich mich in meinem Körper? Wie geht es mir heute? Welche Gedanken gehen mir durch den Kopf und welche Gefühle?" Das beinhaltet Achtsamkeit, Selbst-Achtsamkeit und Selbstachtung.

Wäre es nicht ganz besonders schön, sich mit dem Menschen, der dir ganz nahe ist, verbunden zu fühlen? Wäre es nicht wunderbar, mit der Person, die dich am längsten durchs Leben begleitet, ganz vertraut zu sein? Das bist du. Du bist dir selbst der Nächste – und das ein Leben lang.

Wertschätzung ist das Fundament jeder Freundschaft
Ich habe bei einem Vortrag die Leute gefragt, mit wem sie tagsüber am meisten reden. Die häufigste Antwort war: mit sich selbst. Und erkundigt man sich dann auch noch, was so die Inhalte diese Selbstgespräche sind, dann erfährt man, dass sie meist *nicht* liebevoll oder fürsorglich, sondern garstig und abwertend sind. „Ach, bist du ungeschickt" oder „schon wieder hast du es verkehrt gemacht" sind oft noch harmlos. Versuch doch, einen ganzen Tag lang besonders liebevolle, aufbauende und freundliche Worte zu dir zu sagen. Völlig gleich, ob du lieber laut oder in Gedanken mit dir redest. Und wenn es dir gut tun sollte, dann versuch es morgen gleich noch einmal.

Es geht um einen ehrlichen, genauen, aber zugleich liebevollen Blick auf dich selbst. Das ist die Kunst der wertschätzenden Selbstbeziehung. Wir wünschen uns von anderen wertgeschätzt zu werden. Aber sollten wir das nicht selbst auch praktizieren? Und nicht nur anderen gegenüber. Schenken wir uns ab sofort mehr Wertschätzung!

Übrigens: Sich selbst liebevoll zu betrachten steckt an. Nach und nach wird es auch auf die Menschen um dich abfärben und du wirst mehr Fürsorge und Wertschätzung bekommen. Was wiederum dazu führt, dass du zu den anderen wertschätzend bist… Eine Wertschätzungs-Aufwärtsspirale.

Bei den bisherigen vier Selbstfürsorge-Schritten ging es überwiegend darum, die innere Haltung zu ändern und zu schauen, wie sich das auf unser Verhalten auswirkt. Im nächsten Schritt ist es umgekehrt. Zuerst wird gehandelt und dann geschaut, welche inneren Auswirkungen es hat. Spannend kann das sein.

3.2.2.5 Schritt 5: Probier Neues

Abweichungen von Gewohntem regen den Geist positiv an. Plötzlich hast du neue Gedanken und Ideen. Diese rufen ganz neuartige Empfindungen hervor, und vielleicht siehst du dann die Welt sogar mit anderen Augen.

Bei diesem Schritt geht es darum, sich selbst auszuprobieren. Während wir auf der Stufe der Selbstentwicklung Visionen für die Zukunft entwerfen, aber dennoch einer gewissen Kontinuität treu bleiben, wollen wir nun tatsächlich Neues ausprobieren. Dazu gibt es zwei Möglichkeiten: Mach etwas völlig neu oder etwas völlig Neues.

Mach etwas völlig Neues
Einfach etwas Neues versuchen – genau so haben wir als Kind unglaublich viel gelernt. Kannst du dich erinnern, wie du das erste Mal alleine

geschwommen bist? Oder als du das erste Mal aufrecht mit dem Rad gefahren bist? Für all die Dinge, die wir gelernt haben, gab es ein erstes Mal. Dieses erste Mal hat einen ganz besonderen Zauber, der intensive Gefühle erweckt. Es ist aufregend schön. Jedes erste Mal hat damit begonnen, dass du dich auf etwas Neues eingelassen hast. Genau dieses Gefühl der Lebendigkeit kannst du erwecken, indem du dich auf Neues einlässt. Es gibt so viele Dinge, die du noch nicht ausprobiert hast. Vielleicht ein neues Hobby, eine neue Kreativmethode, eine neue Sportart, einen neuen Tanz, eine neue Sprache … Bestimmt fällt dir noch so einiges ein. Probier es einfach aus. Ob es dir liegt und ob es dir gefällt, erfährst du nur, wenn du es getan hast. Also los geht's!

Tu Gewohntes auf neue Art und schau, was passiert

Um Neues zu erleben, musst du nicht unbedingt etwas Neues anpacken, du kannst auch gewohnte Dinge neu angehen.

Wie oft tappt man in die „So-war-es-immer-schon-Falle". Statt uns von anderen helfen zu lassen, machen wir die Dinge lieber selbst, weil wir glauben, etwas muss genau so gemacht werden, wie wir es immer schon getan haben. Ganz typisch ist das für Tätigkeiten im Haushalt, bei denen wir überzeugt sind, unsere Methode sei die beste. Doch auch das ist ein Trugschluss. Ich kenne einige Leute, die sich manchmal überfordert fühlen, weil sie alles selbst machen müssen. Fragt man nach, ob sie den Gatten oder die Kinder schon um Hilfe bei bestimmten Dingen gebeten haben, kommt die Antwort: „Bevor ich denen mühsam erkläre, wie das gemacht gehört, mache ich es lieber selber". Mühsam ist das vielleicht nur, weil man „seine" Methode den anderen aufdrücken möchte. Lässt man die anderen es auf ihre Art versuchen, haben sie vielleicht sogar Spaß daran. Wenn wir dann (statt der gewohnten Reaktion, entsetzt zu sein, weil es nicht auf die gewohnte Art gemacht wurde) sogar Begeisterung oder Freude zum Ausdruck bringen, steigt die Wahrscheinlichkeit, dass wir neue Helfer gewonnen haben.

Ich kenne eine Dame, die jahrelang in dieser Falle fest saß. Sie „musste" alles alleine machen. Als die Kinder außer Haus waren und sie endlich mehr Freizeit übrig gehabt hätte, waren ihre Bandscheiben schwer beeinträchtigt. Neben den Schmerzen und Einschränkungen war das Schlimmste für sie, dass sie nun auch noch einen dreiwöchigen Kuraufenthalt machen sollte. Wer sollte in der Zwischenzeit die Haus- und Gartenarbeit machen? Wie würde es dann wohl furchtbar aussehen, wenn sie wiederkäme. Für sie waren die Sorgen so groß, dass sie beinahe die Kur nicht gemacht hätte. Ich versuchte ihre Gedanken umzulenken auf die Vorteile der Kur, und wie leicht ihr danach die Hausarbeit im Vergleich zu jetzt fallen würde. Als die Dame nach der Kur zurück war, kontaktierte sie mich, um mir zu sagen, dass es ihr viel besser ginge, was mich natürlich sehr freute. Die Hausarbeit war in diesem Gespräch gar kein Thema. Da ich neugierig war, fragte ich nach. Du wirst nicht glauben, was sie mir geantwortet hat: „Ach, das ist gar kein Problem. Mein Mann hat den Laden gut geschupft. Und ich glaub sogar, dass es ihm Spaß macht. Vor allem die schwere Gartenarbeit und das Staubsaugen, denn da stellt er sich ungemein geschickt an, der macht das besser, als ich es je konnte. Inzwischen lässt er mich da gar nicht mehr ran.“ Da staunte ich nicht schlecht. Nicht nur, dass das alles gar kein Problem mehr war, sie sah die Dinge plötzlich in einem völlig anderem Licht.

Oftmals tun wir so, als gäbe es nur diese eine richtige Art, etwas zu tun: nämlich unsere. Dabei verdrängen wir, dass es so viele Wege zum Ziel gibt. Das beginnt bei einfachen Kochrezepten, die wir vielleicht schon von Mama oder Oma erhalten haben, und denken, nur so kann man diese Speise zubereiten. Plötzlich ist man zum Essen bei Freunden eingeladen und entdeckt, wie dasselbe Gericht auch ganz anders schmecken kann. Vielleicht schmeckt es sogar noch besser, als man es gewohnt ist, dann könnte man ja auch diese Methode versuchen. Im schlechtesten Fall findet man die neue Kreation einfach nur interessant. Interesse ist schließlich auch ein angenehmes Gefühl. Also kann nur Gutes passieren.

Für gewohnte Handlungen bekommen wir gewöhnliche Ergebnisse. Wenn wir immerzu machen, was wir gewohnt sind, bekommen wir zwar Routine, aber es ist auch langweilig. Das Motto lautet: neu handeln, neu fühlen, neu denken, neu sehen.

Vertraute Dinge auf neue Art probieren, kann ungemein bereichernd und motivierend sein. Das beginnt beim üblichen Weg zur Arbeit. Manuela kam zu mir, weil sie das Gefühl hatte, aus dem Alltagsstress nicht mehr rauszukommen. Sie hetzte am Morgen zur Arbeit und kam abends abgehetzt heim. Zeit, sich Gutes zu tun, fand sie nicht. Als wir uns gemeinsam ihren Tagesablauf ansahen, gab ich ihr eine ungewöhnliche Hausaufgabe. Wir besprachen natürlich zuvor genau, wie sie das umsetzen konnte, sodass es für sie tatsächlich möglich war. Und zwar bat ich sie, nur eine einzige Veränderung auszuprobieren: Statt mit dem Auto in die Firma zu hetzen, solle sie mit dem Fahrrad fahren. Im ersten Moment war sie entsetzt und versicherte mir, dass das unmöglich sei. Doch wir besprachen jedes Detail, bis sie bereit war, es auszuprobieren. Als sie zwei Wochen später wiederkam, sah sie wesentlich entspannter und fröhlicher aus. Sie stand tatsächlich 20 Minuten früher auf und schwang sich auf den Sattel. Dabei entdeckte sie, dass der Radweg über Seitengassen idyllisch und ruhig war. Sie hörte die Vögel zwitschern, ein paar Leute warfen ihr einen freundliches „Guten Morgen" entgegen, und plötzlich veränderte sich ihre Stimmung. Später auf der Heimfahrt konnte sie den ganzen Stress von der Arbeit abstrampeln und kam mit guter Laune zu Hause an.

Vielleicht gibt es Routinetätigkeiten, die dir keinen Spaß machen. Versuch diese einmal auf ganz andere Art auszuführen. Das können Kleinigkeiten sein, die große Auswirkung haben. Wie etwa die Ablage im Büro oder den Hausputz mit Guter-Laune-Musik beschwingt und mit anderem Ablauf als bisher zu machen. Oder du schaust anderen zu, wie die etwas machen und probierst sozusagen, in ihren Stiefeln zu gehen, es auf ihre Art zu tun. Besonders spannend ist, gewohnte Dinge völlig neu zu entdecken, wenn man z. B. die Kinder, den Partner oder Kollegen mit einbezieht und ein Spielchen daraus macht. Man tauscht einfach die Art und Weise, wie man etwas bewerkstelligt. Der andere probiert es auf deine Art und du machst es auf seine. Das ist ein Spaß!

Erwecke die Lebensgeister in dir

Völlig gleich, ob du etwas völlig Neues erlebst oder Gewohntes auf neue Art probierst, es erweckt die Lebensgeister in dir. Neues Entdecken erfüllt unser Bedürfnis, Lustvolles zu erleben. Der Neurobiologe und Hirnforscher Gerald Hüther bestätigt, dass die neuronale Plastizität nicht bloß eine Fähigkeit ist, sondern eine innere Intention. Also los geht's! Sammle Impulse, Neues zu erleben, und fordere dich selbst ein wenig heraus. Lass dich ein auf dieses Abenteuer!

Dieser Selbstfürsorge-Schritt, die Selbstherausforderung, lädt dich ein, dich ganz bewusst auf Neues einzulassen und eine neugierige, spielerische Grundhaltung einzunehmen. Gehe neue Wege und tue gewohnte Dinge auf neue Art.

Diese fünf Schritte der Selbstfürsorge sind ein Wegweiser dafür, wie du deine Bedürfnisse in Einklang bringen und dein seelisches Wohlergehen positiv beeinflussen kannst. Die Werkzeuge, die dich im kommenden Kapitel erwarten, orientieren sich an diesem Leitfaden. Sie erwecken die Lebensfreude und verhelfen uns zu mehr Gelassenheit im Alltag, indem sie uns in die Richtung schubsen, in der unser Seelenmotor am leichtesten läuft – in den Annäherungsmodus.

3.3 Ein gutes Team – du und deine Seelenklempnerin

Grob betrachtet gibt es zwei Dinge, die deine innere Seelenklempnerin braucht, um richtig gut in Gang zu kommen: Wissen und Werkzeuge.

Deine Seelenklempnerin nährt sich von dem, was du ihr zukommen lässt. Die Weisheit, die sie besitzt, entstammt deiner Lebenserfahrung. Bei allem, was du erlebst, was du denkst und was du tust, holt sich das schlaue Wesen Erkenntnisse heraus. Und das alles tut sie ohne dein Zutun. Still und leise studiert sie im Hintergrund. Sie lernt fortwährend von deinen Erfahrungen, deinen Handlungen und dem, was du liest und lernst. Jetzt in diesem Moment, während du in diesem Buch liest, profitiert sie. Sie holt sich neue Anregungen und verbindet neues Wissen mit bisherigem. Deshalb ist sie so weise und ein so wunderbarer Ratgeber, gerade auch in brenzligen Situationen.

Besonders guten Zugang zu deiner Seelenklempnerin hast du, wenn dein Seelenmotor im Annäherungsmodus läuft. Dann hören wir die weise innere Stimme gerne. Je mehr oder länger man im Vermeidungsmodus ist, umso weniger nimmt man sie wahr. Solange der Fokus auf das Vermeiden von dem, was uns stört, gerichtet ist, wird die innere Stimme eher ausgeblendet. Schließlich meint diese es ja gut mit uns. Allerdings braucht man gerade in schweren, stressigen Zeiten die Seelenklempnerin besonders dringend.

Wie kann man sich den Zugang zu dieser wichtigen Ratgeberin erleichtern? Was tun, um die Seelenklempnerin jederzeit gut erreichen zu können? Der Trick ist, immer wenn es dir gut geht, an die Seelenklempnerin zu denken. Öfter bewusst hineinzuspüren, ob sich die innere Stimme meldet, und zu horchen, was sie dir sagen will. Je öfter du mit ihr in Kontakt kommst, umso vertrauter werdet ihr euch. Je häufiger du mit ihr kommunizierst, desto besser wird der Draht zueinander.

Eine Methode ist, sie mit dem passenden Wissen zu füttern. Je mehr Werkzeuge sie kennt, umso besser kann sie dich beraten. Dir, wenn du in Not bist, blitzschnell das erforderliche Wissen und die nötigen Kenntnisse bereitstellen, damit du selbst stressige Situationen mit Leichtigkeit bewerkstelligen kannst.

Der zweite Weg ist, auf dich gut zu achten, fürsorglich mit dir selbst zu sein, damit du immer wieder in den „Annäherungsmodus“ gelangst bzw. deinen Seelenmotor dabei unterstützt, überwiegend in diesem Modus zu laufen. Dazu gehört vor allem auch, dass du dir deine Erfolge bewusst machst. Immer, wenn es gut läuft, etwas gut funktioniert und du denkst:

„Ach, das ist mir jetzt gut gelungen“, dann speicherst du dieses Erlebnis gravierender im Gehirn ab. Das hat nicht nur den Effekt, dass es dir gut tut – also deinen Selbstwert steigert, dich selbstbewusster macht, dir einen Energieschub spendet, einen Schubs in Richtung Annäherungsmodus gibt – es hilft auch bei künftigen, ähnlichen Anforderungen weniger in Stress zu kommen, weil du ja in deinem Gehirn bewusst abgespeichert hast: Ich schaffe das.

Deshalb ein Tipp für das kommende Kapitel. Lies dir die folgenden Werkzeuge nicht nur durch, sondern probiere sie aus und leg dir ein Erfolgstagebuch an, in dem du jeden deiner (kleinen und großen) Erfolge festhältst. Viel Spaß beim Weiterlesen!

Literatur

Bamberger GG (2015) Selbstfürsorge des Beraters: Von der ClientCare zur Self-Care und zur InterCare. In: Bamberger GG (Hrsg) Lösungsorientierte Beratung. Beltz, Weinheim, S 302–324

Beers (2018) A mind that found itself: an autobiography. Franklin Classics, North Charleston

Feichtner A (2014) Lehrbuch der Palliativpflege. Facultas Universitätsverlag, Wien

Frankl VE (2007) Ärztliche Seelsorge. Grundlagen der Logotherapie und Existenzanalyse. Dtv, München

Hoffmann N, Hofmann B (2012) Selbstfürsorge für Therapeuten und Berater. Beltz, Weinheim

Hüther G (2014) Was für Krisen braucht und wie viel Krise verträgt der Mensch? Neurobiologie der Krisenentstehung und Krisenbewältigung. In: Schmidt G, Müller-Kalthoff B, Dollinger A (Hrsg) Gut beraten in der Krise: Konzepte und Werkzeuge für ganz alltägliche Ausnahmesituationen. Verlag Manager-Seminare, Bonn, S 13–20

Hüther G (2018a) Was uns stark macht – als Einzelne und als Gesellschaft. Knaus, München

Hüther G (2018b) Was wir sind und was wir sein könnten. Ein neurobiologischer Mutmacher. Fischer, Frankfurt a. M.

Kabat-Zinn J (2013) Gesund durch Meditation. Das große Buch der Selbstheilung mit MBSR. Knaur, München

Löhmer C, Standhardt R (2018) MBSR Die Kunst, das ganze Leben zu umarmen. Einübung in Stressbewältigung durch Achtsamkeit. Klett-Cotta, Stuttgart

Schmidt G, Müller-Kalthoff B, Dollinger A (2014) Gut beraten in der Krise: Konzepte und Werkzeuge für ganz alltägliche Ausnahmesituationen. Verlag Manager-Seminare, Bonn

Siegel D (2012) Mindsight – Die neue Wissenschaft der persönlichen Transformation. Goldmann, München
Singer T (2018) Das ReSource Projekt. https://www.resource-project.org/
Wells A (2011) Metakognitive Therapie bei Angststörungen und Depression. Beltz, Weinheim

4

Die Werkzeugkiste für Lebensfreude und Gelassenheit

Inhaltsverzeichnis

In diesem Kapitel stellt die Seelenklempnerin mehr als 50 Hand- und Kopf-Werkzeuge in alphabetischer Reihenfolge vor. Bei jedem Werkzeug wird darauf hingewiesen, wofür es hilft.

Während die Handwerkzeuge uns aktivieren, etwas Neues auszuprobieren und etwas Bestimmtes zu tun, wie z. B. bei der **Psycho-Gym,** bei der wir durch das Einnehmen einer bestimmten Körperhaltung oder Bewegung in fröhliche Stimmung versetzt werden, regen die Kopfwerkzeuge zum Nachdenken, Vorausschauen, Reflektieren und Imaginieren an. Sich mental etwas vorzustellen oder in sich hineinzuhorchen, kann enorme innere und äußere Veränderung einleiten. Wie z. B. der **Klarheitsschlüssel,** der uns mittels zweier konkreter Fragen aus negativen Grübeleien oder emotionalem Stress herausholt und so völlig neue Perspektiven eröffnet.

Einige Hilfsmittel aus dem Werkzeugkoffer der Seelenklempnerin bieten beides – sie setzen neue Gedanken in Gang und motivieren, Handlungsmöglichkeiten zu erproben. Der **Entspannometer** beispielsweise gibt uns sofort Auskunft über unseren aktuellen Spannungszustand und verleitet uns sogleich zu einfachen, entspannenden Aktionen.

N. Ölsböck, *Meine kleine Seelenwerkstatt,* https://doi.org/10.1007/978-3-662-58436-1_4

Viele weitere praktische Werkzeuge von A–Z erwarten dich in der Werkzeugkiste, z. B. der **Ausbrennerschutz**, der vor Überlastung schützt, der **Mut-Spender**, der Zweifel beseitigt, der **Selbstwert-Heber**, der uns mehr Selbstvertrauen schenkt, der **Schweinehund-Dompteur**, mit dessen Hilfe wir die Faulheit bezwingen, der **Teleporteur** – so beamen wir uns in die Gelassenheit –, die 5 **Wohl-Fühler**, damit wir leistungsstark und lebensfroh bleiben, oder der **Zeitsprung**, mit dem wir gelassen statt verärgert bleiben.

Manche Werkzeuge bieten dir unterschiedliche Varianten zur Auswahl. Probier die verschiedenen Möglichkeiten aus und entscheide dann selbst, welche Werkzeug-Version du in deinem Alltag anwenden möchtest.

Bei jedem Werkzeug findest du neben der Beschreibung eine Anleitung zur Umsetzung sowie Hinweise, wofür es hilft. Viel Freude beim Ausprobieren!

4.1 So holst du dir das Beste aus der Werkzeugkiste heraus

Üblicherweise liest man ein Buch von vorne nach hinten. Mein Tipp: mach es nicht, wie es üblich ist, sondern mach es so, wie du es möchtest. Das Wichtigste ist, dass du Spaß dabei hast!

Ich erlaube mir, dir ein paar Ideen zu unterbreiten, wie man bei den folgenden Werkzeugen vorgehen kann. Entweder

- lies die Werkzeuge der Reihe nach, oder
- wähle gezielt jenes Werkzeug aus, das du gerade brauchst, oder
- lies der Reihe nach und probiere es nach Lust und Laune aus, oder
- bestimme selbst die Reihenfolge oder lass deine Seelenklempnerin für dich wählen.
- Wähle du bitte jene Methode, die im Moment am besten für dich passt.

Mach es der Reihe nach

Du kannst, so wie man es vielleicht gewohnt ist, ein Werkzeug nach dem anderen durchlesen – also von A bis Z. Bitte bedenke, wenn du ganz besonders vom Buch profitieren willst, dann probier die Werkzeuge gleich aus. Also stoppe nach jedem Werkzeug, um es einmal auszuprobieren. Mach dir Notizen, wobei du es künftig einsetzen könntest. Es sind genug Werkzeuge, sodass du ein ganzes Jahr lang jede Woche eines umsetzen kannst.

Da die Werkzeuge in diesem Buch auch besonders für Menschen in beratenden bzw. helfenden Berufen nützlich sein können, empfehle ich, wenn du diese Werkzeuge nicht nur für dich selbst, sondern auch beruflich nutzen willst, dennoch beides zu überlegen:

- Wobei könnte ich dieses Werkzeug für meine Kunden/KlientInnen/PatientInnen einsetzen?
- Wobei könnte ich es im Sinne der Selbstfürsorge für mich selbst nutzen?

Lies der Reihe nach und probiere es nach Lust und Laune

Diese Möglichkeit ist ein Mix aus Gewohntem und Neuem. Lies einmal die Werkzeugkiste von vorne bis hinten durch und beginne dann nach Lust und Laune, das eine oder andere auszuprobieren.

Bestimme selbst die Reihenfolge oder lass deine Seelenklempnerin für dich wählen

Vielleicht möchtest du es ja besonders lustvoll oder selbstbestimmt gestalten. Wähle selbst, welches der Werkzeuge du zunächst lesen und ausprobieren möchtest. Oder du könntest es auch ganz locker angehen und das Buchkapitel „Die Werkzeugkiste“ irgendwo aufschlagen. Das Werkzeug, bei dem du dann gelandet bist, probierst du dann gleich aus. Oder vielleicht lässt du kurz deine innere Seelenklempnerin ans Steuer. Ich bin mir sicher, sie wählt für dich genau das Passende aus. Den Finger blind im Inhaltsverzeichnis der Werkzeugkiste wandern lassen, dort wo er liegen bleibt, legst du los.

Wähle gezielt jenes Werkzeug, das du gerade brauchst

Wenn du ganz gezielt nach einer Lösung für ein Problem suchst oder eine bestimmte Sache anpacken möchtest, dann kannst du hinten in der Liste „Anwendungsmöglichkeiten“ nachsehen, welche Werkzeuge gerade passen könnten. Von A bis Z sind dort Anliegen und Problemstellungen aufgelistet. Sieh dir die vorgeschlagenen Werkzeuge an und entscheide dann, welches du umsetzt.

Werkzeug für die Werkzeuge

Jetzt lade ich dich gleich noch ein, dich vorzubereiten: Vielleicht legst du dir noch einen Stift, eventuell einen farbigen Marker, Papier oder ein Notizheft bereit. Dinge, die dir praktisch erscheinen, sodass du dir jederzeit Notizen machen, Übungen ausprobieren und mit dem Leuchtstift markieren kannst, was dir wichtig ist. So kannst du es später leichter wieder finden.

Das ist ein Praxisbuch, ein Mitmachbuch. Also mach mit! Wenn du so richtig toll davon profitieren möchtest, mach mit, mach es zu deinem Buch und probiere die Übungen und Werkzeuge gleich aus. Los geht's!

4.2 Die 50 Werkzeuge von A bis Z

4.2.1 Die Abgrenzer

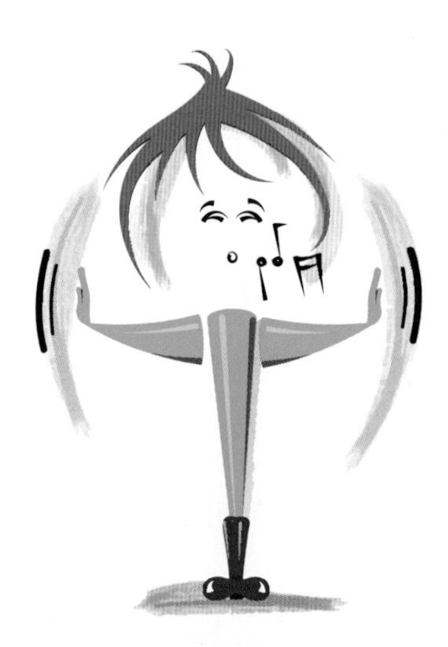

Abgrenzen ist nicht immer leicht. Doch es gibt so viele Momente, in denen es wichtig ist, seine eigenen Grenzen zu schützen. Mit den hier gezeigten Abgrenzern funktioniert es garantiert, denn es ist für jeden die passende Werkzeug-Variante dabei. Teste es und finde heraus, welcher dein Lieblingsabgrenzer ist!

Die meisten Menschen verfügen über ein wunderbares Vorstellungsvermögen, welches wir bei den Abgrenzern nutzen wollen.

Probieren wir es gleich aus. Stell dir bitte im Geiste vor, vor dir steht ein kleiner weißer Hund mit einer schwarzen Pfote. Du kannst gerne die Augen schließen, denn dann gelingt es meist schneller. Konntest du das Hündchen sehen? Welche Pfote war schwarz? Die linke oder die rechte? Vorne oder hinten?

Ich versichere dir, es hat keine tiefe psychologische Bedeutung, an welcher Seite du die schwarze Pfote gesichtet hast, relevant ist nur, dass du diesen Hund konkret vor Augen hattest. Dies war lediglich ein Imaginationstest. Auf diese Art können wir feststellen, ob wir uns gut vor dem inneren Auge etwas vorstellen können, also imaginationsfähig sind. Die meisten Menschen können das gut.

Zur Auswahl stehen folgende Abgrenzwerkzeuge: die Käseglocke, das Schutzschild, die Schutzmauer und noch eine akustische Variante, die Hintergrundmusik. Somit stehen vier tolle Werkzeug-Versionen zur Auswahl.

Anleitung Bitte lies dir die einzelnen Abgrenzvarianten durch und probier sie auch gleich aus. So kannst du feststellen, welche dir gut liegt. Vielleicht hast du ja auch gleich Ideen, in welcher Situation du die jeweilige mentale Schutzvorrichtung einsetzen könntest.

4.2.1.1 Abgrenzer 1: Die Käseglocke

Weißt du, wie eine Käseglocke aussieht? Unsere Käseglocke ist ein sehr großer Glassturz. So wie man damit den Käse vor Fliegen und Ungeziefer schützt, so schützt uns der Glassturz vor negativen Einflüssen. So wie der Käse unter dieser Glocke sein Aroma gut entfalten kann, so geht es auch uns derart geschützt. Energieräuber, Jammertanten oder andere Negativisten haben ab sofort keine Chance. Sollen sie doch versuchen, andere Leute runterzuziehen. Wir haben unsere Käseglocke, von der solch negative Kräfte sofort abprallen. Gute Dinge können natürlich weiterhin zu uns gelangen und uns mit Energie speisen.

Unsere Käseglocke ist unsichtbar, und du spürst sie auch nicht. Es reicht vollkommen, dass du weißt, dass sie da ist. Unter diese Schutzhaube kann nichts eindringen, was du nicht möchtest, und nichts heraustreten, was du nicht von dir geben möchtest. Nichts, was dir in irgendeiner Form schaden oder deine Energie rauben könnte, kann eindringen, es prallt automatisch ab. Dazu brauchst du nichts tun. Ab dem Moment, wo du sie dir überstülpst, ist sie da und tut ihre Dienste. Bist du bereit? Dann konzentriere dich nun ganz auf dieses Bild: Stell dir vor, ein ganz liebenswürdiger Mensch, vielleicht ist es ein Engel oder die kleine Seelenklempnerin, hebt nun deine Käseglocke, die für dich gemacht wurde, hoch, und du schlüpfst darunter. Wahrscheinlich spürst du nichts, denn sie ist ganz leicht. Du siehst sie auch nicht, denn sie ist unsichtbar. Sie ist aus ganz besonderem Glas gemacht, durch das man problemlos atmen kann, und sogar jeder Duft geht durch sie hindurch. Doch was sie nicht durchlässt, sind negative Energien. Ab jetzt bist du vollkommen geschützt. Ab jetzt kann dir kein Miesepeter etwas anhaben. Alles Schlechte prallt automatisch von deiner Käseglocke ab.

4.2.1.2 Abgrenzer 2: Das Schutzschild

Wem die Käseglocke zu kompakt ist, der kann es mit dem Schutzschild probieren. Wir sprechen hier von einem massiven Teil aus edlem Metall, so wie es die Ritter getragen haben. Vielleicht ist es verziert oder es trägt dein ganz persönliches Wappen. Male es dir ganz konkret aus, so wie du es haben möchtest. Wie groß ist es? Welche Form und welche Farbe hat es? Ist es verziert, gestanzt oder bemalt?

Dein imaginäres Schutzschild hast du ab sofort parat, wenn du es brauchst. Solltest du beispielsweise ein unangenehmes Gespräch führen müssen, stell dir dein imaginäres Schutzschild zwischen dich und deinen Gesprächspartner. So bist du gut gewappnet. In schweren Fällen empfehle ich das goldene Schutzschild. Gold ist die mächtigste Farbe. Das goldene Schild ist die mächtigste Schutzvorrichtung, die es gibt.

4.2.1.3 Abgrenzer 3: Die Schutzmauer

In manchen Situationen ist es praktisch, sich eine passende Schutzmauer oder einen Schutzwall aufzubauen. Vielleicht gibt es auch in deinem Alltag Leute, die dir nicht gut tun und dich runterziehen. Vor solchen Leuten kann man sich mit dieser Abgrenzungsmethode besonders gut schützten. Das geht so: Stell dir nun eine solche ganz konkrete Person vor, und zwar so, wie sie dir im Alltag begegnet. Steht sie vor dir? Oder sitzt sie? Nun beginne im Geiste, deine passende Schutzmauer aufzubauen. Wie hoch sollte die Mauer zwischen euch sein, damit du dich wohler fühlen kannst? Versuche es ganz genau anzugeben, indem du die Höhe in Meter einschätzt. Wie dick sollte die Mauer sein, damit du dich geschützt fühlst? Bitte auch hier wieder möglichst genau die Zentimeter angeben. Aus welchem Material sollte die Schutzmauer sein? Aus Ziegel, Holz, Beton oder etwas ganz anderem? Versuch auch hier, es ganz exakt zu beschreiben. Welche Farbe sollte die Mauer haben, damit du dich wohler fühlen kannst?

Ich fasse zusammen, wir haben nun eine konkrete Schutzmauer gebaut, von der wir Folgendes wissen:

- die Höhe,
- die Stärke (wie dick sie ist),
- die Konsistenz (woraus sie gemacht wurde) und
- die Farbe.

Versuche, dir deine Mauer in den kommenden Tagen möglichst oft im Geiste auszumalen. Stell dir immer wieder die Situation vor, wo diese besagte Person vor dir ist und dich dann deine Mauer schützt. Je öfter du das übst, umso leichter kannst du es dann abrufen.

Noch etwas Wichtiges möchte ich anmerken: Diese Schutzmauer gilt für diese eine Person, für die du sie gebaut hast. Solltest du eine weitere Person haben, von der du dich gut abgrenzen möchtest, dann bau dir bitte auf die gleiche Weise (indem du dir die vier Fragen stellst) eine neue Mauer. Denn die Schutzmauer für eine andere Person kann ganz anders aussehen. Es macht auch keinen Sinn, anderen Leuten deine Mauer aufzudrücken. Denn jeder Mensch baut sich in seiner Vorstellung eine andere Schutzvorrichtung, bei der er spürt, dass sie für seine individuelle Situation passt. Manche Personen bauen sich zwei Meter hohe und einen halben Meter breite Betonmauern mit knallroter Farbe. Eine Dame hat sich einmal, um sich vor der Schwiegermutter im Nachbarhaus zu schützen, eine zwei Meter dicke und hohe Dornenhecke ausgedacht. Sie wollte zwar zur Schwiegermutter hinüberblicken können, um zu sehen, ob es ihr gut geht, diese jedoch sollte nicht rübergreifen können, um sich in ihre Angelegenheiten einzumischen. Und es hat wunderbar funktioniert. Und in ganz leichten Fällen reicht vielleicht ein kleiner Jägerzaun, welcher beispielsweise im Geiste von einem liebevollen Ehemann aufgestellt wurde, weil er sich besser vom Nörgeln der Gattin abgrenzen wollte.

4.2.1.4 Abgrenzer 4: Die Hintergrundmusik

Mentales Training läuft üblicherweise über unsere bildhafte Vorstellungskraft. In manchen Fällen kann es jedoch auch praktisch sein, andere Sinneskanäle zu nutzen. Diese Variante der mentalen Abgrenzung funktioniert akustisch.

Kennst du das? Man hört am Morgen seine Lieblingsmusik im Radio, und schon begleitet einen ein Ohrwurm den ganzen Tag. So ein Ohrwurm hallt nach, nicht real, sondern mental. Es ist im Prinzip eine mentale Vorstellung einer real gehörten Musik. Genau dieses Phänomen nutzen wir.

Was ist deine Lieblingsmusik? Oder magst du lieber Naturgeräusche wie z. B. fröhliches Vogelgezwitscher, das Rauschen der Wellen, das Plätschern eines Bachs oder das Getöse eines Wasserfalls? Wähle für diese Übung dein Lieblingslied oder -geräusch aus. Nun versuche, im Geiste diese Musik, diese Töne abspielen zu lassen. Du kannst sie dir ja vorweg real anhören, damit du dich leichter tust, es dir dann vorzustellen. Nun trainiere diese Vorstellung.

Stell dir drei Tage lang mindestens fünf Mal am Tag diese Lieblingsmusik vor. Versuch sie manchmal im Geiste auch lauter zu drehen und dann wieder leise. Du könntest diese Vorstellung festigen, indem du dir einen Anker setzt. Zum Beispiel könntest du immer, wenn du im Geiste aufdrehst, deinen Ringfinger umfassen und wieder loslassen. Das ist sozusagen dein Ein-Schalter. Dann kannst du am Ringfinger nach rechts drehen, um lauter zu stellen, und nach links, um es wieder leiser zu machen. Auf diese Weise hast du das Werkzeug immer parat. Solltest du dann in der Realität etwas Unangenehmes hören, z. B. Nörgelei oder Baustellenlärm, dann dreh dir deine Lieblingsmusik auf. So kann das Störende nicht in dich eindringen, du schaffst es, auf Distanz zu diesem unangenehmen Geräusch zu gehen. Probier diese Variante aus und überlege, wo du sie einsetzten könntest. Hier noch ein Fallbeispiel dazu.

Beispiel

Einmal bat uns (die Autorin und mich, ihre innere Seelenklempnerin) ein Bankangestellter um Hilfe. Er hatte immer wieder Kunden, die jammerten und sich bei ihm beklagten, was ihn auf Dauer sehr belastet hat. Wir probierten gemeinsam die Käseglocke und das Schutzschild aus, doch es lag ihm nicht so recht, sich solche Dinge bildlich vorzustellen. Was ihm jedoch sehr gut gelang, war seine Lieblingsmusik, klassische Stücke von Johann Sebastian Bach, im Geiste als Hintergrundmusik abzuspielen. Immer, wenn ein Kunde besonders heftig klagte, drehte er ein wenig lauter und konzentrierte sich vermehrt auf seine Lieblingsmusik. Zwar konnte er immer noch hören, was gesagt wurde, aber er konnte sich besser davon distanzieren.

Probier es aus! Aber bitte wundere dich nicht, wie verblüffend die Wirkung solcher Abgrenzmethoden sein kann. Ich habe schon von Fällen gehört, wo die übergriffige Person plötzlich mehr Abstand gehalten hat. Auch wenn sich das unbegreiflich anhört, es ist keine Zauberei, die hier vollzogen wird, sondern es hat etwas mit der Ausstrahlung zu tun. Sobald man sich nicht mehr als Opfer fühlt, sondern durch dieses mentale Werkzeug gestärkt ist, strahlt man diese innere Sicherheit auch aus. Die Körpersprache verändert sich und man tritt der Person ganz anders gegenüber. Mit aufrechter Körperhaltung, erhobenen Hauptes blickt man dem anderen selbstsicher in die Augen. Wer hält da nicht freiwillig einen respektvollen Abstand ein?

Einsatzbereich Sich besser abgrenzen können gegenüber Dingen, die einem nicht gut tun. Selbstschutz, die eigenen Grenzen wahren, sich vor Überlastung und negativen Einflüssen schützen.

4.2.2 Die Aha-Haltung

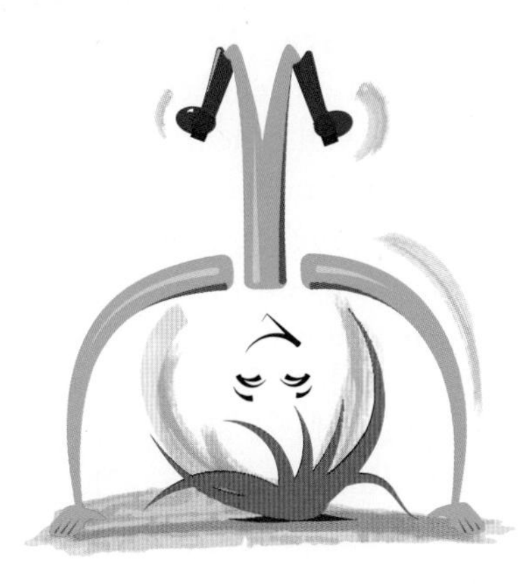

Gibt es ein Universalwerkzeug, um gelassen zu bleiben? Ja das gibt es. Statt auf eine Situation gestresst zu reagieren, kann man sich ein Universal-Wort als erste neutrale Bewertung angewöhnen. Die passende Körpersprache dazu, und so bleiben wir auch in schwierigen Situationen besonnen. Mit dieser gelassenen Haltung bringt uns nichts aus der Ruhe!

Hast du schon einmal auf deine Körpersprache geachtet, wenn es dir nicht gut geht? Meist lässt man den Kopf hängen und man zieht die Schultern ein, so als würde man sich zurückziehen – fast wie eine Schildkröte, die sich in ihren Panzer verkriecht. Wenn du nun ganz bewusst diese Haltung einmal einnimmst und das Ganze vielleicht noch mit einem tiefen Seufzer oder den Worten „Mir geht's ganz mies" verstärkst, dann achte bitte darauf, wie sich das anfühlt. Fühlst du dich fröhlich, zum Bäume Ausreißen? Wahrscheinlich nicht. Bitte schüttle dich ein wenig, damit die Stimmung nicht bleibt. Was ich damit demonstrieren möchte: Nicht nur unsere Gefühlslage beeinflusst unsere Körperhaltung, auch unsere Körpersprache und Worte haben enormen Einfluss auf unsere Stimmung.

Die innere Haltung wirkt sich auf die äußere Haltung aus und umgekehrt!

Deine Körperhaltung beeinflusst dein Inneres. In der **Embodiment-Forschung** (ein junger Forschungszweig, der diese Wechselwirkung untersucht) hat man herausgefunden, dass es ganz bestimmte Körperhaltungen, Bewegungen, Mimik und Gestik gibt, die unsere Stimmung positiv beeinflussen können (Tschacher und Storch 2017). Von diesen Kenntnissen abgeleitet, gibt es neben der Aha-Haltung noch einige nützliche Werkzeuge, die du unter dem Titel **„Psycho-Gym“** findest.

Die Aha-Haltung erzeugst du am einfachsten, indem du Folgendes ausprobierst: Sag bitte einmal mit völlig neutralen Tonfall: „Aha“. Probiere es bitte gleich noch einmal und spüre dabei in dich hinein, wie sich das Wort oder diese Bewertung anfühlt. Vielleicht gleich noch zwei bis drei Mal, um es deutlicher zu spüren. Wenn du meinst, gar nichts zu spüren, ist das auch OK, denn das Wort „Aha“ mit neutralem Tonfall hat keine aufregende Wirkung. Im Gegenteil, das „Aha“ fühlt sich eher gelassen, gleichmütig und ausgewogen an. Und wenn du es gleich noch einmal probierst, dann beobachte dabei bitte deine Körperhaltung. Die meisten Menschen nehmen dabei ganz automatisch eine neutrale Körperhaltung ein. Du kannst die gelassene Aha-Körperhaltung auch ganz bewusst ausführen: Richte dich auf, Kopf hoch (nicht arrogant, aber aufrecht), die Schultern schön aufrecht und locker (nicht angespannt oder hochgezogen). Wenn du dabei stehst, dann nimm einen festen Stand ein, sodass du gut den Boden unter den Füßen spüren kannst. Gib dabei die Füße ca. hüftbreit auseinander und die Arme leicht angewinkelt, sodass sich die Hände locker in Höhe des Bauchnabels treffen. Auch im Sitzen ist es gut, wenn die Füße guten Bodenkontakt haben und die Hände locker auf den Oberschenkeln liegen. Probiere es gleich noch einmal aus. Nimm diesmal bewusst diese Haltung ein und sag ganz deutlich in neutralem Tonfall „Aha“.

Willst du wissen, was du tun kannst, um dieses Universal-Werkzeug immer parat zu haben? Ganz einfach, übe diese Haltung, übe, übe, übe. Und bewerte drei Tage lang ganz bewusst alles, was auf dich zukommt, mit einem ausgeglichenen „Aha“, und nimm dazu die gelassene Aha-Körperhaltung ein. Zum Beispiel wenn du in dein Wohnzimmer gehst, während du den Raum betrittst und überblickst, kommt sogleich dein „Aha“. Dann drehst du den Fernseher auf und schaust, was da läuft: „Aha“. Dann gehst du in die Küche zum Kühlschrank, öffnest ihn und bei der Begutachtung des Inhalts: „Aha“. Dann holst du dir ein Getränk heraus, nimmst ein Glas und schenkst dir ein. Während du trinkst, kommt eine erste Bewertung auf diesen Geschmack: „Aha“. Solltest du dabei zufällig das Glas umkippen und dein Teppich wird bekleckert, dann folgt sofort „Aha". Versuche diese Übung in den nächsten drei Tagen möglichst oft zu praktizieren.

Worum es geht, ist, dass du dieses Aha so oft aufsagst oder denkst, bis du es sozusagen im Schlaf machst. Wenn diese „Aha"-Bewertung bis in dein Unterbewusstsein gedrungen und diese neue Leitung im Gehirn verdrahtet ist, dann schaffst du es selbst in sehr stressigen Situationen, gelassen zu bleiben statt in Panik zu geraten.

Beispiel

Eine skeptische Seminarteilnehmerin meinte einmal ganz entsetzt: „Aber wenn ich einen Unfall habe, mir der hintere Autofahrer voll drauffährt, dann werde ich doch nicht Aha sagen?!" Meine Antwort war: „Doch! Sie sagen es ganz automatisch, wenn Sie es geübt haben. Was würden Sie denn sonst sagen?" Daraufhin meinte die aufgebrachte Frau: „Na ich würde fluchen, den Mann beschimpfen und fragen, ob er verrückt geworden ist!" Nun fragte ich (bzw. in dem Fall mein Sprachrohr, die Autorin): „Und wie würden Sie sich dabei fühlen?" Während die Dame antwortete, wurde ihre Stimme etwas gedämpfter: „Ich würde mich unglaublich ärgern, weil ich solch eine Schererei nicht brauchen kann!" Ich denke, sie hatte, als sie es aussprach, ein Aha-Erlebnis.

Genau darum geht es bei diesem Werkzeug: es verhindert, dass wir uns aufregen. Nach dreitägigem Training kommt ganz automatisch meist die neutrale Aha-Haltung. Diese führt dazu, dass man in einer derart stressigen Situation besonnen bleibt. Statt in einen Alarmzustand zu geraten, schießt unser Stressspiegel gar nicht so hoch hinauf. Man gerät nicht sogleich in die Kampf-oder-Flucht-Reaktion oder verfällt in Starre, sondern kann klar denken. So behält man die Kontrolle über die Situation.

Übrigens als kleine Merkhilfe für AHA: **A**ufrechte **H**altung macht mich **a**usgeglichen!

Einsatzbereich Hilfreich bei jedweder Aufregung und Stress, bei Emotionen wie Ärger oder Angst. Mit diesem Werkzeug kannst du überschießende Reaktionen vermeiden und bleibst gelassen und besonnen.

4.2.3 Der Ausbrennerschutz

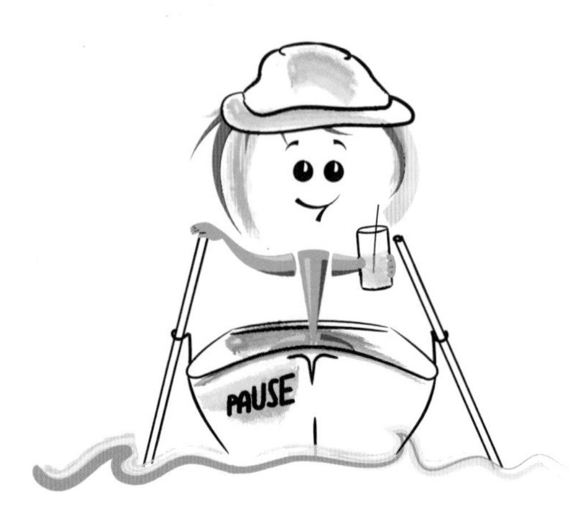

So schützen wir uns effektiv vor Überlastung! Anhaltender und starker Stress kann zu ungesunden Denk- und Verhaltensmustern führen, welche das seelische Krankheitsrisiko steigern. Wer von Burnout betroffen ist, bemerkt dies erst spät – meist zu spät. Damit das nicht passieren kann, installieren wir einen Schutzschalter. Mit diesem Ausbrennerschutz gelingt es dir künftig, deine Energiespeicher vollzuladen. So bleibst du lebensfroh und leistungsstark.

Die gute Nachricht zu allererst: All jene Leute, die lauthals von sich behaupten „Ich glaub, ich krieg ein Burnout", sind höchstwahrscheinlich recht gesund. Wer Burnout-gefährdet ist, würde dies bestimmt nicht lauthals hinausposaunen, denn es fällt ihm lange nicht auf, dass etwas nicht stimmt. Das wirklich Verhängnisvolle an Burnout ist nämlich, dass man es erst bemerkt, wenn es schon recht fortgeschritten ist. Die Betroffenen sind Weltmeister darin, sich selbst und anderen lange etwas vorzumachen. Selbst wenn es augenscheinlich nicht mehr zu übersehen ist, wird immer noch mit aller Kraft versucht, es zu verdrängen und zu verbergen.

Laut Studien der EU-Gesundheitsagentur ist das Risiko tatsächlich recht groß. Bis zu 60 % aller Arbeitsunfähigkeitstage in Europa begründen sich mit Stress und psychischer Belastung. Jeder vierte Österreicher ist im Beruf von starkem Stress belastet, ganz besonders leiden die Leute unter Zeitdruck und Überbeanspruchung. Zur Hauptrisikogruppe zählen jene Menschen, die recht engagiert und fleißig arbeiten. Ihnen ist besonders wichtig, viel zu leisten, und zwar so wichtig, dass sie alle anderen Bedürfnisse vernachlässigen. Sie vergessen sich zu erholen, Spaß zu haben, gehen ihren Hobbys immer seltener nach, ziehen sich vom Freundeskreis zurück.

Was die wenigsten wissen, ist, dass jeder Burnout das Burnout-Risiko weiter ansteigen lässt. Einerseits bei den verbliebenen Mitarbeitern, weil die nun mehr leisten müssen, um den Ausfall des Kollegen auszugleichen. Andererseits besteht bei jedem Betroffenen die enorme Gefahr, erneut auszubrennen. Unfassbar, wie viele Menschen nach ihrer Gesundung Rückfälle erleiden. Das Risiko steigt mit dem Stresspegel. Hält der Druck lange an oder ist er extrem hoch, dann braucht es oft nur noch etwas Unerwartetes als Auslöser, der den Erschöpfungsprozess in Gang setzt. Zum Beispiel erkrankt nach wochenlangem Druck im Job plötzlich ein Familienangehöriger schwer, oder der Partner verliert seinen Job. Dann neigt man dazu, in alte, ungesunde Denkmuster zurückzufallen und sich wieder Burnout-gemäß zu verhalten. Dabei geht es nicht nur darum, was man tut, sondern vor allem um das, was man nicht tut: man erholt sich nicht, schafft keinen Ausgleich zum Leistungsdruck. Zusätzlich spielt eine Rolle, wie man denkt und urteilt. Destruktive Denkmuster drängen sich auf: was man leistet, ist nicht genug oder nicht gut genug. Ohne dass man gleich bemerkt, was da im Kopf abläuft, halten einen solche inneren Antreiber auf Trab: „Du musst dich mehr anstrengen", „Du musst es perfekt machen", „Du musst noch mehr schaffen", „Du musst stark sein", „Du darfst erst aufhören, wenn alles fertig ist!" Fertig ist man nie. Und was ist schon perfekt? Mit solchen Gedanken kann man nicht mehr zur Ruhe kommen.

Tatsache ist, jeder von uns hat ab und zu anhaltenden oder heftigen Stress, und vor unvorhersehbaren Ereignissen ist niemand gefeit. Aus diesem Grund ist für alle fleißigen Leute der Ausbrenner-Schutz unabkömmlich!

Damit unsere Lebensfreude und die Freude am Leisten keinesfalls verloren gehen, sollten wir auch allen anderen unserer Bedürfnisse nachkommen. Bei all den vielen Dingen, die wir zu tun haben, klappt das nur, wenn wir uns von der Arbeit auch einmal losreißen können.

Mach Pausen, in denen du abschaltest! Mach Schluss, wenn du merkst, dass du müde und bevor du überanstrengt bist. Das ist nicht immer leicht, vor allem wenn der innere Antreiber meint, erholen kannst du dich, wenn du fertig bist. Aber glaub mir, sobald du den Ausbrennerschutz installiert hast, wird es dir mit jedem Mal leichter fallen.

Möchtest du weiterhin leistungsstark und auch seelisch fit bleiben? Dann lerne, mit der Arbeit rechtzeitig Schluss zu machen. Lerne, auf deine Seelenklempnerin zu hören, sie sagt dir, wann du eine Pause brauchst. Der Ausbrennerschutz unterstützt dich dabei!

Vielleicht denkst du dir: Aber das geht doch nicht, man kann doch nicht die Arbeit unterbrechen. Man muss doch seine Arbeit zu Ende bringen. Erst dann kann man sich erholen. Dann frage ich dich: Wo steht das geschrieben? Wer will uns denn zwingen, uns völlig zu verausgaben? Und wozu soll das gut sein? Was würde es bringen, wenn du stets alles fertig machst, bis du dich selber fertigmachst? Wäre es nicht viel klüger, wenn man merkt, dass man müde und ausgelaugt ist, bevor jeder Handgriff mühsam wird, aufzutanken und die Arbeit später oder am nächsten Tag mit neuer Energie anzupacken? Pausieren lohnt sich! Sind die Energiespeicher erst einmal wieder aufgefüllt, geht alles wesentlich leichter von der Hand. Die Arbeit gelingt dann besser und schneller.

Also lass dich darauf ein! Probiere einen neuen Leitsatz gleich einmal aus, indem du ihn laut und deutlich aussprichst: **„Morgen ist auch noch ein Tag!"** Jetzt du. Laut und deutlich! …

Naja, das war noch nicht ganz überzeugend. Versuch es bitte gleich noch einmal. Etwas lauter und voller Enthusiasmus – so als wolltest du einen guten Freund ermuntern, seine Arbeit niederzulegen und den Rest des Tages zu genießen. Ermutige dich lauthals: „Mach Pause. Morgen ist auch noch ein Tag!".

Wunderbar. Damit kann ich leben. Und du wirst es auch noch lernen. Ich meine, mit jedem Mal, das du diesen Leitsatz anwendest, wird es dir leichter fallen, die Arbeit stehen zu lassen und die freie Zeit zu genießen. Deine Energiespeicher werden sich füllen. Je öfter du das tust, umso schneller. Bald wird das Auftanken ganz automatisch funktionieren. Alles wird immer leichter. Die Arbeit wird dir mehr Spaß und Freude bereiten. Das Vergnügen wird deine Leistung steigern. Was du nach ausreichender Regeneration anpackst, hast du viel schneller und besser erledigt, als wenn du müde und völlig überanstrengt deine letzten Kraftreserven ausquetscht. Lass deinen Satz „Morgen ist auch noch ein Tag" zu deinem Leitsatz werden und tanke regelmäßig auf! So bleibst du leistungsfreudig und lebensfroh.

Anleitung Der Ausbrennerschutz ist ein Hand- und Kopfwerkzeug, welches in zwei Schritten angewandt wird.

Schritt 1 Sprich den Leitsatz wiederholt laut und deutlich aus, bis du ihn verinnerlicht hast. Am besten übst du drei Tage lang. Wie ein Mantra sprichst, singst und wiederholst du deinen Leitsatz, bis du ihn im Schlaf kannst.

Schritt 2 Verhalte dich deinem Leitsatz entsprechend. Wende den Satz mehrmals täglich an, indem du ihn zu dir selbst sagst und deine Arbeit so lange unterbrichst, bis du wieder Energie aufgetankt hast. Sind deine Energiespeicher wieder aufgefüllt, geht die Arbeit wesentlich schneller und fehlerfreier von der Hand.

Damit der Ausbrennerschutz genau für dich passend ist, stehen dir drei Leitsätze zur Auswahl. Lies dir einen Satz durch, sag ihn ein paar Mal laut und spüre, wie sich die Aussage für dich anfühlt. Mach das bei allen drei Sätzen, und erst dann entscheide, welcher für dich am besten passt. Hier die drei Ausbrennerschutz-Varianten:

- „Ich mache nur, was nötig ist.“
- „Morgen ist auch noch ein Tag!“
- „Die Arbeit kann warten, meine Bedürfnisse nicht!“

Welche dieser Aussagen überzeugt dich am ehesten, deine Arbeit niederzulegen? Vielleicht passen ja auch zwei oder alle drei? Bist du eher der Typ, der sich zu viel auflädt? Dann passt vielleicht der erste Satz recht gut. Oder neigst du dazu, gar keine Pausen zu machen und lange durchzuarbeiten? Dann nimm den zweiten oder den dritten Satz.

Um deinen persönlichen Leitsatz zu verinnerlichen, sag ihn gleich zehn Mal laut und deutlich auf. Und zwar nicht, als würdest du ihn runterbeten, sondern mit überzeugender, fröhlicher Stimme. Schließlich willst du dich bis in die letzte Zelle davon überzeugen, auch den inneren Kritiker, der fürchtet, du könntest nicht rechtzeitig mit der Arbeit fertig werden, und innere Antreiber, die dir üblicherweise viel zu viel zumuten. Wenn du auf Nummer sicher gehen willst, kannst du das selbstverständlich auch bei allen drei Sätzen tun.

Aus der Erholungsforschung weiß man inzwischen, besonders leistungsstark bleiben wir, wenn wir alle ein bis zwei Stunden fünf bis zehn Minuten Pause machen (Blasche 2014). Mit leerem Akku verbrauchen wir enorm viel Kraft, um etwas leisten zu können. Mit vollem Akku brauchen wir weniger Energie für dieselbe Tätigkeit. Du sparst Energie und bleibst gesund und lebensfroh.

Du könntest dir einen Wecker stellen, der nach einer Stunde Laut gibt, und sobald der Klingelton ertönt, sagst du zu dir selbst: **„Die Arbeit kann warten, meine Bedürfnisse nicht!“** Dann solltest du unbedingt aufstehen und eine Pause machen.

Solltest du bereits bei der Planung des Tagespensums dazu neigen, dir zu viel vorzunehmen – das merkst du daran, dass dir die Zeit nicht ausreicht, und du deshalb unter Druck gerätst – dann sag bereits vor Arbeitsbeginn: **„Ich mache nur was nötig ist!"** Und während der Tätigkeit, wenn dann eine Pause gut täte: **„Ich mache nur, was nötig ist."** Schließlich ist eine Pause dringend nötig!

Bist du eher der Typ, der lange arbeitet, so als müsste man alles noch heute erledigen? Dann sag dir zwischendurch öfter einmal: **„Morgen ist auch noch ein Tag!"**, setze dir eine Grenze, bis wann oder wohin du arbeitest (entweder zeitlich oder mengenmäßig), und sag dir dann wieder: „Morgen ist auch noch ein Tag!"

Sag dir deinen nützlichen Leitsatz so lange vor, bis er in Fleisch und Blut übergegangen ist. Verinnerlicht hast du ihn, wenn er ganz automatisch kommt, sobald du körperlich, geistig oder seelisch müde wirst.

Einsatzbereich Burnout-Risiko minimieren. Überlastung und Burnout vorbeugen. Leistungsstark und leistungsfreudig bleiben.

4.2.4 Der Ärger-Wärter

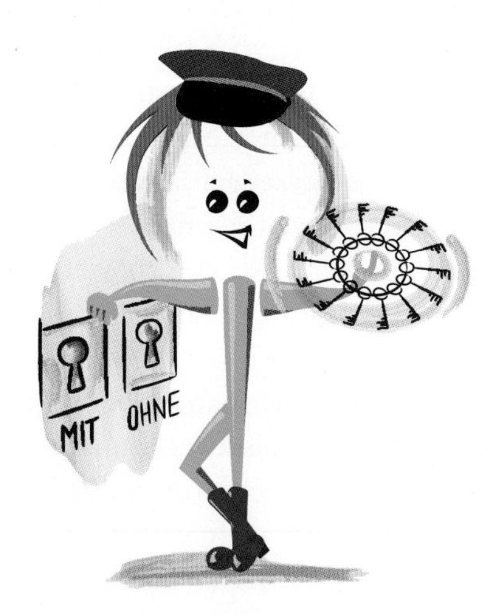

Wäre es nicht praktisch, einen Wachdienst zu haben, der einschreitet, bevor dir die Emotionen hochgehen? Genau das macht der Ärger-Wärter. Damit sich Ärger nicht aufschaukelt, machen wir eine Trigger-Analyse, so bleiben wir gelassen.

Worüber hast du dich in den letzten Tagen am meisten geärgert? Gibt es ein typisches Beispiel, worauf du rasch mit Ärger anspringst? Vielleicht im Straßenverkehr über rücksichtslose Verkehrsteilnehmer? Oder über einen

Kollegen, der sich unfair verhält? Oder über Aussagen von Politikern? Ich hoffe, dein Ärger ist inzwischen verraucht. Ansonsten kannst du gleich diese Methode ausprobieren.

Statt dem Ärger zu erliegen, hinterfrage den Ärger-Auslöser ganz rational. Es gibt nämlich ganz bestimmte Trigger, auf die Menschen weltweit mit Ärger reagieren. Auf den Punkt gebracht sind es drei universale psychologische Themen, auf die wir anspringen (Eilert 2013):

- Ziel- oder Bedürfnishindernis,
- Unrecht und
- Werteverletzungen.

Ein Ziel- oder Bedürfnishindernis ist gegeben, wenn wir gehindert werden, etwas zu erreichen, was uns wichtig ist. Zum Beispiel wenn wir zum Bus eilen, weil wir dringend zu einem Termin müssen, doch der Busfahrer schließt die Türen und fährt ab, obwohl er uns gesehen hat. Oder wenn uns im Büro wichtige Arbeitsmittel fehlen, um ein dringendes Projekt abzuschließen. Oder wenn wir uns ein spannendes Fußballmatch im Fernsehen ansehen wollen, und der Fernseher streikt.

Und auch alles, was wir als ungerecht oder unfair empfinden, kann uns ganz schön auf die Palme bringen. Das beginnt schon bei Kleinigkeiten wie z. B., wenn man beim Bäcker an der Theke ansteht, doch ein nachfolgender Kunde vorgezogen wird. Oder wenn jemand, der uns wichtig ist, für etwas beschuldigt wird, was er gar nicht getan hat. Wenn ein korrupter Manager straflos davon kommt, während den Angestellten die Gehälter gekürzt werden.

Auch Werteverletzungen stellen große Ärgernisse dar. Wenn unsere eigenen Werte nicht respektiert bzw. verletzt werden, z. B. wenn einem Ehrlichkeit wichtig ist, doch eine Person einem ständig etwas vorlügt. Zu diesen Werten zählen auch das Wissen, über das man verfügt, und der eigene Selbstwert. Wenn beispielsweise jemand sagt „Was du meinst, ist vollkommener Blödsinn", dann ärgert uns das.

Anleitung Bei Ärger gib dich nicht der Wut hin, sondern hinterfrage, was der Auslöser war. Welcher Knopf wurde bei dir gedrückt? War es ein

- **Zielhindernis**: „Wurde ich an meiner Zielerreichung gehindert?";
- **Unrecht**: „Ist etwas Unfaires geschehen?" oder eine
- **Werteverletzung**: „Wurden meine Werte verletzt?"

Stell dir konkret die Frage:
„Was bringt mich aus der Fassung? Werde ich an einem Ziel gehindert, geschieht Unrecht oder wurden meine Werte verletzt?"

Manchmal beschränkt sich die Zuordnung nicht auf einen dieser Trigger, es ist auch möglich, dass es alle drei waren, auf die man ansprang. Während man sich das ernsthaft überlegt, verraucht der Zorn, und man kann mit einem klaren Kopf viel besser reagieren.

Das Tolle an Ärger-Erlebnissen ist, dass sie nicht lange in unserem Gedächtnis präsent bleiben – deshalb funktionieren auch andere Werkzeuge wie z. B. der **Zeitsprung** so gut. Oder fällt dir spontan eine Geschichte aus der Kindheit ein, bei der du dich damals richtig geärgert hast?

Nach langem Nachdenken über frühere Ärger-Erlebnisse fiel mir ein Ereignis aus der Kindheit ein. Ich war damals ca. sieben Jahre alt und mit den Großeltern auf der Ganzalmhütte in der Steiermark, um dort zu wandern. Im nahe gelegenen Wäldchen durfte ich auch alleine spielen. Ich baute mir aus Reisig ein kleines Zelt und bastelte mir Pfeil und Bogen und spielte Indianerin. Am zweiten Tag kamen weitere Gäste an, sie hatten ihren achtjährigen Sohn mit dabei und meinten, wir sollten doch miteinander spielen. Der Bub war mindestens einen Kopf größer, recht beleibt und sehr ungeschickt. Meine selbst gebauten Dinge faszinierten ihn, denn so etwas hatte er noch nicht zuvor gesehen. Also versuchte ich ihm zu zeigen, wie man Pfeil und Bogen macht, aber es scheiterte bereits am Biegen des Astes, er brach jedes Mal. Beim dritten Versuch gab der Bursche auf. Am nächsten Tag wanderte ich mit meinen Großeltern, und wir kamen am Nachmittag zurück. Gleich eilte ich in den nahe gelegenen Wald, um zu spielen. Als ich näher kam, sah ich den Jungen in meinem Zelt sitzen mit meinem Pfeil und Bogen in der Hand. Ich fragte ihn, ob wir miteinander spielen wollten, doch er meinte schroff: „Sicher nicht!" und behauptete, es seien sein Zelt und sein Bogen, welche er mit mir nicht teilen wollte. Ich konnte es nicht fassen! So eine Gemeinheit! Dieser ungeschickte Lümmel hatte sich meine Sachen angeeignet.

Was meinst du, hat mich dabei am meisten geärgert? War der Ärger-Auslöser ein Zielhindernis, Unrecht oder eine Werteverletzung? Im Prinzip könnten alle drei Punkte eine Rolle gespielt haben. Es war absolut unfair; ich wurde an meinem Ziel, mit meinen Dingen zu spielen, gehindert; und wahrscheinlich wurden auch meine Werte verletzt, denn ich kannte bis dahin nur „nette" Jungs, mit denen ich super Indianer, Cowboy oder sonstige wilde Spiele machen konnte.

Hast du vorhin ein für dich typisches Beispiel gefunden, worüber du dich in den letzten Tagen geärgert hast? Was meinst du, welches psychologische Thema bei dir der Auslöser war? Zielhindernis, Unrecht oder Werteverletzung?

Du hast nun einen Ärger-Wärter. Bei deinem nächsten Ärgernis frag dich gleich „Was ist mein Trigger oder Ärger-Auslöser?“. Mit dieser Trigger-Analyse hältst du den Ärger im Zaum und schaffst es, gelassener zu bleiben. Schließlich kannst du mit einem klaren Kopf wesentlich vernünftiger reagieren.

Einsatzbereich Anti-Ärger-Strategie. Gelassen werden und bleiben. Selbstentwicklung.

4.2.5 Die Bettkantenregel

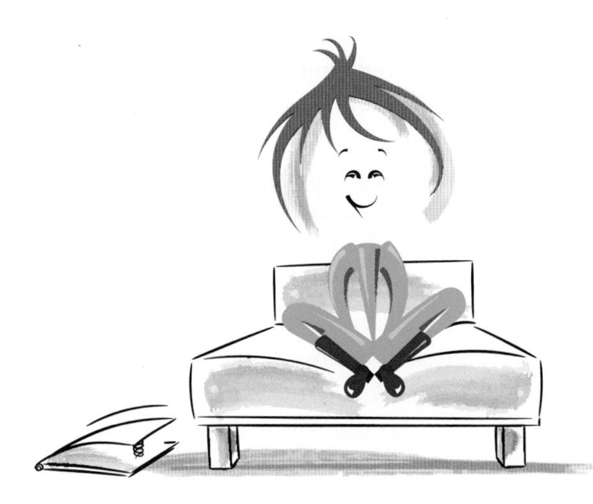

Sobald du dieses Werkzeug kennst, überschreitest du nie wieder deine Bettkante ohne…, na du weißt schon. Meist sind es die kleinen Dinge, die uns happy machen. Eine wunderbare Möglichkeit, effektive Selbstfürsorge ohne viel Aufwand zu betreiben ist, sich eine einfache Regel zu merken. Ab sofort wirst du jedes Mal, wenn du deine Bettkante überschreitest, gute Laune haben!

Die Bettkantenregel lautet: „Überschreite die Bettkante niemals ohne aufbauenden Gedanken!“. Statt sich vielleicht am Abend mit Sorgen oder kritischen Gedanken in den Schlaf zu quälen oder gleich beim Aufwachen zu überlegen, was man nicht noch alles an diesem Tag tun sollte, beendet und startet man ihn mit aufbauenden Gedanken.

> Lebenskunst ist, sich immer wieder auf schöne Momente auszurichten.

Anleitung Damit du dir diese Regel fix einprägst, mach bitte bei dieser kleinen Mentalübung mit: Stell dir in Gedanken dein Bett vor. Das Bett, in dem du täglich schläfst. Stell dir vor, du betrittst den Raum, gehst ein paar Schritte, sodass du direkt davor stehst. Nun sieh es dir in Gedanken einmal an. Ist es groß oder klein? Steht es frei? Wie sieht die Wand hinter dem Bett aus? Wie ist der Kopfteil? Eher hoch oder niedrig? Woraus ist dein Bett gemacht? Ist der Rahmen hart oder weich? Welche Farbe hat dein Bett? Gibt es da ein Nachtkästchen? Wie sieht das konkret aus? Welche Farbe hat es? Hat es Laden, Fächer oder ein Türchen? Steht oder liegt etwas darauf? Wie ist der Boden vor dem Bett? Aus welchem Material, welcher Farbe? Gibt es einen Teppich vor dem Bett?

Und nun stell dir vor, wie du dich langsam auf dein Bett setzt. Noch nicht ganz reinlegen, nur hinsetzen. Deine Füße stehen dabei noch am Boden. Was spürst du? Bist du tief eingesunken? Ist die Sitzfläche (die Matratze) hart oder eher weich? Wie fühlt sich der Boden unter deinen Füßen an? Merke dir dieses Gefühl!

Stell dir vor, du legst dich gleich nieder, doch bevor du dich richtig ins Bett hineinlegst, blick dich noch einmal bewusst um: Was siehst du? Siehst du dasselbe, wenn du morgens aus dem Bett aufstehst? Wenn nicht, was ist am Abend vor dem Reinlegen anders als am Morgen, bevor du aufstehst?

Und nun, während du dir diesen Moment, in dem du die Bettkante mit den Beinen überschreitest, ganz bewusst machst, diesen Augenblick direkt beim Hinlegen und beim Aufstehen, stelle dir eine wichtige Frage, die dir ab sofort immer in den Sinn kommt, wenn du genau diesen Moment des Zu-Bett-Gehens und genau diesen Moment des Aufstehens real erlebst. Die Frage lautet: **„Mit welcher Freude lege ich mich hin, und mit welcher Freude stehe ich auf?“**

Jeder Tag birgt kleine Freuden, auf die wir zurückblicken können, wenn wir ins Bett gehen. Und jeder neue Tag bringt zahlreiche Gelegenheiten, auf die wir uns freuen können. Dadurch genießen wir nicht nur die Vorfreude, wir steigern dadurch die Möglichkeiten, freudvolle Dinge zu erleben.

Die Antworten werden wahrscheinlich jeden Tag ein wenig anders aussehen. Vielleicht freust du dich an einem Tag darüber, dass du etwas geschafft hast, was du dir schon lange vorgenommen hast, und an einem anderen Tag, dass du eine innige Zeit mit einem Freund hattest, oder über ein besonders schönes Erlebnis in der Natur oder ein besonderes Erfolgserlebnis in der Arbeit. Und auch worauf du dich freust, kann unterschiedlich sein, wie z. B. ein freies langes Wochenende oder ein Kinobesuch mit Freunden oder der Abschluss eines Projekts. Es können aber auch Dinge sein, die sich wiederholen, wie z. B. ein täglicher Spaziergang mit deinem Hund oder ein schönes, allmorgendliches Selbstfürsorge-Ritual, das du dir angewöhnst.

Wenn du möchtest, kannst du die Frage, die du dir beim Überschreiten der Bettkante stellst, ein wenig abwandeln, z. B. so: „Mit welcher Dankbarkeit steige ich ins Bett und mit welcher Dankbarkeit steige ich aus dem Bett?" Du könntest es auch so machen: beim Schlafengehen fragst du dich, „Was war das Schönste am heutigen Tag?" (siehe **Werkzeug „Wohlbefindenstagebuch"**) und beim Aufstehen „Ich freue mich auf diesen Tag, weil…".

Stell dir die Frage vielleicht einmal laut und probier dann die anderen, um zu spüren, welche Variante dir mehr liegt! Und mach die Mentalübung erneut mit der Fragestellung, die sich für dich am besten anfühlt.

Wichtig ist, dass du die Bettkante ab sofort nicht mehr „ohne" überschreitest! Ab jetzt gilt auch für dich die Bettkantenregel: „Überschreite die Bettkante niemals ohne aufbauende Gedanken!".

Einsatzbereich Praktische Selbstfürsorge für jeden Tag. Sich (wieder) positiv ausrichten, aus einem Stimmungstief oder depressiver Verstimmung holen. Lebensfreude steigern. Die eigenen Ressourcen erweitern.

4.2.6 Die Beweis-Hupe

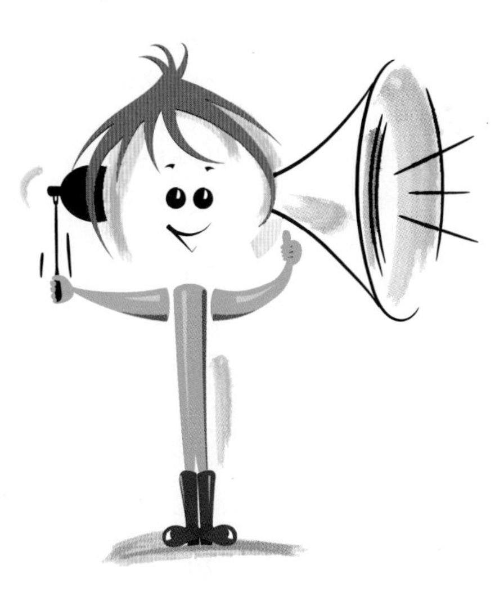

Auch wenn es einmal im Leben nicht so glatt läuft, macht es Sinn, optimistisch gestimmt zu bleiben. Mit der Beweis-Hupe schaffen wir es, uns auf humorvolle Weise rasch von den positiven Seiten des Lebens zu überzeugen.

„Heute ist ein herrlicher Tag! Egal was geschieht, es kann mich nichts aus der Ruhe bringen. Ich freue mich über jeden Menschen, der mir heute über den Weg läuft, und genieße diese Begegnungen." Versuche doch einmal, mit solchen Gedanken in den Tag zu starten, und warte ab, was passiert.

Man könnte diesem Experiment auch eine andere Richtung geben, mit beispielsweise solch einer Denkweise: „Ich habe keine Lust aufzustehen. Heute ist ein mieser Tag. Alle Menschen nerven mich. Am liebsten würde ich heute allen aus dem Weg gehen." Ich sagte, man könnte, doch tu es bitte lieber nicht. Du hast bestimmt eine Vorahnung, was das bewirken kann, wie dieses Experiment ausgehen könnte. Vieles von dem, was du tagsüber erlebst, wird deine Morgentheorie bestätigen. Wir alle kennen solch eine selbsterfüllende Prophezeiung. Die eigenen Erwartungen beeinflussen unser Denken und Verhalten. Das funktioniert in die positive Richtung ebenso wie in die negative. Deine Aufmerksamkeit fließt dorthin, wohin du sie wendest. Würdest du mit Miese-Laune-Gedanken in den Tag starten, würden dir die netten Dinge gar nicht auffallen, schließlich hast du dich bereits beim Aufwachen davon überzeugt, dass alles nervt und sowieso der Tag ganz mies verläuft.

Wir sollten uns stets daran erinnern: die Welt ist nicht immer so, wie sie uns erscheint! Wir bauen uns unsere eigene Realität durch unsere Gedanken. Je nachdem, wie wir die Dinge beurteilen, erscheint uns die Realität. Dieser kluge Ausspruch soll vom römischen Kaiser und Philosophen Marcus Aurelius stammen: **„Das Leben ist das, wozu unsere Gedanken es machen!"**

Von ihm soll auch diese Weisheit sein: „Wenn du Scharfsinn besitzt, so zeige ihn in weisen Urteilen". Du besitzt doch Scharfsinn, oder? Na klar! Du bist ein kluger Mensch, und deshalb bist du auch clever genug, deine Gedanken und Bewertungen zu überprüfen.

Du kannst über deine Denkweise ein wenig reflektieren. Schau, was dir tagsüber so durch den Kopf geht. Damit meine ich nicht, dass du alles hinterfragen sollst, vielmehr geht es darum, sich bewusst zu machen, in welche Richtung dich deine Gedanken führen. Bringen sie dich eher auf einen destruktiven, hinderlichen Weg? Oder sind sie förderlich und bringen dich weiter? Die Frage ist, sind es Frustgedanken oder bauen sie dich auf?

Anleitung Eine spaßige Methode, dich für deine Denkrichtungen zu sensibilisieren, ist, deine innere Beweis-Hupe zu aktivieren. Und das geht so:

Schritt 1: Die Hupe installieren So wie du dir in deinem Handy individuelle Klingeltöne für diverse Anrufer einrichten kannst, so wollen wir nun mental unterschiedliche Hupgeräusche zu unterschiedlichen Gedanken installieren. Manche Hupgeräusche sind schrill und laut, andere melodiös, fröhlich oder lustig. Such dir nun zwei unterschiedliche Klänge aus.

Einen fröhlichen, z. B. „Ta-ta-ta-taaaa“ für positive, lebensbejahende Anschauungen, wie beispielsweise „Heute ist ein guter Tag“ oder „Es gibt so viele liebe Menschen auf der Welt“, und einen lustigen, kurzen Hupton, z. B. „Piiiep“ für alle destruktiven, unguten Bewertungen, wie beispielsweise „Alle Menschen nerven“ oder „Heute geht alles schief“.

Nachdem du zwei unterschiedliche Geräusche gefunden hast, lass deine innere Hupe bei jedem Gedanken in den nächsten drei Stunden tröten. Wenn du alleine bist, dann mach es lautstark. So ist die Wirkung intensiver. Oder mach ein lustiges Familienspiel daraus und weihe deine Angehörigen ein. Alle dürfen mitmachen. Das wird ein Spaß! Lauter lustige Hupgeräusche in eurem Haus.

Schritt 2: Die Beweis-Hupe aktivieren Nachdem du nun deine Hupentöne installiert hast, können wir die Beweishupe aktivieren. Und zwar sammeln wir nun in den kommenden drei Tagen Beweise für deine Bewertungen. Immer wenn eine deiner Behauptungen bestätigt wird, lass das Hupgeräusch ertönen. Kommen wir auf das Beispiel ganz oben im ersten Satz zurück, „Heute ist ein herrlicher Tag!“ So kannst du es beweisen: Sobald du etwas erlebst, siehst, entdeckst, das diesen Satz bestätigt, lass deine fröhliche Hupe ertönen: Ta-ta-ta-taaaa! Das muss ja nicht ganz laut sein. Du kannst es auch ganz leise vor dich hin summen, so als würdest du ein kleines Lied anstimmen. Zum Beispiel: Du siehst, wie die Sonne durchs Fenster strahlt: Ta-ta-ta-taaaa! Im Radio ertönt dein Lieblingslied: Ta-ta-ta-taaaa! Unterwegs lächelt dich ein Fremder freundlich an: Ta-ta-ta-taaaa! Du findest rasch einen Parkplatz: Ta-ta-ta-taaaa! Im Supermarkt lässt dich an der Kassenschlange jemand vor: Ta-ta-ta-taaaa!, usw.

Achtung! Ganz wichtig! Bitte betätige deine Beweis-Hupe nur für diese positive Gedankenrichtung. Zwar ist es sinnvoll, sich auch für die andere Denkrichtung zu sensibilisieren, damit einem bewusst wird: „Hallo, jetzt hab ich wieder einen unguten Gedanken", doch verstärken wollen wir den nicht. Unsere wohltuenden, aufbauenden Gedanken und Bewertungen wollen wir intensivieren. Das gelingt uns hervorragend mit der Beweis-Hupe. Viel Spaß beim Ausprobieren!

Einsatzbereich Sich für die eigene Denkweise sensibilisieren; positives Denken fördern; aufbauende Gedanken verstärken; sich Gutes tun; Selbstbewusstsein fördern; Ressourcen erweitern.

4.2.7 Der Bruststein-Heber

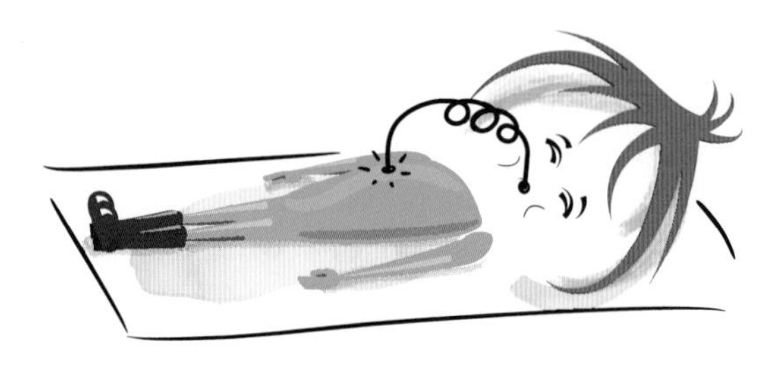

Manche Menschen spüren, wenn sie etwas emotional belastet, einen enormen Druck auf der Brust, so als ob ein Stein auf dem Herz liegen würde. Als erste Hilfe gibt es den Bruststein-Heber. Dieses Werkzeug löst solche Beklemmungen. Damit dir (d)ein Stein vom Herzen fällt.

„Es ist, als ob ein schwerer Stein auf meine Brust drückt", meinte Michaela, als sie in die psychologische Praxis kam, und sie ist bei Weitem nicht alleine mit diesem Gefühl. Wenn man im wahrsten Sinne des Wortes etwas auf dem Herzen hat, kann sich die psychische Belastung durch solch eine Körperempfindung ausdrücken. In Michaelas Beispiel war es die Krebserkrankung ihres Vaters, die sie bedrückte. Immer, wenn es dem Vater schlechter ging, drückte der Stein plötzlich noch schwerer auf die Brust. Es schnürte ihr den Brustkorb so sehr zusammen, dass sie kaum Luft bekam und ihr schwindelig wurde. In so einem Fall geht es zuerst darum, erste Hilfe zu leisten, Werkzeuge zur Verfügung zu stellen, die sofort Erleichterung bringen. Unbedingt sollte auch ein Arzt abklären, ob aus medizinischer Sicht alles in Ordnung ist. Dann kann man sich dem zugrunde liegenden Problem widmen.

Wenn jemand durch psychischen Druck Beklemmungen hat und das Gefühl, keine Luft zu bekommen, sollte man die Atmung überprüfen. Ohne dass es einem bewusst ist, atmet man bei Stress meist sehr oberflächlich, was dazu führt, dass der Organismus nicht richtig mit Sauerstoff versorgt wird, wodurch noch mehr Stress entsteht. Also bat ich Michaela, erst einmal zu beobachten, wie tief ihr Atem fließt. Sie sollte ihre Hand auf jene Stelle ihres Brustkorbs legen, wo der Atem hingeht. Bei tiefer Entspannung fließt der Atem bis in den Bauch, bei starker Anspannung oft nur bis zum Hals oder Schlüsselbein. Und genau da positionierte Michaela ihre Hand, direkt am Hals in der Höhe des Schlüsselbeins. Nun zeigte ich ihr die ruhige Bauchatmung und bat sie, mit dieser Technik zu versuchen, langsam den Atem etwas weiter hinunterfließen zu lassen. Ganz ohne Mühe, sondern einfach nur den Atem einfließen lassen und schauen, ob er tiefer fließt. Langsam legte sie ihre Hand etwas weiter unten auf ihren Brustkorb. Das war schon ein gutes Zeichen, dass ihr das so rasch gelungen ist, den Atem zu vertiefen. Nun konnten wir die Vier-Takt-Atmung ausprobieren. Mit dieser Übung erwirkt man sofort ein Gefühl von mehr Leichtigkeit am Brustkorb, und durch das Wiederholen erweitert sich der Brustkorb und der „Stein" auf der Brust verschwindet allmählich.

Anleitung Als Basisübung für den Bruststein-Heber ist die „ruhige Bauchatmung" zu empfehlen. Auf dieser aufbauend folgt die Vier-Takt-Atmung mit Imagination.

4.2.7.1 Die ruhige Bauchatmung

Beim Einüben der ruhigen Bauchatmung ist vorteilhaft, wenn du dich hinlegst oder aufrecht mit schulterbreitem Stand hinstellst. Der Grund ist, dass beim Sitzen der Körper ein wenig „abgeknickt" ist, und der Atem dadurch nicht so gut fließen kann.

Lege die rechte Hand ca. zwei Zentimeter unterhalb des Bauchnabels oder nimm ein Buch, das du dort hinlegst, und lege deine Hand auf das Buch. Damit kannst du das Heben und Senken der Bauchdecke noch deutlicher spüren. Nun atme über die Nase tief ein. Versuche mit deinem Atem bis in den Bauch zu kommen. Du spürst es, wenn die Bauchdecke sich hebt bzw. das Buch sich bewegt. Du kannst dir auch vorstellen, in deinem Bauch wäre ein Luftballon, den du mit deinem Atem auffüllen möchtest. Beim Ausatmen atme über den Mund, so als würdest du sanft eine Pusteblume verblasen.

Bereits jetzt beginnt sich der Brustkorb etwas zu weiten und du spürst, wie der Stein leichter wird oder verschwindet. Nun kannst du die Wirkung mit einer Imagination verstärken.

4.2.7.2 Die Steinschrumpf-Imagination

Die bildhafte Vorstellung, wie der Stein immer mehr schwindet, kannst du gleich jetzt gemeinsam mit der ruhigen Bauchatmung anwenden, oder dann mit der Vier-Takt-Atmung.

Wenn du das Gefühl hast, auf deiner Brust liegt ein schwerer Stein, der gegen den Brustkorb drückt, dann schau dir im Geiste den Stein einmal genauer an. Wie sieht er aus? Wie groß ist er? Welche Farbe und welche Form hat er? Wie hart ist der Stein (wie ist seine Konsistenz)? Ist er recht fest wie ein Diamant oder eher bröselig wie leichter Sandstein? Sobald du ein konkretes Bild von dem Stein hast, versuchst du ihn im Geiste zu zerkleinern.

Stell dir vor, beim Einatmen atmest du weitende, voluminöse Luft ein, die deinen Organismus optimal mit Sauerstoff versorgt. Beim Ausatmen löst sich der Stein langsam auf, und mit jedem Atemzug fließt ein Stück von ihm mit hinaus. Herein kommt frische, weitende Luft. Hinaus fließt, was dich belastet. Mit jedem Atemzug schrumpft der Stein, er wird kleiner und kleiner, bis er dann ganz verschwunden ist.

4.2.7.3 Die Vier-Takt-Atmung

Basis ist wie bei der ruhigen Bauchatmung: über die Nase einatmen – möglichst tief in den Bauch – und über den Mund ausatmen. Nun machen wir das in vier bzw. acht Takten. Du zählst beim Einatmen bis vier, dann hältst du den Atem vier Takte an und danach atmest du acht Takte aus. Versuch es gleich einmal. Du kannst auch mit der Hand oder mit dem Fuß den Takt klopfen. Klopfe in der Geschwindigkeit, in der sich das Einatmen mit vier Takten, das vier Takte lange Halten und das acht Takte lange Ausatmen gut ausführen lassen. Geübte können das im Gehen machen. Das klappt deshalb recht gut, weil man die Schritte als Taktgeber einsetzen kann. Außerdem hilft die Bewegung ebenfalls mit, den Stress abzubauen.

Die ruhige Bauchatmung und die Steinschrumpf-Imagination sind sozusagen die erste Hilfe, wenn der Brustkorb sich eng anfühlt. Die Vier-Takt-Atmung ist jenes Werkzeug, das den Stein dann nachhaltig verschwinden lässt. Deshalb empfehle ich, sie öfter zu praktizieren.

Zusätzlich sollten noch weitere Strategien angewandt werden, die dir helfen, mit dem zugrunde liegenden Problem gut umzugehen und den Stress abzubauen.

Übrigens: Auch ohne Bruststein sind die Atemtechniken anzuraten, denn sie wirken wunderbar entspannend!

Einsatzbereich Erste Hilfe bei starker psychischer Belastung, emotionalem Stress. Rasch wirkende Entspannungstechniken. Ergänzende Übung zum **„Entspannometer"**.

4.2.8 Der Chemie-Verbinder

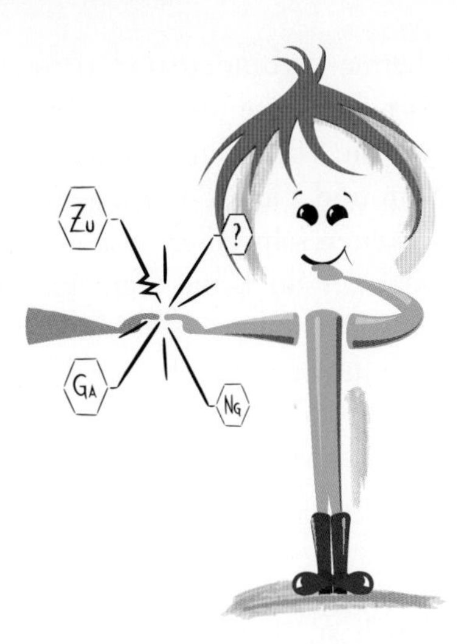

Wie schafft man es, auf andere sympathisch zu wirken? Wie kann man zu anderen Menschen Zugang finden, auch wenn die Chemie anfangs nicht stimmt? Der Chemie-Verbinder ist das beste Mittel, einen guten Draht zueinander zu finden und eine Gemeinschaft zu bilden.

Vielleicht beginnst du demnächst einen neuen Job, und es ist dir wichtig, bei den Kollegen einen guten Eindruck zu machen? Du möchtest sympathisch wirken – doch wie stellt man das am besten an?

Mit seinen Arbeitskollegen und -kolleginnen gut auszukommen lohnt sich für alle. Schließlich verbringt man mit den Leuten in der Arbeit oft mehr Zeit als mit dem eigenen Ehepartner. Doch selbst für Führungskräfte ist es oft nicht leicht, für ein gutes, gemeinschaftliches Klima zu sorgen. Dasselbe gilt auch in Familien, vor allem wenn sie ein wenig zusammengewürfelt sind und manche Patchwork-Teile scheinbar nicht kompatibel sind. Wie schafft man es, ein wenig Harmonie in die Gemeinschaft zu bringen? Ganz einfach: Finde heraus, worin ihr euch ähnlich seid. Gemeinsamkeiten sind der Chemie-Verbinder schlechthin!

Anleitung Es gibt zwei Wege, den Chemie-Verbinder einzuleiten: 1. Finde Gemeinsamkeiten und 2. schaffe Gemeinsamkeiten. Nun erfährst du, wie du diese beiden Wege beschreiten kannst.

4.2.8.1 Finde Gemeinsamkeiten

Ein guter Start, den Chemie-Verbinder einzurichten, ist, aufmerksam zu sein. Beobachte interessiert die Leute um dich herum. Höre gut zu, was sie erzählen. Finde heraus, welche Vorlieben, Hobbys und Interessen sie haben. Wie und wo leben sie? Sinn und Ziel ist dabei, gemeinsame Dinge herauszufinden, denn: Gemeinsamkeiten schweißen zusammen!

Gibt es eine Person, bei der du keine Gemeinsamkeiten findest? Dann bist du vielleicht zu sehr ins Detail gegangen. Versuche, eine Ebene höher zu gehen. Statt zu schauen, ob ihr denselben Fußballverein mögt, beachte, dass ihr beide Fußballfans seid. Anstatt zu schauen, ob der andere lieber Hunde oder Katzen mag, freue dich, dass ihr beide tierlieb seid. Wenn der andere ein Landschaftsbild über dem Schreibtisch hat, und du gerne in Feld und Wald fotografierst, dann ist die Gemeinsamkeit die Liebe zur Natur.

Sinnvoll ist, zuerst auf den kleinsten gemeinsamen Nenner zu schauen. Sobald du herausgefunden hast, dass ihr beide z. B. tierlieb seid, hast du schon ein gemeinsames Gesprächsthema. Sollte sich dabei auch noch herausstellen, dass ihr zufällig beide ein Tier aus dem Tierheim aufgenommen habt, ist das noch eine Gemeinsamkeit, und dann ist völlig unwichtig, ob der eine Hunde- und der andere Katzenbesitzer ist.

Wenn man jemanden von Haus aus nicht mag, dann achtet man eher auf seine Fehler. Deshalb ist wichtig, dem anderen erst einmal eine Chance zu geben.

Ein paar Tipps für deine Suche nach Gemeinsamkeiten:

- Egal ob eine Person fremd oder bekannt ist, versuche, sie möglichst unvoreingenommen neu kennenzulernen.
- Auf deiner Entdeckungsreise zu euren Gemeinsamkeiten achte zuerst auf kleinere gemeinsame Nenner.
- Der gemeinsame Nenner bietet bereits Zugang zueinander. Mit diesem Gesprächsthema hast du die Möglichkeit, weitere gemeinsame Vorlieben und Interessen aufzuspüren.

4.2.8.2 Schaffe Gemeinsamkeiten

Ob in der Familie oder in der Firma oder im Verein, es gilt: Gemeinsame Erlebnisse schweißen zusammen!

Gestalte gemeinsame Abenteuer. Entdecke gemeinsam Neues. Macht z. B. einen Betriebs- oder Familienausflug in einen Klettergarten, wandert gemeinsam auf einen Berg, besucht miteinander einen Töpferkurs, erlernt zusammen eine neue Computersprache oder Ähnliches.

Völlig gleich, wie sympathisch man sich vorher war, nach dem gemeinsamen Erlebnis hat man etwas, das einen für immer verbindet. Gemeinsame Abenteuer bleiben im Kopf!

Einsatzbereich Beziehungsresilienz fördern. Der Chemie-Verbinder ist ein hilfreiches Werkzeug, um sympathisch zu wirken und eine gute Gemeinschaft zu bilden.

4.2.9 Die Dankstelle

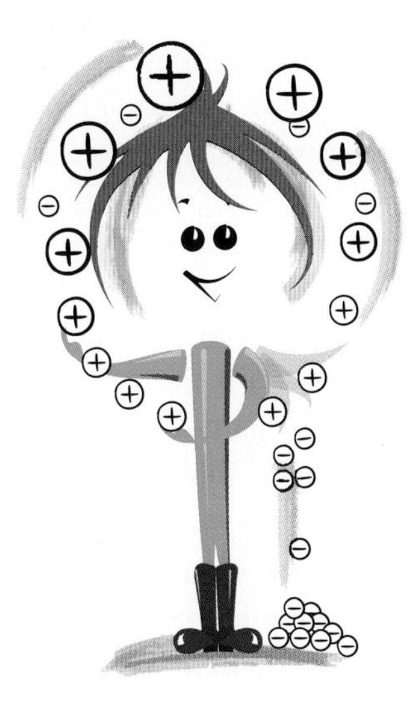

Stell dir vor, du hast einen Ort, an dem deine Seele jederzeit auftanken kann. Mit der Dankstelle hast du eine bereichernde Energiequelle, mit der du jederzeit aus dem Vollen schöpfen kannst.

Manchmal platzen wir fast vor Neid, wenn andere bekommen, was wir gerne hätten. Ein wenig neidisch sein hat noch keinem geschadet, es kann ja auch motivierend wirken. Doch wenn dieses Gefühl, selbst weniger zu haben oder zu sein, überhand nimmt, ist das äußerst ungesund. Von Zeit zu Zeit kommt es auch vor, dass man frustriert ist, weil einem etwas nicht gelingt, weil man seine Ziele nicht erreicht oder die eigenen Erwartungen nicht erfüllt werden. Mit der Dankstelle kannst du derart destruktive Gefühle ganz rasch loswerden.

Dankbarkeit ist eine der größten Energiequellen für unsere Seele, denn: Wenn wir dankbar sind für das Gute in unserem Leben, bekräftigen wir unser Dasein und erkennen an, dass es Dinge gibt, für die es sich zu leben lohnt. Dies bestätigt der Dankbarkeitsforscher und Psychologie-Professor Robert A. Emmons (2008).

Richte deine persönliche Dankstelle ein. So kannst du dich jederzeit positiv aufladen und gibst Neid, Frust und Unzufriedenheit gar keine Chance.

Anleitung Es gibt zwei Varianten der persönlichen Dankstelle: Die beständige Dankstelle, die du an einem fixen Ort einrichtest, und die mobile Dankstelle.

4.2.9.1 Die beständige Dankstelle

Finde einen Ort in deiner Wohnung oder am Arbeitsplatz, an dem du eine fixe Dankstelle für dich einrichten kannst. Das kann z. B. eine Pinnwand sein oder eine Schranktüre oder eine andere freie Fläche, die du dafür nutzen kannst.

Nun starte mit einem Rundumblick auf dein Leben mit dem Augenmerk auf Dinge, für die du dankbar sein kannst.

- **Schau zurück** in die Vergangenheit und frag dich: Wo in den letzten Tagen, Wochen und Monaten gab es ganz besondere Erlebnisse, für die ich dankbar sein kann? Welche Dinge, welche Begegnungen waren für mich besonders dankenswert?
- **Blick dich in der Gegenwart um:** Wem oder wofür kann ich heute dankbar sein? Das können ganz kleine und auch ganz große Sachen sein, wie z. B. ein liebes Wort von deinem Partner, Wertschätzung vom Chef, die Freude darüber, dass man an diesem Tag schmerzfrei ist, die gute Note der Tochter, das freudige Schwanzwedeln deines Hundes usw.
- **Schau nach vorne** in die Zukunft: Was meinst du, was die nächsten Tage, Wochen und kommenden Jahre bringen könnten, wofür du dankbar sein kannst?

Mach dir zu deinen Ideen Notizen, schreib dir Stichworte auf, zeichne kleine Skizzen, sammle Symbole, drucke Fotos aus oder schneide Bilder aus Zeitschriften aus, welche die Dinge, für die du dankbar bist, symbolisieren. Das kannst du jetzt sofort angehen. Und du kannst auch künftig wachsam mit der **Dankbarkeitsbrille** durch den Tag gehen und dir direkt in einer dankenswerten Situation ein Symbol oder Foto mitnehmen: das Geschenkband vom Urlaubsmitbringsel deiner Kollegin, ein kleines Säckchen mit Sand und Muscheln, das Etikett vom gemeinsam mit einem lieben Menschen getrunkenen Wein, ein Foto vom Lächeln deines Kindes, ein Kieselstein vom Spaziergang usw.

Nun befestigst du all deine Lieblingsdankessymbole auf deiner Pinnwand oder Kühlschranktür – oder wo auch immer du dir deine Dankstelle einrichtest. Nun begutachte deine persönliche Dankstelle. Freu dich über die vielen Dinge, für die du dankbar bist.

Besuche die Dankstelle regelmäßig, z. B. bevor du aus dem Haus gehst oder wenn du nach Hause kommst. So sensibilisierst du dich für die wundervollen Energiequellen, die dir tagtäglich begegnen.

Ergänze deine Dankstelle nach und nach und bestücke sie mit neuen Gegenständen und Bildern. Du kennst sicher den Gewöhnungseffekt bei den schönen Urlaubsbildern an der Wohnzimmerwand, die du nach ein paar Wochen kaum mehr wahrnimmst. Halte deine Dankstelle lebendig, indem du sie immer wieder neu gestaltest. Nimm dir einmal pro Woche Zeit, um deine Dankstelle neu zu bestücken!

Dankbarkeitsstudien haben ergeben, dass ein kleiner Wochenrückblick über Dankbarkeitsmomente langfristig das Glücksniveau heben (Emmons 2008).

4.2.9.2 Die mobile Dankstelle

Zusätzlich kannst du dir auch eine kleinere, mobile Dankstelle für alle Fälle gestalten, indem du eine schöne Schatulle oder eine kleine Box mit deinen Symbolen füllst. Wenn du weißt, dass du etwas Schwieriges oder Stressiges vorhast, beruflich auf Reisen bist, dann nimm dir deine mobile Dankstelle mit und ergänze sie unterwegs.

Einsatzbereich Psychohygiene, psychische Energie auftanken, sich positiv stimmen, Zufriedenheit und Glück fördern, Missgunst und andere destruktive Gefühle eindämmen, stabiles seelisches Wohlbefinden.

4.2.10 Der Depressionshemmer

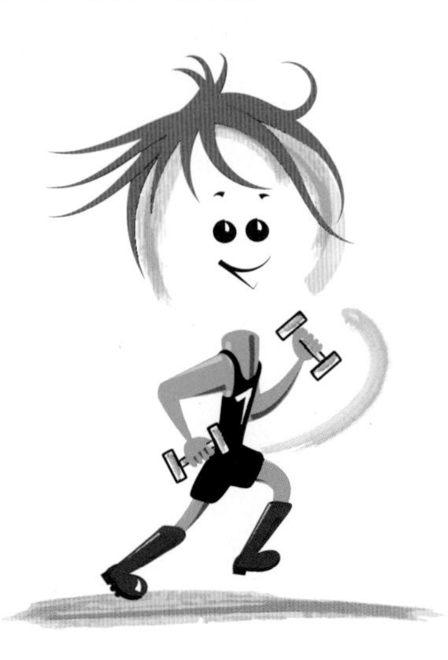

Wie kann man Depressionen den Wind aus den Segeln nehmen? Mit dem Depressionshemmer kannst du dir selbst helfen, wenn sich depressive Verstimmungen einschleichen, damit du dich besser fühlst, und vorbeugend etwas tun, damit du erst gar nicht depressiv werden kannst.

Erleidet man eine Depression, ist das Gleichgewicht der Signalstoffe Serotonin, Noradrenalin und Dopamin gestört, weshalb bei dieser Hirnstoffwechselstörung ab einem gewissen Schweregrad auch Medikamente sinnvoll sind. Doch wichtig ist für uns zu wissen, dass es einiges gibt, was man selbst tun kann, um eine Depression zu verhindern und zu lindern. Bei all diesen Maßnahmen gilt: Je früher man eine depressive Verstimmung erkennt, umso besser kann man dem Voranschreiten vorbeugen.

Je früher man bemerkt, dass sich eine solche Stimmung einschleichen könnte, umso wirksamer kann man einschreiten. Menschen, die zu depressiven Verstimmungen neigen, sollten daher ganz besonders auf typische Vorzeichen achten. Betroffene schildern, was die Wahrnehmung betrifft, ist es, als ob ein Nebel aufzieht oder als hätte man eine graue Brille auf. Die Welt wird nicht mehr so farbenprächtig und lebendig erlebt. Insgesamt wird die Wahrnehmung eingeengt. Die Stimmung sinkt. Manch einer fühlt sich leicht angegriffen und reagiert gereizt. Gefühlsmäßig stumpft man ab. Die Gedanken werden düster. Selbstzweifel kommt vermehrt auf, man stellt Dinge infrage und traut sich nichts zu. Typisch sind auch Kopf- oder Bauchschmerzen, Appetit- und Schlafprobleme. Früher bezeichnete man die Depression als „Losigkeitssyndrom", weil die Menschen z. B. freudlos, lustlos, antriebslos werden. Deshalb kann man am besten so früh wie möglich oder noch besser vorbeugend etwas tun! Besonders hilfreich ist es, ein **Wohlbefindenstagebuch** zu führen. Dieses Werkzeug findest du weiter hinten.

Bei der oft als Herbst-Winter-Depression bezeichneten „saisonal abhängigen Depression", die sich durch Energiemangel und Stimmungstief zeigt, kann man sich beispielsweise mit Tageslichtlampen behelfen. Das Wichtigste ist, sich möglichst oft im Freien aufzuhalten, weil diese Form der depressiven Verstimmung durch Lichtmangel ausgelöst wird. Wer beispielsweise täglich um die Mittagszeit einen Spaziergang macht und Sport treibt, hat besonders gute Karten, solch ein Stimmungstief erst gar nicht zu bekommen.

Zahlreiche Studien bestätigen, wie gut man mit Sport Depressionen vertreiben oder noch besser vorbeugen kann. Ein internationales Forscherteam (Forscher aus Brasilien, Belgien, Australien, den USA und Schweden) analysierte insgesamt 49 Kohorten-Studien, bei denen untersucht wurde, ob körperliche Aktivität das Depressionsrisiko reduziert. Dabei wurden die Angaben von 266.939 Personen berücksichtigt, und es wurde die Befragung nach durchschnittlich 7,4 Jahren wiederholt. Die Datenauswertung konnte belegen, dass jene, die sich nur wenig bewegten, ein größeres Depressionsrisiko hatten als die aktiven. Der schützende Effekt tritt in jeder Altersklasse gleichermaßen auf. Ein weiteres wichtiges Ergebnis ist, dass zwölf Prozent der Depressionen bereits durch eine Stunde sportliche Aktivität pro Woche verhindert werden können. Diese Studie über eine viertel Million Menschen macht deutlich, dass aktive Menschen vor Depressionen geschützter sind und zwar unabhängig von Herkunft, Alter und Lebensstil (Schuch et al. 2018). Diese positiven Effekte von Aktivität wollen wir uns als **Depressionshemmer** zunutze machen!

Anleitung Der größte Feind jeder Depression ist die Aktivität! Das beste Rezept, um Depressionen vorzubeugen oder rechtzeitig aufzuhalten, ist also Bewegung. Der Depressionshemmer funktioniert in drei Schritten.

1. Finde heraus, welche Aktivitäten dir Spaß machen!

Nimm dir für die kommenden vier Wochen mindestens einmal pro Woche vor, eine sportliche Aktivität auszuprobieren! Dazu gibt es viele Möglichkeiten. Schau dich in deiner Umgebung um, welche Kursangebote oder

Workshops es gibt. Das darf ruhig auch im Nachbarort oder in der nächsten Stadt sein, damit du in Schwung kommst. Frag Freunde, was sie so an Sport schon ausprobiert haben und welche Ideen sie haben. Du kannst auch im Internet schauen, vielleicht findest du ein Anleitungsvideo einer neuen Sportart und kannst es auf diese Art testen. Finde heraus, was dir zusagen könnte, es gibt so viele neue Sportarten für drinnen und draußen auszuprobieren: Bouldern, Faszientraining, Kettlebell-Workouts, Pilardio, Skiken, Slacklinen, Sling-Training, Smoven, Tabata, Zumba, …

Ob die jeweilige Sportart etwas für dich ist, weißt du erst, wenn du sie ausprobiert hast. Aber auch ganz herkömmliche Sportarten solltest du (wieder einmal) versuchen, wie z. B. Joggen, Walken, Wandern, Schwimmen, Rudern, Paddeln. Erlaubt sind auch Aktivitäten wie z. B.Tanzen oder Trampolinspringen.

Glückliche Menschen machen Luftsprünge Embodiment-Studien haben gezeigt, dass Springen, vor allem Trampolinspringen, ein ausgezeichneter Stimmungsaufheller ist (Tschacher und Storch 2017). Selbst bereits an Depression Erkrankte fühlen sich nach täglichem Trampolinspringen rasch viel besser. Und Tanzen kann man auch ohne Partner, z. B. Discotanzen zu Hause alleine zwischendurch zur Lieblingsmusik. Oder du besuchst einen Linedance-Kurs.

Alles, was du schon lange nicht mehr oder noch nie gemacht hast, ist es wert auszuprobieren. Schon die Tatsache, dass du etwas Neues machst, steigert deine Stimmung.

2. Routine beim Aktivsein

Finde zwei bis drei unterschiedliche Aktivitäten, die du ab jetzt regelmäßig machst. Und das können ganz fitte genauso wie wenig fitte Leute, nämlich in dem Maß, in dem es für sie passt. Der eine fordert sich mehr, der andere macht es ganz sanft. So wie es für dich gut ist. Selbst wenn du bisher so gut wie keine Bewegung hattest, kannst du nun z. B. zweimal pro Woche einen Spaziergang machen oder zur Lieblingsmusik tanzen. Du könntest z. B. einmal pro Woche einen Fitness-Kurs besuchen, ein bis zwei Mal pro Woche joggen, oder vielleicht möchtest du am Wochenende eine Wanderung machen, paddeln, schwimmen oder Ähnliches.

Behalte diese sportliche Betätigung für die kommenden zwei Monate bei. Auch wenn du einmal keine große Lust hast, tu es trotzdem. Such dir auch Alternativen. Wenn es etwa draußen regnet, gehst du ins Schwimmbad.

Auch wenn du dich gerne für dich alleine bewegst, lohnt es sich, auch eine Sportart in Gesellschaft zu machen. Die Nachhaltigkeit ist in einer

Kursgruppe viel eher gegeben. Wenn man sich in einer fröhlichen Runde wohl fühlt, überwindet man sich leichter, wenn man einmal keine Lust hat. Deshalb ist es wirklich sehr zu empfehlen, dass du dir auch eine Gruppenaktivität aussuchst, die zu dir passt.

3. Gib der Depression keine Chance!
So wie es für dich Gewohnheit geworden ist, dich täglich zu duschen, die Zähne zu putzen und die Kleidung zu wechseln, genauso selbstverständlich werden deine Aktivitäten, wenn du sie regelmäßig machst. Solltest du dann aus irgendeinem Grund einmal verhindert sein, wird es dir sogar fehlen.

Noch ein Tipp: Wenn du bereits von einer Depression heimgesucht wirst, mach genau das Gegenteil vom dem, was sie dir sagt. Statt „zieh dich zurück“ geh hinaus unter Leute, statt „leg dich hin“ sei aktiv! Die Depression ist kein guter Ratgeber. Die Seelenklempnerin schon. Hol dir noch mehr Schwung mit weiteren hilfreichen Werkzeugen wie z. B. der Dankstelle, dem Energiespender, dem fröhlichen Lieschen, dem Gedankenstopper usw.

Einsatzbereich Depressionen vorbeugen und bewältigen.

4.2.11 Der Emotionsausgleicher

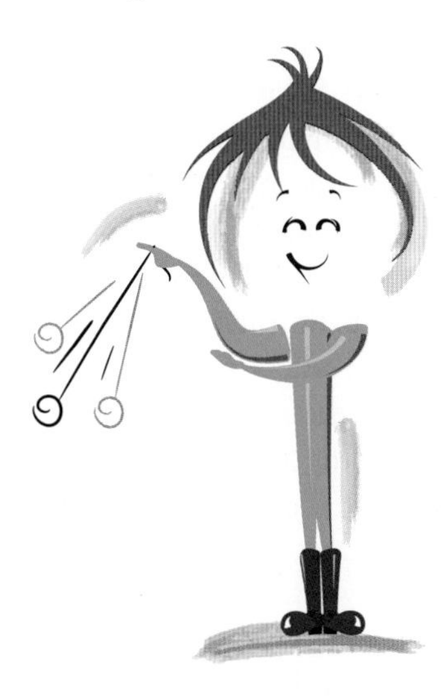

Die Wissenschaft hat es bestätigt: Menschen, die ein erfülltes Leben haben, gleichen ihre negativen Gefühle durch mehr positive aus. Mit dem Emotionsausgleicher gelingt es, Ärger, Angst und Sorgen schrumpfen zu lassen.

Unterschiedliche Wissenschaftler aus verschiedenen Forschungsrichtungen kamen zufällig zum selben Ergebnis: Bei Menschen, die ein erfülltes, zufriedenes Leben führen, überwiegen die positiven Emotionen beträchtlich.

Marcial Losada (1999) entwickelte ein mathematisches, auf nichtlinearer Dynamik basierendes Modell zur Identifizierung leistungsstarker Businessteams. Er beobachtete Teams bei Gesprächen und untersuchte dabei drei Aspekte:

- ob die Äußerungen der Personen eher positiv oder negativ waren,
- ob sich die Teilnehmer eher auf sich oder auf andere konzentrierten und
- ob ihre Aussagen eher fragend oder verteidigend waren.

Das Ergebnis seiner zahlreichen Untersuchungen zeigte: Leistungsstarke Teams wiesen eine höhere Konnektivität auf – sie konnten sich besser mit anderen vernetzen, weil in ihren Gesprächen das Positive erheblich überwog. In den anderen beiden Bereichen hingegen waren sie ausgewogen. Ihre Aufmerksamkeit war ebenso auf sich wie auf andere gerichtet, und sie verteidigten ihren Standpunkt ebenso, wie sie offen Fragen stellten.

Die Emotionsexpertin Barbara Fredrickson (2011) erforschte, wie das Verhältnis von positiven zu negativen Emotionen während eines Monats durchschnittlich ausfiel. Dabei fand sie heraus, dass negative Emotionen schwerwiegender sind, von den Menschen intensiver empfunden werden als die positiven. Allerdings treten bei gesunden Menschen die positiven Emotionen deutlich häufiger auf, nämlich in einem Verhältnis von mindestens 3:1.

Der Wissenschaftler Robert Schwartz entwickelte ein eigenes mathematisches Modell, bei dem der optimale positive Quotient bei 4:1 liegt, während depressive Personen unter 1:1 liegen (Fredrickson 2011).

John Gottman (2017) untersuchte jahrzehntelang in seinem „Ehe-Labor", was Pärchen zusammenhält oder trennt. Bei glücklichen, dauerhaften Beziehungen überwiegt das Positive mit dem Faktor 5:1.

So viele unterschiedliche Forschungsarbeiten kommen alle unabhängig voneinander zu einem Ergebnis, völlig gleich ob im Job, in der Partnerschaft oder auf die eigene Personbezogen. Ein erfülltes Leben zeichnet das Überwiegen positiver Emotionen aus. Auf diesen Erkenntnissen bauen wir unseren Emotionsausgleicher auf.

Anleitung Da sich die negativen Emotionen stärker auswirken, weil sie intensiver empfunden werden als positive, besteht unsere Aufgabe darin, Ausgewogenheit zu schaffen. Laut Fredrickson (2011) liegt der „Tipping-Point" genau bei 3:1. Unter diesem Verhältnis können positive Emotionen nicht das Negative ausgleichen. Das heißt, wenn wir ein unangenehmes emotionales Erlebnis kompensieren wollen, benötigen wir dazu mindestens drei positive.

Der Emotionsausgleicher liegt also in der Formel 3:1. Das bedeutet zweierlei:

1. Sorge im Alltag dafür, dass du mehr positive Gefühle erlebst.
2. Immer wenn du ein negatives emotionales Erlebnis hast, versuche dies möglichst rasch mit mindestens drei positiven Erlebnissen auszugleichen.

4.2.11.1 Steigere die positiven Emotionen in deinem Alltag

Eine ganz einfache Übung dazu geht so: Nimm dir ein Stück Wollfaden, eine Paketschnur oder ein dünnes Geschenkband, ca. 30 Zentimeter lang, und führe dieses Band stets mit dir, z. B. in der Hosentasche, in der Handtasche oder am Handgelenk. Jedesmal wenn du eine positive Emotion erlebst, machst du einen Knoten. Ziel ist, am Ende einer Woche möglichst viele Knoten zu haben. Dabei gibt es einen sich selbst verstärkenden Effekt. Durch die Fokussierung auf positive Gefühle verstärken sich diese. Eine positive Aufwärtsspirale wird in Gang gesetzt.

4.2.11.2 Gleiche negative emotionale Erlebnisse durch mindestens drei positive aus

Es gibt so viele Möglichkeiten, bewusst positive Emotionen zu erwirken, viele Anregungen dazu findest du in einigen Werkzeugen. Zum Beispiel kannst du deine Lieblingsdinge aufsuchen, wie es im **Energie-Spender** getan wird, oder Sachen machen, die dich erfreuen, wie es z. B. im **Wohlbefindenstagebuch** dargestellt wird, oder deine **Dankstelle** aufsuchen.

Dazu ein Anwendungsbeispiel:

Beispiel

Die tierliebe Erna hatte ein schreckliches Erlebnis. Sie wurde Zeugin, wie ein Mann seinen Hund grausam behandelte. Sie versuchte, den brutalen Kerl zur Vernunft zu bringen, indem sie auf ihn einredete. Erst nach einer Viertelstunde hatte sich die Lage beruhigt, und sie verließ schnell diesen Ort. Doch der Schrecken saß ihr so sehr in den Knochen, dass sie nur noch zitterte und völlig außer sich war. Sie verständigte den Amtstierarzt und sprach mit Freunden über den Vorfall, doch der Schock hielt an. Um sich zu beruhigen, ging Erna in ihren Garten zu ihren Hühnern, die ihr freudig entgegenliefen. Sie gab ihnen ein paar Leckereien, die ihr die Tiere aus der Hand fraßen. Danach schnappte sie sich ihren Hund, schwang sich aufs Rad und fuhr zu ihrem Lieblingsplatz im Wald. Dort spielte sie mit dem Hündchen Nachlaufen, wurf Stöckchen, die es schwanzwedelnd und eifrig wiederbrachte, und erfreute sich an seiner Lebensfreude. Dann setzte sie sich ins Gras und genoss die Ruhe und das frische Grün rings um sich herum, hörte ganz bewusst dem Gezwitscher der Vögel und dem Plätschern des Baches zu. Dann klingelte ihr Handy. Der Amtstierarzt rief sie zurück und bedankte sich für ihre Zivilcourage. Es stellte sich heraus, dass der Täter schon mehrmals auffällig geworden war, und nun konnte man eingreifen. Es überraschte sie positiv, dass der Veterinär sich bedankte, und sie war heilfroh, dass nun der Gewalttätigkeit ein Ende gesetzt wurde. Sie beschloss, am Abend ein paar Freunde einzuladen und für sie zu kochen. Schon beim Zubereiten der Speisen hatte sie nicht mehr an den schlimmen Vorfall gedacht. Als die Gäste sich köstlich unterhielten und ihr Mahl genossen, fühlte sie sich wohl, und die anregenden Gespräche brachten sie auf neue Ideen, die sie im Job einbringen wollte. So schaffte Erna Ausgleich zu einem schlimmen emotionalen Ereignis, und weil sie bewusst positive Erlebnisse herbeiführte, setzte sie eine Aufwärtsspirale in Gang.

Einsatzbereich Präventiv und nachhaltig das seelische Befinden steigern, eine positive Lebenseinstellung entwickeln, die Gefühlslage und die Stimmung positiv beeinflussen.

4.2.12 Der Energiespender

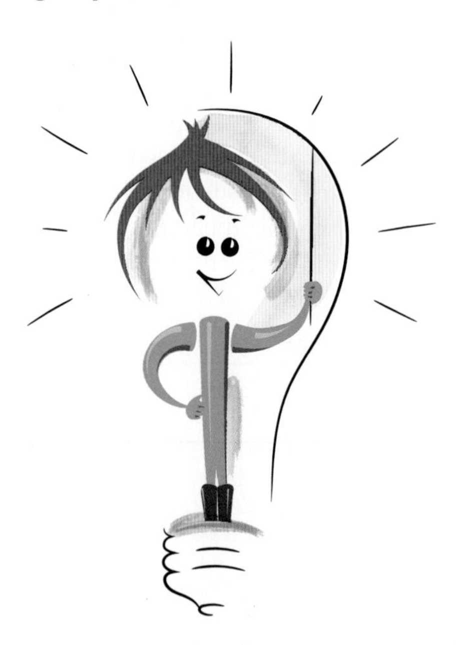

Einen Energiespender können wir alle gut zum Auftanken brauchen. Das Besondere ist: Dieses Werkzeug wirkt gleich mehrfach – einmal beim Anfertigen, einmal beim Anschauen und einmal beim Umsetzen. Viel Spaß damit!

Anleitung Für die Anfertigung dieses Werkzeugs benötigst du einen Behälter, der als Energiespender dient. Besonders gut eignet sich ein großes Gurkenglas oder ein ähnlich durchsichtiges Gefäß. Außerdem brauchst noch einen Stoß kleiner Notizzettel, einen Stift und 15 Minuten Zeit. Das bisschen Aufwand lohnt sich, denn die Wirkung ist sensationell. Hast du Lust, gleich loszulegen? Hast du alles vorbereitet? Dann starten wir.

4.2.12.1 So holst du dir die erste Energiespende

Denke einmal an deine Lieblingsdinge. Womit beschäftigst du dich besonders gerne? Was magst du am liebsten? Was tut dir besonders gut? Wie bereichernd und aufbauend die Beschäftigung mit solchen Dingen sein kann, beschreibt die Therapeutin und Autorin Carmen Kindl-Beilfuß (2017) in ihrem Buch „Einladung ins Wunderland". Sie bezeichnet dies als Schmetterlingsgedanken. Wenn ein Schmetterling mit dem Flügel schlägt, kann das enorme Auswirkungen haben.

Du findest hier ein paar Begriffe aufgereiht. Nimm dir einen Begriff nach dem anderen vor und notiere, was dir dazu einfällt, etwa was deine liebste Gegend ist. Bitte schreibe jedes einzelne Lieblingsding auf einen separaten Notizzettel. Es dürfen pro Begriff auch mehrere Zettel sein. Vielleicht hast du ja z. B. mehrere Lieblingsorte oder Lieblingsblumen. Wenn dir zu einem Wort nichts einfällt, ist das auch okay. Dann schau weiter zum nächsten Begriff. Und los geht's!

Welches ist dein/deine Lieblings…

- Ort oder Gegend?
- Baum?
- Blume?
- Tier?
- Mensch?
- Gedanke?
- Gefühl?
- Duft?
- Speise?
- Körperteil oder Körperstelle?
- Hobby?
- Sport oder körperliche Betätigung?
- Entspannungsmethode?

- Erholungsart?
- Erlebnis?
- Wunsch oder Ziel?

Hast du alle Lieblingsdinge, die dir dazu einfallen, auf kleinen Zetteln notiert? Und wie hat sich das angefühlt? Wenn wir diese Übung in Seminaren machen, zaubert die Beschäftigung mit den eigenen Lieblingssachen meist ein Lächeln ins Gesicht der Teilnehmer. Die Leute haben ganz unterschiedliche Ideen dazu, und es gibt auch keine richtigen oder falschen Antworten.

Beispiel

Dazu ein paar Beispiele von Vortragsbesuchern:

Lieblingsorte oder Gegenden: Lanzarote, bei mir zu Hause im Garten, Waldviertel…; **Lieblingsbäume:** Linde, wenn sie blüht, Kirschbaum, der alte denkmalgeschützte Baum im Park…; **Lieblingsgedanken:** Wochenende, Urlaub, an mein Enkelkind, Sommerferien…; **Lieblingsgefühle:** Freude, Lachen, Liebe, Badewanne…; **Körperteile oder Körperstellen** (hier geht es gar nicht so sehr um ästhetische Ansichten): wenn man dazu nicht gleich eine Idee hat, kann man sich auch fragen: Welchen meiner Körperteile bin ich besonders dankbar? Zum Beispiel den Füßen, weil sie mich überall hintragen, oder den Augen, weil sie mir die Welt zeigen…

Lieblingswünsche und Ziele: Bergwanderung auf einen Dreitausender, dass mein Papa wieder gesund wird, ein neues Auto, dass ich einen Job finde, der mich erfüllt und Freude macht…

4.2.12.2 So holst du dir die zweite Energiespende

Stelle den Behälter an einen Platz, an dem du oft vorbeiläufst, so, dass du ihn oft siehst. Nun kannst du deine Ideen falten, rollen oder gleich so in deinen Behälter geben. Lies dir deine Lieblingsdinge, bevor du sie einwirfst, noch einmal durch. Du kannst diese jederzeit ergänzen, denn ich bin sicher, dir fallen selbst auch noch Lieblingsdinge ein, die hier noch nicht genannt wurden.

Alleine dass du dir diesen Energiespender nun sichtbar aufstellst, ist eine Bereicherung. Manchmal genügt ein Blick dorthin und schon wird man an seine Lieblingsdinge erinnert. Jedes Mal, wenn du Energie auftanken oder dir Gutes tun willst, dann geh zu diesem Energiespender und zieh ein paar Zettel, die du dir dann laut vorliest.

Der Energiespender ist nicht nur ein Kopf-, sondern auch ein Handwerkszeug, denn das Nachdenken über deine liebsten Dinge tut gut, und ganz besonders energiereich ist, wenn du etwas tust, das mit deinen Lieblingsdingen in Zusammenhang steht.

4.2.12.3 So holst du dir die dritte Energiespende

Immer wenn du einen Energieschub brauchst, zieh einen Zettel und versuche das, was da oben steht, in irgendeiner Form zu verwirklichen. Wenn du z. B. deinen Lieblingsmenschen ziehst, dann ruf ihn an oder schau bei ihm vorbei. Solltest du deine Lieblingsblume ziehen, dann geh los und kauf dir oder pflücke dir ein Sträußchen davon. Oder du machst ein Foto von der Lieblingsblume. Wenn du deinen Lieblingsbaum ziehst, besuche und umarme ihn. Deine Lieblingskörperstelle kannst du liebevoll streicheln oder mit einer duftenden Lotion eincremen usw. Viel Spaß beim Umsetzen!

Einsatzbereich Übung zur Selbststärkung. Energie aufladen, damit es uns weiterhin gut geht. Kraft und Freude tanken, wenn es uns nicht so gut geht. Ressourcen bewusst machen und erweitern.

4.2.13 Die Entscheidungshelfer

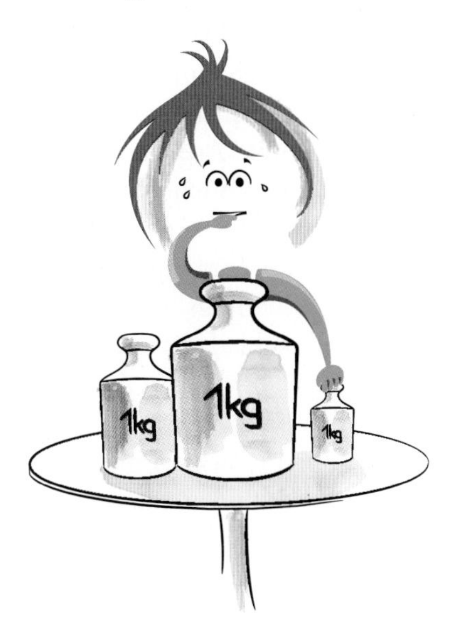

Entscheidungen zu treffen fällt nicht immer leicht, vor allem wenn es sich um eine bedeutende Sache handelt oder man unter Druck steht. Doch wer zu lange darüber nachdenkt, zu viele Leute um die Meinung fragt oder viel Information im Internet einholt, wird erst recht unschlüssig. Nimm dir lieber gleich einen dieser Entscheidungshelfer – sie erleichtern dir garantiert das Treffen von Entscheidungen!

4.2.13.1 Wie wir entscheiden

Was waren deine drei wichtigsten Entscheidungen deines Lebens? Kannst du dich noch erinnern, wie du diese damals gefällt hast? Ist dir die jeweilige Entscheidung leicht oder schwer gefallen? Hast du sie blitzschnell oder eher langsam getroffen? War es eher eine Kopf- oder eine Bauchentscheidung?

Die besten Entscheidungen treffen wir, wenn Herz und Hirn im Einklang sind. Oder wie es der Nobelpreisträger Daniel Kahneman (2016) formuliert: wenn System 1 und System 2 zusammenarbeiten. Diese Gehirnsysteme haben ganz unterschiedliche Leistungen. So ähnlich wie bei einem Computer.

Das System 2, unser rationaler Verstand, hat nur einen geringen Arbeitsspeicher. Es ist eher langsam und kann nur wenig Infos auf einmal verarbeiten. Dafür ist es präzise, detailliert und genau. Allerdings nicht unter starkem Stress. Denn dann wird Noradrenalin ausgeschüttet, was zwar das Reaktionsvermögen steigert, jedoch gleichzeitig Teile der Großhirnrinde abschaltet, weshalb unter starkem Stress rationale Entscheidungen kaum mehr möglich sind.

Hier kommt System 1 ins Spiel. Das automatisierte Denken und Verhalten in den Basalganglien ist auch unter starkem Stress möglich. Diese Kerngebiete unterhalb der Großhirnrinde sind für wichtige funktionelle motorische, limbische und kognitive Aspekte zuständig. Wir sprechen hier von dem System, das wir auch als Bauchgefühl (oder innere Seelenklempnerin) bezeichnen. Dieses System 1 hat einen enormen Arbeitsspeicher und verfügt somit über eine große Datenmenge. Informationen werden blitzschnell zur Verfügung gestellt, allerdings sind diese eher diffus und detailarm. Man hat sozusagen ein Gefühl dafür, was richtig ist, kann es jedoch nicht erklären.

Obwohl man oft hört „Bleib sachlich, triff die Entscheidung ganz rational“, ist das ein Rat, dem man nicht nachkommen kann. Tatsächlich sind wir gar nicht fähig, Verstandesentscheidungen ganz ohne Gefühl zu treffen. Und wie zahlreiche Studien belegen, ist es absolut sinnvoll, Kopf und Bauch – also beide Systeme – bei großen Entscheidungen mit einzubeziehen. Also hör auch auf deine Seelenklempnerin, die weiß oft mehr als dein Denkapparat.

Manchmal steht man vor einer schweren Entscheidung: Soll ich oder soll ich nicht? Ein wichtiger Tipp an dieser Stelle ist: Es geht nicht immer nur um diese zwei Möglichkeiten, erweitere deine Optionen! Dann ist wichtig, sich nicht unter Druck zu setzen! Bedenke, dass dein Verstand unter Stress nicht mehr gut funktioniert. Frag dich: „Was war mein erstes Gefühl?“ Solltest du bereits gestresst sein, dann höre erst recht auf dein Bauchgefühl und gewinne Zeit. Vielleicht muss die Entscheidung nicht sofort getroffen werden. Und noch eine Sache kann der Grund sein, weshalb es schwerfällt, sich zu entscheiden: Zu viel oder zu wenig Information. Hast du bereits im Internet recherchiert, mit vielen Leuten darüber geredet und nun das Gefühl, erst recht nicht weiterzuwissen, dann solltest du versuchen, ein paar Infos wieder zu streichen. Welche Quelle war wirklich hilfreich, vertrauenswürdig und nützlich? Alle anderen Infos kannst du vergessen. Umgekehrt: Vielleicht weißt du noch zu wenig über diese Sache, dann wird es Zeit, noch ein paar Informationen einzuholen. Die Entscheidungshelfer unterstützen dich dabei!

Anleitung Für deine künftigen Entscheidungen stehen dir folgende Entscheidungshelfer zur Verfügung: die Gewichtungsliste, die Auswirkungsfelder, das Tetralemma-Entscheidungsschema.

4.2.13.2 Die Gewichtungsliste

Vielleicht hast du dir ja schon einmal eine Liste gemacht, die dir bei deiner Entscheidung helfen sollte? Du nimmst ein Blatt Papier und einen Stift, machst dir zwei Spalten und listest Vor- und Nachteile auf.

Hier ein Beispiel von einer einsamen älteren Dame, die überlegte, sich einen Hund ins Haus zu holen. Die Frage war also: Hund ja oder nein. Ihre Liste sah so aus:

Vorteile:	Nachteile:
· Bin nicht mehr alleine	· Braucht viel Zeit
· Habe mehr Bewegung	· Kostet Geld
· Viel Freude	· Tierarztbesuche
· Habe Ansprache	· Wie wird das mit dem Urlaub?
· Kontakte mit anderen Hundebesitzern	· Was, wenn ich krank oder zu alt werde?

Oft wird einem von Leuten, die es gut meinen, empfohlen, eine solche Liste mit Vor- und Nachteilen zu machen, mit der Annahme, man sieht daran, was überwiegt. Doch so einfach ist das nicht. Wie man sieht, sind der Dame gleich viele Vor- wie Nachteile eingefallen. Um zu einem wirklich sinnvollen Ergebnis zu kommen, empfehle ich, die einzelnen Beweggründe erst einmal zu gewichten. Manche Argumente zählen wesentlich mehr als andere.

Frag dich: Wie ausschlaggebend sind die einzelnen Punkte? Wie viel zählen sie? Wie bedeutungsvoll ist der jeweilige Beweggrund für mich? (Auf einer Skala von 1 – sehr wenig bis 10 – absolut viel.)

Die Dame aus unserem Beispiel kam damit zu einem klaren Ergebnis. Nicht mehr alleine zu sein, zählte 10 Punkte, mehr Bewegung 8, viel Freude 10 Punkte, die Ansprache 9 und mehr Kontakte 3. Auf der Seite der Nachteile vergab sie den Argumenten, dass ein Hund Zeit und Geld in Anspruch nimmt und zum Tierarzt muss, jeweils 3 Punkte, zum Thema Urlaub bzw. dass sie krank werden könnte, hatte sie bereits Ideen und vergab hier 5 Punkte. Somit hatte sie nach der Gewichtung auf der Seite der Vorteile eine Summe von 40 und bei den Nachteilen 19 Punkte. Damit war ihr etwas klar geworden.

Sollte dein Ergebnis nicht ganz so eindeutig ausfallen, dann probiere einen der anderen Entscheidungshelfer.

4.2.13.3 Die Auswirkungsfelder

Soll ich es wagen oder soll ich nicht? Der Grund, weshalb wir uns manchmal nicht trauen, uns zu entscheiden, ist, dass wir negative Konsequenzen fürchten. Der Managementtrainer Ilja Grzeskowitz empfiehlt bei Veränderungen auch zu fragen, was passiert, wenn man sich nicht verändert (Grzeskowitz 2014). Hast du bei deiner Entscheidung auch schon einmal bedacht, welche Auswirkungen es hat, wenn du es nicht tust? Vielleicht sind dir in solchen Situationen die Auswirkungsfelder gute Entscheidungshelfer.

Statt einer Liste mit zwei Feldern machst du dir vier Felder (eine Matrix). Hier fragst du nicht nur:

- Was sind die Vorteile, wenn ich es tue? Und:
- Was sind die Nachteile, wenn ich es mache? Sondern auch noch:
- Was sind die Vorteile, wenn ich es nicht tue? Und:
- Was die Nachteile, wenn ich es nicht tue?

Das Beispiel von oben mit der Dame, die sich fragt, ob sie sich einen Hund anschaffen soll, könnte mit diesem Entscheidungshelfer so aussehen:

Vorteile – tun: Viel Freude, bin nicht mehr alleine, kann kuscheln, …	Nachteile – tun: Verantwortung, Kosten, …
Vorteile – nicht tun: Bin ungebunden, kann leichter auf Urlaub, …	Nachteile – nicht tun: Bin weiterhin einsam, werde depressiv,..

Sollte die Entscheidung nach diesem Auflisten der Auswirkungen vom Tun und Lassen immer noch nicht klar sein, kann man auch hier noch gewichten. Die einzelnen Argumenten je nachdem, wie bedeutungsvoll sie für einen sind, mit 1–10 Punkten bewerten.

Wenn du dir immer noch nicht sicher bist, gibt es für alle Fälle noch einen dritten Entscheidungshelfer.

4.2.13.4 Das Tetralemma-Entscheidungsschema

Das Tetralemma ist eine systemische Strukturaufstellung von Insa Sparrer und Matthias Varga von Kibéd (z. B. Varga von Kibèd und Sparrer 2018) und wird gerne als Coaching- und Beratungsinstrument eingesetzt, um den Entscheidungs- und Handlungsspielraum des Klienten zu erweitern.

In ein wenig abgewandelter Form kann es einem sozusagen im Selbstcoaching ein guter Entscheidungshelfer sein. Wirklich nützlich ist dieses Werkzeug vor allem dann, wenn wir glauben, wir hätten nur die zwei Möglichkeiten. In Wahrheit gibt es jedoch noch viel mehr als ja oder nein. Es hilft uns, die Optionen zu erweitern. Beim Entscheidungsschema gibt es nämlich nicht zwei, sondern mindestens fünf Möglichkeiten, die wir auskosten können: z. B. das eine, das andere, beides, keines von beiden, etwas ganz anderes.

Wie man das umsetzten kann, zeigt dieses Beispiel:

Beispiel

Franz wurde vom Chef eine Versetzung angeboten, was ihm ganz recht kommt, denn sein derzeitiger Job frustriert ihn. Anfangs war er sehr enthusiastisch und brachte viele Ideen ein, die zwar hochgelobt, aber dann nicht umgesetzt wurden. Genau das macht ihn unsicher, was soll sich am neuen Posten denn groß ändern? Deshalb freute er sich, als wir dann noch ganz andere Ideen entdeckten. Zuerst dachte er, es gäbe nur das eine oder das andere. Das eine: „Ich nehme die Versetzung an, es macht nur kurz Spaß, dann ist alles wie gehabt." Und das andere: „Ich bleibe, bin frustriert und der Chef ist enttäuscht." Doch dann fragte ich ihn, ob es nicht vielleicht noch ganz andere Ideen gäbe. Was könnte er denn sonst noch machen, außer das eine oder das andere? Er überlegte gar nicht lange: „Ich könnte mich selbständig machen" oder beides: „Ich mache mich selbständig und bleibe mit weniger Stunden."

Ich ließ Franz seine Optionen auf Papier notieren. Die großen Blätter verteilten wir am Boden und er stellte sich auf jeweils ein Blatt und reflektierte. Dabei ging er in sich und stellte sich vor, wie sich die jeweilige Möglichkeit anfühlt. Dabei konnte man ihm deutlich ansehen, wofür sein Herz schlägt. Das Ergebnis war: Er setzte seinen Herzenswunsch um, machte sich selbständig, dabei ging er jedoch auf Nummer sicher und verblieb anfangs mit nur wenigen Stunden in der Firma angestellt.

Vielleicht hast du Lust, den einen oder anderen Entscheidungshelfer gleich einmal auszuprobieren. Auch wenn gerade keine große Entscheidung ansteht. Du kannst es mit einem Beispiel ausprobieren. Vielleicht so etwas wie „Soll ich mir die schicke Bluse kaufen?“ oder „Soll ich am Wochenende einen Ausflug machen?“ oder „Soll ich auf das Fußballmatch gehen oder mit den Kindern einen Ausflug machen?“.

Alles was du einmal ausprobiert hast, bleibt dir im Gedächtnis hängen und, wenn du dann einmal tatsächlich eine schwierige Entscheidung treffen sollst, weißt du, was zu tun ist.

Einsatzbereich Kleine und große Entscheidungen klug treffen. Klarheit bei Entscheidungsschwierigkeiten bekommen.

4.2.14 Der Entspannometer

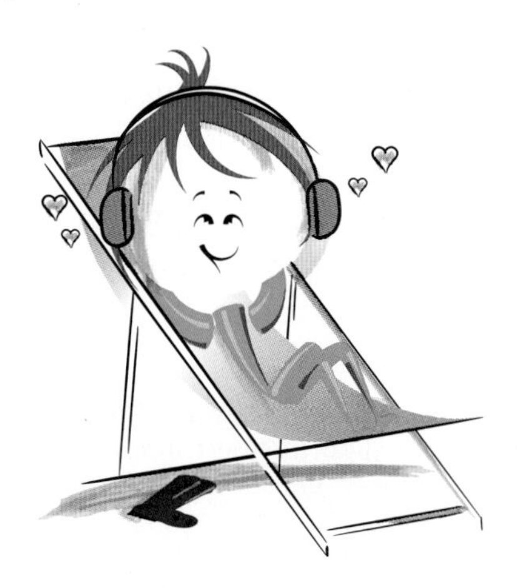

Manchmal ist einem gar nicht bewusst, wie angespannt man ist. Erst ab einem gewissen Grad, wenn der Stresspegel bereits recht hoch geklettert ist, bemerkt man die Auswirkungen: Nacken und Schultern haben sich schmerzhaft verspannt, jeder weitere Stress ist belastend, und auf Kleinigkeiten reagiert man gereizt. Mit dem Entspannometer geraten wir erst gar nicht in eine derart gestresste Lage, wir bleiben gelassen und können jederzeit überprüfen, wie entspannt wir gerade sind.

Wie macht es sich bei dir bemerkbar, wenn du angespannt und gestresst bist? Und woran erkennst du, ob du entspannt bist?

Ob wir entspannt sind oder nicht, lässt sich besonders gut auf den drei Ebenen abbilden:

- Körper – physiologisch
- Seele – emotional
- Geist – kognitiv

Wie ist dein Körper im entspannten Zustand? Wie reagiert deine Seele, wenn sie ganz entspannt ist? Welche Emotionen tauchen auf? Wie fühlst du dich dann? Und was macht dein Geist, wenn du zur Ruhe kommst, welche Gedanken gehen dir im entspannten Zustand durch den Kopf?

Meist sind unsere Gedanken, wenn wir entspannt sind, klar, geordnet und kreativ. Dabei entsteht eine erhöhte Aufnahme- und Lernfähigkeit. Noch dazu haben wir im Gehirn ein Ruhenetzwerk („Default Mode Network"), das immer dann anspringt, wenn wir ganz ohne Absichten sind und zur Ruhe kommen. Durch Gehirnscans konnten Forscher feststellen, dass in einem solchen Ruhezustand unterschiedliche Gehirnregionen miteinander kommunizieren, synchron aktiv werden, wenn wir uns entspannen. Diese Gehirnregionen sind zuständig für das Treibenlassen der Gedanken, Lernvorgänge, visuelle und motorische Aufmerksamkeitsareale, selbstbezogenes Denken und Assoziationen (Bezug zwischen dem Ich und der Umwelt). Man könnte meinen, dieses Ruhenetzwerk im Gehirn hat die Aufgabe, Vergangenes zu be- und verarbeiten (Erfahrungen und Lernvorgänge), sich gegenwärtig auf das, was kommen könnte, vorzubereiten und für unsere Zukunft Wünsche zu bilden. Obwohl oder gerade weil wir uns entspannen, wird unser Hirnkastel richtig aktiv.

Auch die Seele kommt zur Ruhe. Die Gefühlslage verändert sich, Stimmungen werden milder, negative Emotionen flachen ab und schaffen Raum für Wohlbefinden und angenehme Gefühlswahrnehmungen. Über die entspannten Körperwahrnehmungen stellen sich wohlige Gefühle ein. Speziell im Zusammenhang mit Entspannungsmethoden gibt es zahlreiche Untersuchungen, die zeigen, dass das regelmäßige Anwenden von gezielten Entspannungsmethoden wie z. B. Autogenem Training oder Progressiver Muskelentspannung zu mehr Gelassenheit und einem stabilen, positiven Selbstwert führt (Peterman und Vaitl 2014).

Der Körper zeigt besonders deutlich, ob wir gestresst oder entspannt sind, durch den gelassenen Ruhepuls, eine tiefe Atmung und entspannte Muskeln. Auf diesen drei Seiten können wir auch besonders gut ansetzen, wenn wir uns entspannen wollen.

Ob und wie sehr man entspannt ist, zeigt sich auf der Körperebene durch drei Indikatoren:

- Herzschlag
- Atmung
- Muskeltonus

Für Atmung und Herzschlag gilt: Je tiefer wir atmen, desto niedriger wird die Herzfrequenz. Umgekehrt steigt die Herzrate im angespannten Zustand, wenn wir flach atmen (also nur bis zum Schlüsselbein). Damit der vermehrt eingeatmete Sauerstoff zu den Organen weiterbefördert werden kann, muss das Herz mehr pumpen. Je schneller wir atmen, umso schneller wird der Puls.

Im entspannten Zustand und im Schlaf ist das Verhältnis von Atmung zu Herzschlag 1:4. Das sind ca. 15 bis 20 Atemzüge bei 60 bis 80 Herzschlägen pro Minute. Bei Männern liegt die Ruheatmung bei 12 bis 14 Atemzügen und bei Frauen bei 14 bis 15. Wer gezielte Entspannungsmethoden trainiert, kann diesen Parameter auf 6 bis 10 Atemzüge pro Minute reduzieren. Bei Belastung hingegen machen wir um die 30 Atemzüge pro Minute.

Natürlich gibt es auch Pulsmesser oder Apps, die uns die Körperwerte anzeigen. Doch wäre es nicht toll, wenn wir völlig unabhängig von solchen Geräten auch selbständig messen könnten, wie es gerade mit dem Herzschlag aussieht? Der Ruhepuls, jene Herzfrequenz, die man hat, wenn Körper und Seele nicht belastet sind, wird am besten gleich am Morgen noch vor dem Aufstehen gemessen. Dazu drückt man leicht mit den Fingern auf die Arterie an der Handgelenksinnenseite oder bei der Schlagader am Hals. Zähle, wie viele Schläge du in 30 Sekunden spürst, und multipliziere dies mit zwei.

Bitte probiere es gleich einmal aus. Wenn du bereits ein Viertelstündchen sitzt, kannst du deinen Ruhepuls schon messen. Schau, ob du ihn am Handgelenk oder am Hals erfühlen kannst, und stoppe 30 Sekunden. Wie viele Schläge hast du? Nun kennst du deinen Ruhepuls.

Ich empfehle dir, in den nächsten drei Tagen gleich, wenn du aufwachst, zu messen. Damit du mehrere Werte hast. Dann weißt du, in welchem Rahmen dein Ruhepuls liegt. Bei der Gelegenheit, also gleich nach dem Aufwachen, spür auch gleich, wie sich die Muskeln anfühlen, wenn sie noch im Ruhezustand sind, und wie du dabei atmest. So bekommst du ein Gefühl dafür, wie sich dein Körper bzw. die drei Indikatoren Puls, Atmung, Muskeln anfühlen, wenn du entspannt bist.

Ein normaler Ruhepulswert von Erwachsenen liegt zwischen 60 und 100. Bei Frauen ist er meist ein wenig höher als bei Männern, ebenso bei Jüngeren als bei Älteren. Auch Kinder und Schwangere haben eine höhere Pulsrate. Bei Sportlern allerdings ist der Ruhepuls wesentlich niedriger: 30 bis 40 pro Minute.

Der Muskeltonus ist im entspannten Zustand recht gering. Hast du schon einmal eine völlig entspannte Katze gesehen? Wenn du sie hochhebst, sind alle Muskeln ganz locker und schwer, sie lässt die Pfoten ganz locker hängen, wie ein nasser Lappen. So sollten auch deine Muskeln sein, wenn du völlig entspannt bist, wenn du döst oder eine Entspannungsmethode ausführst.

Bei Stresserleben oder Emotionen wie Angst und Ärger kommt es zu einem erhöhten Muskeltonus, der, wenn er anhält, zu schmerzhaften

Zuständen führen kann. Im wachen Zustand haben wir jedoch immer einen leichten Tonus, eine Grundspannung. Denn wären unser Muskeln ganz locker, könnten wir nicht einmal aufrecht sitzen.

Auf diesen drei Körperparametern können wir ganz rasch unseren Entspanntheitsgrad ersehen, darauf beruht der Entspannometer.

Anleitung Der Entspannometer ist ein Messgerät, mit dem du ganz rasch überprüfen kannst, ob du gelassen und entspannt bist oder bereits etwas gestresst und angespannt.

Stelle dir vor, du hast ein gleichseitiges Dreieck. Ähnlich wie ein Warndreieck im Auto, alle drei Seiten sind gleich lang. Dieses Messinstrument hat auf allen drei Seiten eine Maßeinteilung. Eine Seite steht für den **A**tem, eine für die **M**uskelspannung und eine Seite für den **P**uls. Vielleicht kannst du dir Anfangsbuchstaben merken „AMP". Die Einteilung ist jeweils wie bei einem Maßband von 0 bis 10 und deutlich sichtbar. So, nun probier es gleich einmal aus und prüfe mit dem Entspannometer deine drei Indikatoren. Spür in deinen Körper hinein. Stell dir dazu die drei Fragen:

1. **Atem:** Wie entspannt atme ich im Moment auf einer Skala von 0 (gar nicht entspannt) bis 10 (absolut entspannt)?
2. **Muskeln:** Wie entspannt sind meine Muskeln momentan auf einer Skala von 0 (gar nicht entspannt) bis 10 (absolut entspannt)?
3. **Puls:** Wie entspannt schlägt gerade mein Herz auf einer Skala von 0 (gar nicht entspannt) bis 10 (absolut entspannt)?

Nachdem du schon öfter deinen Ruhepuls gemessen hast oder dir deinen Herzschlag bewusst gemacht hast, musst du nicht mehr 30 Sekunden lang mit der Uhr den Puls stoppen. Es reicht, wenn du kurz hinspürst. Du hast es bestimmt bald im Gefühl, ob dein Herz gerade entspannt vor sich hinschlägt oder wie wild pocht.

Wenn deine drei **Werte über fünf** sind, ist **alles im grünen Bereich.** Solltest du bereits ein wenig angespannt sein, dann gönn dir eine Pause.

Sobald du ein wenig geübt bist mit dem Einsatz deines Entspannometers, kannst du ab und an auch eine Kurzform anwenden. Wenn du lediglich eine Seite misst, empfehle ich dir, deine Atmung oder deinen Muskeltonus zu überprüfen – und das aus gutem Grund! Alleine durch die Beobachtung der eigenen Atmung kannst du deinen Körper entspannen!

Möchtest du mehr Entspannung erreichen, dann reise in Gedanken einmal durch die Muskelgruppen deines Körpers. Probiere es gleich einmal aus:

Konzentriere dich ganz auf deinen Atem, ohne ihn zu verändern. Schau, wie du einatmest und wieder ausatmest. Beobachte, wie der Brustkorb sich hebt und wieder senkt. Beobachte ein paar Atemzüge. Schau, wie tief dein Atem fließt. Und dann geh mit deiner Aufmerksamkeit ganz hinunter zu deinen Füßen. Spüre, wo die Fußsohle den Boden berührt und wo nicht. Überprüfe, ob die Muskeln der Füße angespannt oder entspannt sind. Dann wandere mit der Aufmerksamkeit ein Stückchen höher in deine Unterschenkel. Schau auch hier, wie angespannt oder entspannt die Muskeln sind. Geh noch ein Stückchen weiter hinauf bei deiner Beobachtung und konzentriere dich auf die Muskeln von Oberschenkel und Gesäß. Wie sind sie hier? Eher angespannt oder eher locker? Dann wandere weiter zum unteren Rücken. Wie sind die Rückenmuskeln momentan? Sind sie mehr angespannt oder mehr entspannt? Und nun zum oberen Rücken, Schultergürtel und Nacken: Wie sind die Muskeln hier, eher gespannt oder eher locker? Und dann geh noch in die Ober- und Unterarme, um die Armmuskulatur zu überprüfen: Ist sie eher angespannt oder eher locker? Nun noch dein Gesicht: Wie sind die Muskeln im Gesicht? Sind sie hier mehr angespannt oder mehr entspannt? Überprüfe noch einmal deine Atmung und schau, ob sich etwas verändert hat.

So eine kleine Reise durch den Körper kann schon entspannend sein. Manchmal reicht es, bloß den Atem ein Weilchen zu beobachten, und schon beruhigt sich alles ohne weiteres Zutun. Möchtest du mehr Entspannung? Geh im Geiste die Muskelgruppen deines Körpers durch und beobachte (ohne zu werten), wie entspannt diese gerade sind. Wenn du dich in dieses Thema vertiefen möchtest, empfehle ich dir das Buch „Atem und Bewegung“ (Faller 2018).

Mit deinem Entspannometer musst du nicht erst darauf warten, bis dir Nacken und Kopf wehtun oder du vor lauter Angespanntheit gereizt deine Lieben anschnauzt, sondern du kannst zwischendurch öfter überprüfen, wie dein Entspannungszustand ist und sogleich einschreiten.

Einsatzbereich Vorbeugend gegen Stress und Verspannungen. Achtsamkeit, Selbstachtsamkeit, Selbstfürsorge.

4.2.15 Der Frohsinn-Induzierer

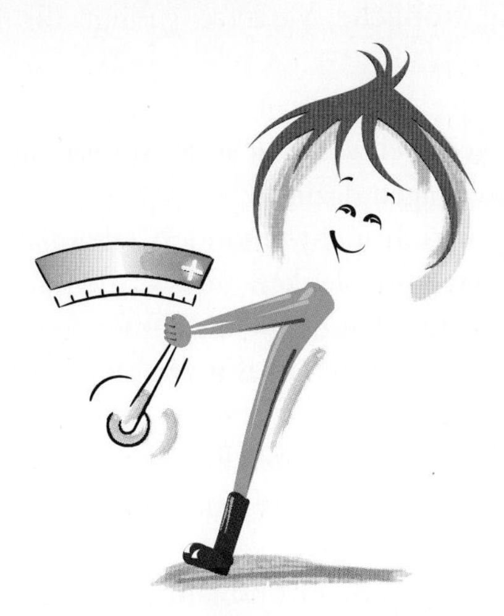

Der Frohsinn-Induzierer wirkt, als würdest du einen Positiv-Hebel umlegen. Völlig gleich, in welcher Verfassung du bist, mit diesen zwei Fragen kannst du jeder Situation etwas Positives abgewinnen.

Wer fragt, der führt, auch sich selbst! Du kannst es gleich einmal ausprobieren, indem du bei einem kleinen Experiment mitmachst. Wo auch immer du gerade bist, schau dich einmal um und frag dich: „Was gefällt mir hier nicht?“ Beantworte die Frage bitte, bevor du weiterliest.

Wie fühlst du dich, wenn du dich fragst, was momentan nicht passt? Solltest du etwas gefunden haben, was du sofort verbessern kannst, dann tu das bitte. Sollte dich z. B. die Zugluft stören, schließe das Fenster, oder wenn es dir zu heiß ist, lüfte kurz. Außerdem ist gut, wenn du kurz einmal aufstehst und dich ein wenig schüttelst. So wie ein Hund, der gerade aus dem Wasser kommt und die Nässe abschüttelt. So kannst du die bei diesem Experiment entstandenen Gefühle von dir abschütteln.

Und nun probiere es noch einmal. Schau dich erneut um, unter dem Motto „Was gefällt mir hier besonders?“. Beantworte dir selbst die Frage, was du gerade gut findest, und spüre, wie es dir dabei geht.

Fragen führen uns in Gefühlsrichtungen. Deshalb ist die erste Frage, die du dir selbst stellen solltest: „In welche Richtung will ich?“ In eine destruktive, Energie raubende? Oder in jene, die die Seele stärkt und mich fröhlich stimmt? Die fröhliche Variante gelingt dir mit dem Frohsinn-Induzierer im Nu.

Anleitung Wenn du gerne eine fröhliche Stimmung induzieren willst, dann stelle dir die passenden Fragen dazu!

Selbst wenn eine Situation nicht besonders erbaulich ist, kannst du deine Aufmerksamkeit auf das Gute lenken und so deine Stimmung verbessern oder, dir zumindest, die gute Laune nicht nehmen lassen.

Der Frohsinninduzierer besteht aus nur zwei Fragen an uns selbst:

1. „Was gefällt mir an diesem Augenblick am besten?"
2. „Was verdient hier meine besondere Aufmerksamkeit?"

Wenn du dir eine wohlwollende Grundhaltung aneignen möchtest, wiederhole diese Fragen in den nächsten Tagen in unterschiedlichen Situationen und beantworte sie. So gewöhnst du dir an, vermehrt auf das Positive zu achten.

Nehmen wir als Beispiel eine neutrale Büroalltagssituation. Es könnte vielleicht etwas in dieser Art als Antwort kommen: „Besonders gut gefällt mir, dass draußen die Sonne scheint. Der Sonnenschein verdient meine besondere Aufmerksamkeit, weil er mich fröhlich macht." Und nun stell dir vor, du musst dich gerade über einen Kunden ärgern. Setze den Frohsinn-Induzierer ein! Und wie antwortest du? Vielleicht so ähnlich: „Am besten gefällt mir, dass draußen die Sonne scheint. Der Sonnenschein verdient meine besondere Aufmerksamkeit, weil er meine Stimmung hebt."

Völlig gleich, in welcher Situation du dich gerade befindest, du kannst dich immer fragen, was gerade gut ist und was deine Beachtung verdient. Damit kannst du ganz rasch die Perspektive ändern und dich innerlich stärken.

Einsatzbereich Auf diese Art und Weise kannst du dir eine positive Grundhaltung antrainieren und dich aus negativen emotionalen Zuständen herauskatapultieren.

4.2.16 Die Frust- & Egobremse

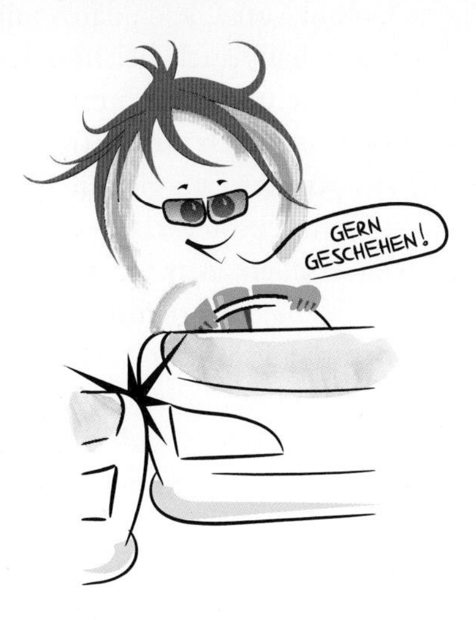

Wenn man zu lange stark belastet ist, kann einem das positive Denken abhandenkommen. Plötzlich beginnt eine negative Spirale aus destruktiven Gedanken, welche die Stimmung radikal hinunterzieht. Ist dir schon einmal aufgefallen, wie egoistisch einen diese Negativspirale machen kann? Und damit meine ich keinen gesunden Egoismus, sondern eine ungesunde Sichtweise. Mit der Frust- und Egobremse kannst du dich aus dieser negativen Haltung befreien.

Anleitung Wenn dir auffällt, dass sich deine Gedanken überwiegend negativ um dich selbst drehen (du dir permanent Sorgen machst oder wiederholt daran denkst, wie schlecht es dir geht) dann zieh die Frustbremse, indem du die Aufmerksamkeit von dir weglenkst. Du kannst auch den Frohsinn-Induzierer anwenden. Aber zunächst, wenn dich in einer solchen Lage jemand fragt, wie es dir geht, und du am liebsten gleich losjammern würdest, weil gerade alles mies ist, dann atme einmal tief durch und blicke deinem Gegenüber in die Augen, sieh der Person ins Gesicht und frag dich: „Wie es ihr wohl geht?" Dann antworte der Person:

„Danke, dass du fragst! Wie geht es dir und was gibt es bei dir Neues?"
Du musst nicht, um ehrlich zu sein, ausführlich schildern, wie schlecht es dir geht. Du kannst dich ja auch für das Interesse des anderen bedanken und deine Aufmerksamkeit zu dieser netten Person lenken. So kommst du ins Gespräch und wirst abgelenkt. Wenn es dir gelingt, dich richtig auf die

Person und ihre Worte einzulassen, kommt es als Draufgabe noch zu einer Positiv-Resonanz. Einem Gefühl von Gleichklang mit anderen Menschen. Dieses innige Gefühl kann durchaus auch bei fremden oder weniger nahestehenden Personen aufkommen, und zwar immer dann, wenn man sich ganz auf die andere Person einlässt, sich aufrichtig für den anderen interessiert. Dabei entsteht ganz viel positive Energie, die dich wie ein Turbo-Boost in die Aufwärtsspirale führt (Fredrickson 2011).

So banal dieses Werkzeug erscheinen mag, wenn es dir nicht gut geht, wirst du dich freuen, wenn du deine Wahrnehmung in eine andere Richtung umlenken kannst und damit die Frustbremse ziehst. Deshalb übe diesen Satz: „Danke der Nachfrage, wie geht es dir und was gibt es bei dir Neues?" Sag ihn laut, als würdest du ihn zu einer anderen Person sagen, am besten gleich drei Mal mit freundlicher, lauter Stimme. Jetzt gleich!

Einsatzbereich Stimmung umlenken. Sich aus der Negativgedankenspirale herausholen. Sich von Frust, Depression, negativer Stimmung ablenken und wieder in die positive Aufwärtsspirale lenken.

4.2.17 Die Gedanken-Hitliste

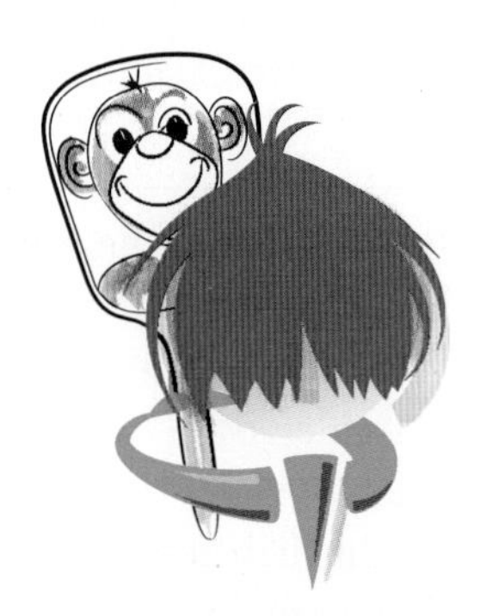

Wenn auch du bis heute noch keinen passenden Knopf gefunden hast, um miese Gedanken abzustellen, dann versuche es mit dieser Methode. Mit Humor gewinnst du Distanz zu negativen Gedanken.

Ist dir das auch schon aufgefallen, früher war alles besser? Die Welt wird immer schlechter, alle Leute sind verlogen… Wenn du solche Gedanken oder gar Überzeugungen hast, dann wird es für dich höchste Zeit, diese Übung zu machen. Denn wenn sich immer wieder negative Gedanken aufdrängen, wird selbst der größte Optimist zum Miesepeter. Starker und anhaltender Stress, arge Belastungen bringen die Seele dazu, im

Vermeidungsmodus zu laufen, und plötzlich werden die Ansichten grau und düster. Lässt man sich von solchen Gedanken beherrschen, gaukeln sie einem vor, die Welt wäre tatsächlich mies und grau. Alles was unsere Denkmaschine uns dann einredet, erscheint uns, als wäre es wahr. Das Fiese an der Sache ist, man erhält auch noch Bestätigung. Denn unsere Aufmerksamkeit fließt in die Richtung der Gedanken. Denkt man, die Menschen sind schlecht, begegnen einem plötzlich lauter ungute Leute. (Das ist genauso, wenn du dir ein neues Auto kaufen willst: Ein weißer Geländewagen wäre recht toll, denkst du dir, und plötzlich wunderst du dich, wie viele dieser Wagen auf der Straße sind.)

Geht's uns gut, ist uns klar, wie absurd das klingt. Da diese negativen Gedanken einen runterziehen, schenkt man ihnen jedoch allmählich Glauben. Das geht so weit, dass wir denken, was wir denken, sei die Realität. Dann beherrschen uns die Gedanken. Kein Mensch ist vor solchen Negativspiralen gefeit. Deshalb findest du in diesem Buch einige hilfreiche Werkzeuge, um solche Denkfallen zu durchbrechen und wieder fröhlich zu werden, eines davon ist die Gedanken-Hitliste. Die Idee, eine Hitliste zu negativen Gedanken zu erstellen, habe ich im Buch von Matthias Wengenroth (2016, S. 108) entdeckt und sie für uns als Übung noch etwas ausgebaut.

Anleitung Zuerst beschäftige dich mit deinen negativen Gedanken, denn Verdrängen bringt nichts. Am besten schenkst du ihnen ganz viel Aufmerksamkeit. Schreib sie auf, damit ja keiner verloren geht. Gehe dabei akribisch vor und bringe in den kommenden Stunden jeden Negativgedanken zu Papier.

(Bitte gehe nicht davon aus, dass nur du solche Gedanken hättest. Die meisten Leute haben ab und an negative Gedanken und sie sind meist ganz ähnlich, z. B.: Die Welt ist schlecht; Keiner mag mich; Alle wollen was von mir; Mir wird alles zu viel; Das schaffe ich nie; Ich bin nichts wert; Immer versage ich; Mir geht es immer schlechter; Alle Menschen sind gemein; Schon wieder hab ich diese Schmerzen/oder diese Angst; usw.).

Um derart schreckliche Gedanken zu unterbrechen, brauchst du das passende Werkzeug. Zum Beispiel kannst du auch den „Gedanken-Stopper" ausprobieren (du findest dieses Werkzeug weiter hinten). Manchmal kann der Wunsch, solche Gedanken rasch weghaben zu wollen, auch ganz schön Druck machen. Deshalb lade ich dich ein, einmal eine ganz andere Methode auszuprobieren. Mit Heiterkeit und Humor wird alles leichter. Nimm diese Gedanken nicht so ernst. Mach dir einen Spaß daraus. Du wirst sehen, so schaffst du sofort Abstand zu dem Negativen.

Die Gedanken-Hitliste geht so: Alle Gedanken, die du in letzter Zeit gesammelt und notiert hast, werden nun besonders ausgezeichnet. Erstelle ein Ranking.

So geht die Wertung

Wir messen die Qualität: Je mieser ein Gedanke ist und je häufiger er vorkommt, desto höher der Wert. Verteile 1 bis 5 Punkte. Je unguter ein Gedanke, umso mehr Punkte erhält er (wenig mies erhält z. B. 1 Punkt, mittelmäßig 3 Punkte, absolut ungut bekommt 5).

Zusätzlich vergib noch Häufigkeitspunkte: Wie oft in den letzten drei Tagen, war der jeweilige Gedanke da? (Selten 1 Punkt bis besonders oft 5 Punkte).

Gewinner ist selbstverständlich der Gedanke mit den meisten Punkten. An zweiter Stelle am Siegerpodest steht jener Gedanke mit den zweitmeisten Punkten usw.

Nach dem Rangreihen aller Negativgedanken könntest du den einzelnen auch noch einen Namen geben, z. B. steht auf Platz 1 Frau Wis (= „Welt ist schlecht“). Oder auf Platz 7 ist Herr Kemami (= „keiner-mag-mich“).

Vielleicht ist das jedoch bei besonders hartnäckigen Gedanken noch nicht genug Zuwendung. Sollte erneut einer dieser Gedanken auftreten, dann bitte würdige ihn immer sogleich, indem du ihn gebührend anmoderierst, in etwa so: „Ach das ist ja wunderbar, Nummer sieben auf unserer Hitliste, der Herr Kemami ist wieder da! Herzlich willkommen! Danke, dass Sie wieder einmal vorbeischauen.“ Und auch Neuankömmlinge wollen wir gebührend feiern: „Nein sowas, ein neuer Gast hat sich bei uns eingeschlichen. Treten Sie hervor, damit wir Sie alle begrüßen können. Vielleicht stellen Sie sich kurz vor? Meine Damen und Herren, heißen Sie Herrn Nenischo (= „Nein, nicht schon wieder“) herzlich willkommen!“

Probiere es aus. Es macht Spaß, nimmt dem Negativen die Schärfe und die Gedanken verschwinden allmählich.

Bei Victor Frankl findet man eine ähnlich lustige Methode, die „paradoxe Intention“. Sie ist vor allem bei Angstgedanken sehr hilfreich. Indem man sich wünscht, wovor man sich fürchtet, nimmt man der Angst den Wind aus den Segeln. Hat man z. B. Angst davor, rot im Gesicht anzulaufen, wenn man vor Leuten spricht, kann man sich wünschen: „Jetzt möchte ich ganz rot werden. So rot wie noch nie zuvor. Roter als eine Tomate.“

Bei der Gedanken-Hitliste ist es ganz ähnlich. Statt destruktive Gedanken wegmachen zu wollen, was Druck erzeugen kann, probiere etwas Neues, Lustiges. Mit Humor sind schlimme Gedanken gar nicht mehr so schlimm!

Einsatzbereich Negative Gedanken abwenden. Positiver Denken. Selbstentwicklung.

4.2.18 Der Gedankenprüfer

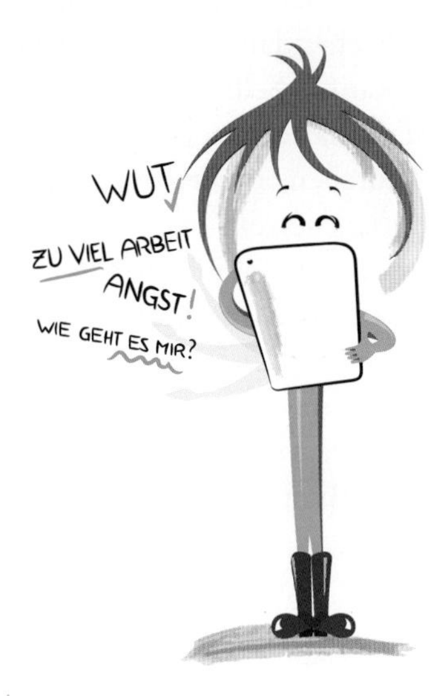

Statt zu grübeln oder dich gar über negative Gedanken zu ärgern, überprüfe deine Gedanken, manchmal können auch destruktive Gedanken recht nützlich sein.

In der psychologischen Praxis erlebt man oft, dass Menschen, die hinderliche Gedanken haben, sich auch noch unter Druck setzen, weil sie diese stören. Sie möchten sie weghaben, doch das gelingt nicht so leicht, besonders unter Druck. Hilfreich ist in solchen Situationen, eine neue Perspektive einzunehmen und so eine andere Einstellung zu den belastenden Gedanken zu bekommen.

Dazu ein Fallbeispiel:

Beispiel

Hans litt seit drei Jahren an Fibromyalgie, einer schmerzhaften chronischen Erkrankung. Mit der passenden Therapie war es ihm gelungen, die Schmerzen recht gut in den Griff zu bekommen. Aber wenn er starken Stress hatte, etwas vom gewohnten Rhythmus abwich und wenn das Wetter umschlug, stiegen die Schmerzen. Am schlimmsten jedoch plagte ihn die Negativspirale seiner Gedanken, die ihm das Leben düster und schwer machte. Gedanken wie z. B. „Warum habe ich schon wieder so furchtbare Schmerzen? Das halte ich nicht mehr aus. Was mache ich nur falsch?" drängen sich dann auf. Er möchte dann am liebsten sofort diese Gedanken weghaben und macht sich auch noch Vorwürfe, weil er negativ denkt: „Wieso hab ich schon wieder so negative Gedanken?", und schon geht das Gedankenkarussell von vorne los.

Ich hab ihn dann einfach gebeten, seine Gedanken zu prüfen, bevor er sie zum Teufel jagt. Wozu könnten die negativen Schmerzgedanken gut sein? Welchen Zweck könnten sie erfüllen? Zuerst blickte er mich mit großen Augen an. Und wunderte sich: „Wofür sollen so schreckliche Gedanken schon gut sein?" Doch als er merkte, dass ich es ernst meinte, begann er nachzudenken: „Naja, vielleicht, damit ich mir Gedanken mache, was ich in Zukunft besser machen kann." Selbstverständlich wollte ich dann wissen, was das sein könnte, und er hatte gleich ein paar tolle Ideen dazu, wie z. B. sich weniger Arbeit einzuteilen, mehr Pausen zu machen und sich selbst nicht mehr so sehr unter Druck setzen.

Diese Vorgehensweise findet man in verschiedenen Therapiemethoden. Zum Beispiel fragt man in der Lösungsorientierten Beratung bzw. Systemischen Therapie nach dem Guten am Schlechten (Bamberger 2017) ebenso wie in der Akzeptanz- und Commitment-Therapie (Wengenroth 2016).

Selbst wenn ein Gedanke negativ ist, kann er nützlich oder hilfreich sein oder es durch den Gedankenprüfer werden.

Anleitung Sollten dich deine Gedanken stören, dann stell dir selbst folgende Frage:

„Wofür ist dieser Gedanken nützlich oder hilfreich?"

Ich bin der absoluten Überzeugung, dass Gedanken wichtige Ressourcen sein können und somit meistens einen bestimmten Zweck erfüllen. Versuche deshalb bitte ernsthaft darüber nachzudenken, welchen Nutzen der jeweilige Gedankengang haben könnte. Hier noch ein paar Beispiele dazu.

Beispiele für störende Gedanken:	Beispiele für möglichen Nutzen:
„Meine Kinder/Kunden/Hunde gehen mir so auf die Nerven"	Zeigt dir, dass du gestresst bist und dringend eine Pause brauchst
„Wieso bekomme immer ich die schlimmen Depressionen/Kopfschmerzen/Beschwerden?"	Sagt dir, dass du auch Selbstmitgefühl haben und dich ein wenig trösten darfst; oder es könnte ein Hinweis sein, dass du (noch) behutsamer mit dir umgehen und auf Signale achten solltest
„Ich mach mir solche Sorgen, dass etwas Furchtbares passieren könnte"	Das Gefühl Angst hat den Zweck, uns auf mögliche Gefahren vorzubereiten Ungerechtfertigte, sich wiederholende Angstgedanken können Hinweise auf eine Angststörung sein, deshalb solltest du dir psychologische Unterstützung suchen
„Ich fürchte, ich schaffe das nicht, das hab ich nie gelernt, ich weiß nicht, wie das geht"	Selbstzweifel zeigt, dass du Selbststärkung benötigst. Vielleicht ist es auch ein Hinweis, dass du Nein-Sagen lernen solltest oder dass du dich weiterentwickeln darfst, indem du etwas dazulernst

Solltest du selbst keine Idee haben, wozu der Gedanke hilfreich sein könnte, und du fragst eine gute Freundin, was sie dazu meint, ist das eine gute Idee. Doch bitte denke daran, dass letztlich nur du selber erspüren kannst, wozu der Gedanke tatsächlich für dich nützlich ist.

Der Gedankenprüfer kann auch als Gefühlsprüfer eingesetzt werden. Wenn eine heftige Emotion oder Stimmung dich beunruhigt, dann frag dich: „Wofür kann diese Empfindung oder dieses Gefühl gut sein?“

Einsatzbereich Gesunder Umgang mit negativen Gedanken oder Gefühlen. Selbstreflexion. Selbstentwicklung.

4.2.19 Der Gedanken-Stopper

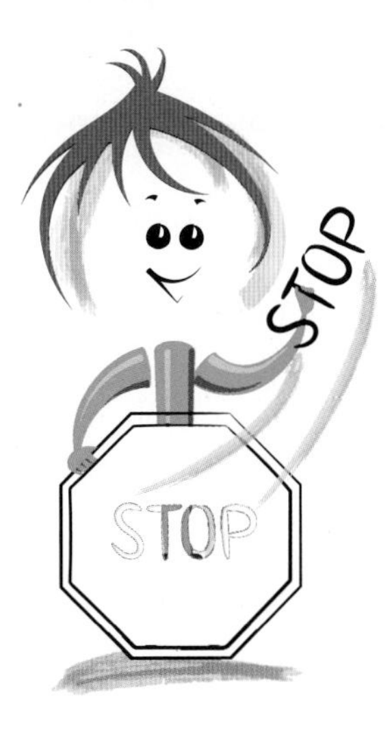

Wenn das Gedankenkarussell abfährt und man kaum zur Ruhe kommt, weil einem die Sorgen und Ängste den Schlaf rauben, dann hilft der Gedanken-Stopper, um den Kreislauf zu durchbrechen.

Beispiel

Beate konnte kaum ein Auge zu tun. Immer wieder kreisten die Gedanken um dieselbe Sache: „Hoffentlich hat er keinen Unfall!“ Sie hasste sich selbst dafür, dem Sohn das Mopedfahren nicht verbieten zu können. Und nun liegt sie jede Nacht, in der er unterwegs ist, wach und macht sich Sorgen. Bis sie den Gedanken-Stopper anwandte.

Anleitung Vom Gedankenstopper gibt es zwei Varianten, die aus psychologischen Methoden abgeleitet wurden. Die erste Variante ist ein Handwerkszeug, das ursprünglich in der Verhaltenstherapie eingesetzt wurde (Linden und Hautzinger 2015), die zweite ein Kopfwerkzeug, eine Achtsamkeitsübung (Löhmer und Standhardt 2017).

Das verhaltenstherapeutische Verfahren wurde bereits in den 1950er Jahren etabliert. Wie man sieht, versuchen Menschen schon lange, sich gegen unerwünschte, wiederkehrende, unangenehme Gedanken zu wehren. In dem Moment, wenn ein unerwünschter Gedanke bewusst aufsteigt, unterbricht man diesen, indem man sich z. B. ein Stoppschild vorstellt und das Wort „Stopp" laut ausspricht.

Probiere beide aus und schau, welche dir liegt und in welcher Situation du die einzelnen Varianten des Gedanken-Stoppers einsetzen könntest.

4.2.19.1 Handwerkzeug Gedanken-Stopper

Zuerst wird der Gedanken-Stopper installiert und das geht so: Stell dir vor, die typischen Grübelgedanken steigen auf. Und nun stoppst du sie, indem du ganz fest in die Hände klatscht, dabei lauthals „Stopp!" rufst und dir ein großes rotes Stoppschild vor Augen vorstellst. So, nun führe es aus! Klatschen – Stopp rufen – Stoppschild vorstellen. Wiederhole es bitte noch einmal etwas beherzter, laut und enthusiastisch. Fest klatschen – laut Stopp rufen – Stoppschild vor Augen führen. Bitte wiederhole es fünf Mal.

Vielleicht denkst du dir: „Die spinnt, ich kann doch nicht mitten in der Nacht laut schreien und klatschen! Da fällt mir ja mein Ehemann aus dem Bett." Doch diese Übung wird jetzt mehrmals mit großem Ehrgeiz wiederholt und der Effekt ist, dass du danach ganz automatisch das Stoppschild vor Augen siehst, das Kribbeln in den Händen spürst, wenn du in Gedanken „Stopp" rufst. Mit der lauthalsen Wiederholung installierst du dieses Werkzeug im Kopf und kannst es künftig mental abrufen und anwenden.

4.2.19.2 Kopfwerkzeug Gedanken-Stopper

Die Achtsamkeitsvariante beruht auf der Kenntnis, dass zwischen Reiz und Reaktion unser Freiraum liegt. Die Freiheit, uns für eine Reaktion zu entscheiden. Anstatt sich seinen Gedanken und Emotionen ausgeliefert zu fühlen, berücksichtigen wir, dass unsere Gedanken nur eben Gedanken sind und nicht die Realität. Wir nehmen sie achtsam als solche auf und spüren ganz bewusst, was in dem Moment abläuft. Diese gezielte Wahrnehmung schützt uns davor, von der Angst überrollt zu werden, und ermöglicht uns, selbst die Auswirkungen im Griff zu haben. Als Merkhilfe für die vier Schritte dieser Achtsamkeitsübung, können wir uns auch hier ein Stoppschild vorstellen. Auf einem solchen Verkehrszeichen steht S T O P, von dem wir die einzelnen Denk-Schritte ableiten:

S – Stopp! Halte ganz bewusst einmal inne.

T – Tief durchatmen! Nimm einen Atemzug.

O – Öffne dich! Öffne dich bewusst für das, was in diesem Moment geschieht. Nimm deine Gedanken als Gedanken wahr, deine Gefühle als Gefühle und deine Körperempfindungen als Körperempfindungen. Alles ist, was es ist. Nicht mehr und nicht weniger.

P – Probiere dich aus! Fahre erprobend fort, mit dem, was du tun möchtest. Sei dein eigener Herr. Entscheide, was nun sein soll. Du kannst die Situation ändern oder sie belassen.

Einsatzbereich Grübelzwang, immer wiederkehrende Gedanken, Ängste, Sorgen, negative Gedanken stoppen. Abschalten können.

4.2.20 Der Gefühlsverdampfer

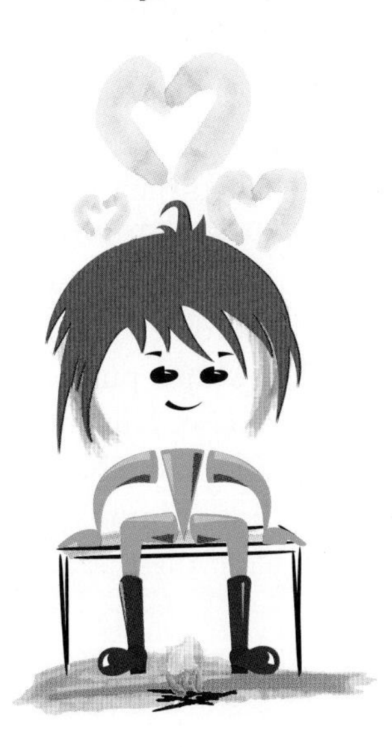

Bevor dir vor Ärger der Kragen platzt oder die Angst dich völlig lähmt, hol tief Luft und wende den Gefühlsausgleicher an. Nach ein paar Atemzügen bist du wieder ausgeglichen.

Als Paul vor dem Prüfer stand, bekam er kein Wort heraus. Plötzlich schnürte es ihm die Kehle zu, der Puls raste und er konnte keinen klaren Gedanken mehr fassen. Die Angst hatte ihn völlig verstummen lassen. Mit dem Gefühlsverdampfer konnte er sich aus der Angststarre befreien. Und auch vor einem Wutausbruch kann dieses Werkzeug nützlich sein, denn die heißen Emotionen werden dadurch abgekühlt.

„Was bildet sich der ein?", „Was glaubt der, wer er ist?", schrie Emma, als ihr Kollege sie erneut vor der gesamten Belegschaft bloßgestellt hatte. Doch bevor sie explodierte, holte sie tief Luft und stellte sich vor, wie der Sauerstoff, den sie einatmete, den Ärger abkühlte.

Wenn du kurz vorm Explodieren bist, dann hilft dir der Gefühlsausgleicher, wieder runterzukommen und einen klaren Kopf zu kriegen. Nicht, dass du etwas sagst oder tust, was dir nachher leidtun könnte.

Anleitung Bei Ärger oder Angst einmal richtig gut Durchzuatmen, ist eine gute Idee. Manchen hilft schon, von Zehn langsam runterzuzählen oder den imaginären Gefühlsmesser auszupacken und sich selbst erst einmal zu fragen, wie stark die Emotion auf einer Skala von 1 (sehr gering) bis 10 (sehr hoch) ist. Bei starken Emotionen helfen Werkzeuge, die Distanz und Ablenkung bringen. Der **Gefühlsverdampfer** ist eine Mischung aus Atemtechnik und Imagination.

Versuche der Emotion, die du gerade verspürst, eine Farbe zuzuordnen. Welche Farbe könnte sie haben? Ärger oder Wut wird meist als „rot" und Angst als „schwarz" beschrieben. Natürlich ist jede andere Farbe, die du in deiner Emotion siehst, auch okay.

Als Atemtechnik eignet sich die **ruhige Bauchatmung**, die du vielleicht schon beim **Bruststein-Heber** ausprobiert hast. Atme über die Nase tief in den Bauch hinein und über den Mund puste die Luft wieder aus. Nimm zwei bis drei Atemzüge auf diese Weise. Nun stell dir vor, dass du beim Einatmen kühle, hellblaue, beruhigende Luft einatmest und beim Ausatmen die rote Ärger- oder schwarze Angstluft (nimm die Farbe deiner momentanen unangenehmen Emotion) und blase diese raus. Wiederhole es mindestens fünf Mal.

Einsatzbereich Anti-Ärger-Strategie, Anti-Angst-Strategie.

4.2.21 Die Huldigung

Wenn sonst nichts mehr hilft, kommt die Huldigung zum Einsatz. Sie ist das stärkste Werkzeug für seelische Probleme. Sie funktioniert jedoch nur, wenn sie echt ist.

Manchmal klagen Kollegen oder Kolleginnen, dass sie einem Patienten oder Klienten bei Problemen nicht mehr weiterhelfen können. Verzweifelt fragen sie: „Was soll man bloß tun, wenn man vieles probiert, doch nichts hilft?“ Ich finde es ganz wichtig, dass man sich selbst eingesteht, nicht jedem Menschen helfen zu können und nicht jedes Problem oder Anliegen lösen zu können. Das eigene Unvermögen ist menschlich. Sich so etwas einzugestehen ist keine Schwäche, dazu gehört sogar ein wenig Mut. Dennoch bin ich der Ansicht, es gibt Mittel, die selbst dann noch helfen. Zum Beispiel ein Werkzeug, das wir bei anderen Menschen und bei uns selbst anwenden können, wenn wir das Gefühl haben, nicht weiterzuwissen. Es ist besonders kraftvoll, aber es funktioniert nur, wenn es authentisch zum Einsatz kommt. Schließlich sind Menschen in Not besonders sensibel und feinfühlig und spüren, ob etwas ehrlich gemeint ist.

Anleitung Wenn eine gute Freundin ein wirklich schlimmes Problem hat und egal, was du ihr rätst oder sie versucht, es hilft ihr nicht. Oder wenn du selbst ein arges Problem hast, das du schon länger mit dir herumträgst, und keinen Ausweg weißt, dann gibt es immer noch etwas, was du anwenden solltest: Mitgefühl in Form von Würdigung. Völlig gleich, um welche Problemstellung es geht, wie schlimm die Sache erscheint und wie lange die Situation schon anhält, es sollte gewürdigt werden, dass sie ge- und ertragen wird! Huldige der Stärke des Problemträgers! Huldige seiner Geduld!

Huldige seiner Ausdauer! Würdige seine Tapferkeit! All das sind wichtige Ressourcen. Man kann nicht alles wegmachen. Auch wenn man sich manchmal wünscht, dass es gegen alles ein Mittel gibt. Es gibt Dinge, die bleiben (zumindest eine Zeit lang) bestehen. Leid zu ertragen, ist eine Handlung, die Anerkennung verdient!

Bei KlientInnen erfahre ich immer wieder, wie wohltuend es wirkt, wenn man, anstatt einen sinnlosen Kampf gegen etwas anzugehen, würdigt, was ist, und entdeckt, dass in diesem Leidertragen nicht nur tolle Ressourcen und Stärken stecken, sondern vielleicht auch Sinn verborgen liegt.

Einsatzbereich Perspektivenwechsel als Alternative zu Problembeseitigung.

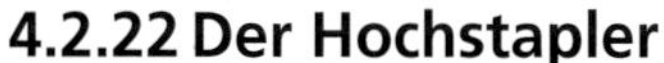

4.2.22 Der Hochstapler

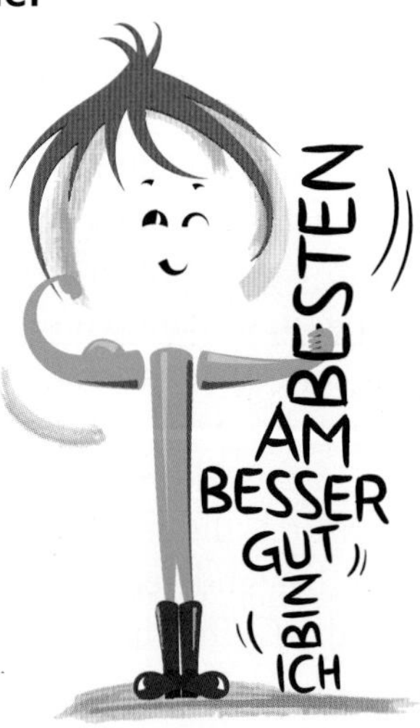

Damit einen ein geringes Selbstbewusstsein nicht zum Tiefstapler werden lässt, hilft dir der Hochstapler, deinen Selbstwert aufzumöbeln.

Das Motto „Bescheidenheit ist eine Zier" kann vor allem beruflichem Erfolg ganz schön im Weg stehen. Aber auch sonst ist es im Leben oft vorteilhaft, einen intakten Selbstwert zu haben und sich nicht selbst klein zu machen.

Hierzu ein kleines Experiment. Mach bitte mit! Nimm dir ein Blatt Papier und einen Stift und notiere fünf deiner Stärken. Los geht's!

Na, hast du das auf Anhieb geschafft? Ist es dir leicht gefallen oder schwer? Wenn es leicht war, dann wird die kommende Übung auch nicht schwer fallen. Aber vielleicht war es gar nicht so einfach, prompt fünf Stärken aufzuzählen? Dann solltest du diese Übung unbedingt mitmachen, um dein Selbstbewusstsein zu steigern und deinen Selbstwert heben.

Anleitung Der Hochstapler wirkt sofort und nachhaltig. Nimm dir eine halbe Stunde ungestörte Zeit, Papier und einen Stift.

Schritt 1: Das Stärken-Selbstbild

Notiere bitte alle deine Stärken, die dir einfallen, wenn du nun ein wenig über dich nachdenkst. Berücksichtige jene Stärken, die dein Aussehen, deine Eigenschaften, deine Begabungen betreffen, und denk dabei an deine Stärken im Beruf, deine Stärken in der Partnerschaft, deine Stärken im Privatleben, z. B. im Verein oder bei deinen Hobbys. Wenn dir nichts mehr einfällt, geh weiter zum nächsten Schritt.

Schritt 2: Das vermutliche Stärken-Fremdbild

Nun notierst du bitte weitere deiner Stärken, indem du dich fragst: „Was würde meine beste Freundin oder mein bester Freund meinen, was meine Stärken sein könnten?“ Alles, was deine Freundin (dein Freund) aufzählen würde, schreibst du auf. Dann frag dich weiter: „Was würde meine Mutter sagen, wenn sie nach meinen Stärken gefragt wird?“ Bitte alles, was dir einfällt, notieren.

Dann frag dich bei den Personen der folgenden Liste, was sie als deine Stärken nennen könnten:

- dein Vater
- deine Schwester oder dein Bruder (falls du ein Einzelkind bist: Was würden deine Geschwister sagen, wenn du welche hättest?)
- deine Großeltern
- deine Arbeitskollegen
- dein Vorgesetzter
- deine Kunden
- ein Fremder auf der Straße

Ich denke, nun hast du eine beachtliche Liste deiner Stärken angelegt. Diese wollen wir nun noch ergänzen mit echten „Zeugenaussagen".

Schritt 2: Das echte Stärken-Fremdbild

Frag nun tatsächlich andere Personen um ihre Ideen. Wichtig ist, dass du dabei stillschweigend zuhörst, dir Notizen machst und dich anschließend bedankst. Das Stillschweigen empfehle ich, weil Menschen mit geringen Selbstwert oder eingeimpftem „du musst bescheiden sein" dazu neigen, die Antworten abzuwerten. Wenn z. B. jemand meint, du habest einen tollen Geschmack, weil du eine hübsche Bluse anhast, stapeln sie tief und antworten: „Die war recht günstig, hab sie im Ausverkauf bekommen." Viel besser ist also, sich Kommentare zu verkneifen und zu lernen, sich über die Komplimente der anderen zu freuen. Diese Übung steigert unser Selbstbewusstsein und ist eine gute Selbstbehauptungsübung. Stell die Frage in etwa so: „Was meinst du, was könnten meine Stärken sein?" oder „Was meinen Sie, was meine Stärken sein könnten?". Schreib mit, freu dich, bedank dich!

Bitte frag folgende Leute:

- einen Menschen, der dich sehr gerne mag;
- eine Person, die dich nicht ganz so gut kennt, aber doch ein wenig über dich Bescheid weiß, wie z. B. ein Arbeitskollege oder ein Mitglied in einem Verein; und
- einen fremden Menschen.

Bitte wundere dich nicht über die Idee, eine fremde Person zu befragen. Tatsächlich schätzen wir jeden Menschen in kürzester Zeit ein. Es ist sehr interessant und hilfreich, unsere Wirkung auf andere zu erkunden. In Vorträgen bitte ich die Leute jeder ungeraden Reihe, sich ihrem hinteren Sitznachbarn zuzuwenden und dieser meist unbekannten Person ein bis drei Stärken zu sagen. Falls etwas davon nicht mit dem Selbstbild übereinstimmt: macht doch nichts – interessant ist es in jedem Fall. Dennoch trifft es fast immer zu. Und das ist dann auch für den Selbstwert zuträglich, wenn keine allzu großen Diskrepanzen zwischen Selbst- und Fremdwahrnehmung vorhanden sind. Manchmal kommt man erst nach ein wenig Nachdenken darauf, dass der andere recht hatte, so können wir unsere Persönlichkeit weiterentwickeln.

Der Hochstapler zaubert den Leuten meist ein Lächeln ins Gesicht, während sie diese Übung ausführen. Doch er wirkt auch nachhaltig. Diese Stärkenliste kannst du dir nämlich sichtbar aufhängen, so platzieren, dass du sie öfter siehst. Und immer, wenn du positive Energie tanken oder deinen Selbstwert aufmöbeln willst, dann lies dir diese Liste ganz bewusst durch.

Einsatzbereich Selbstbewusstsein und Selbstwert steigern. Selbstsicherheit üben. Positive Energie tanken. Selbstfürsorge: Selbstachtung, Selbststärkung.

4.2.23 Das Ideen-Fenster

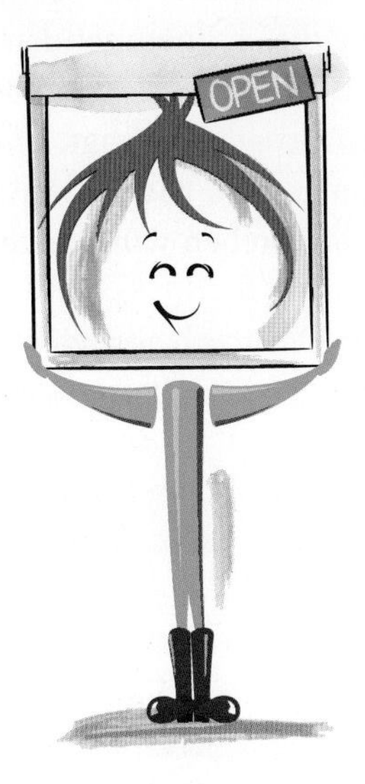

Probleme lösen leicht gemacht. Wenn du neue Ideen suchst, um ein bestimmtes Problem anzupacken, dann öffne das Ideen-Fenster.

Manchmal, wenn man ein Problem hat, ist man befangen und blockiert. Es fällt einem einfach nichts ein, wie man sich aus dieser verzwickten Situation befreien kann. So als wären alle Türen fest verschlossen. Doch es gibt viele Lösungsansätze die nur darauf warten, von dir aufgegriffen zu werden. Das Ideen-Fenster eröffnet dir neue Möglichkeiten.

Anleitung Maja Storch (2017) hat eine Management-Trainingsmethode erstellt, das Zürcher Ressourcen Modell, bei dem sie einen sogenannten Ideenkorb als Gruppenübung empfiehlt. Das hat mich auf die Idee gebracht, das Ideen-Fenster mit unterschiedlichen Durchführungsvarianten für uns zu eröffnen.

Vielleicht kennst du die Methode des Brainstormings, bei der man alle Ideen, die einem einfallen, notiert. In dieser ersten Ideenfindungsrunde wird noch gar nicht gewertet, ob die Lösung hilfreich, nützlich und tatsächlich umsetzbar ist, sondern es geht um die Möglichkeit, alle kreativen Gedanken einmal aufzunehmen. Erst später werden die einzelnen Punkte hinsichtlich ihrer Umsetzbarkeit überprüft. Und genau diese Vorgehenssweise nutzen wir auch beim Ideen-Fenster, der erste Schritt ist die kreative Ideensammlung und der zweite Schritt die Auswahl der Optionen.

Optimal ist dazu eine Gruppe von Leuten. Du kannst es also in der Firma mit Kollegen, zu Hause in der Familie, im Verein oder auf Facebook & Co probieren. Wichtig ist, dass die Teilnehmenden wissen, dass es um einen kreativen Prozess geht und nicht um die kritische Bewertung von Ideen. Es ist lediglich die „Schwarm-Kreativität" gefragt. Die meisten Menschen haben, wenn es um Probleme anderer geht, viele Ideen, wie sie das lösen würden, lediglich bei eigenen Problemen stehen wir manchmal auf der Leitung.

Schritt 1: Ideen sammeln Dazu gibt es vier unterschiedliche Varianten. Drei als Gruppensammlung, die vierte, falls du es alleine angehen möchtest.

Das Ideen-Fenster-Plakat Eröffne dein Ideen-Fenster an einer bestimmten Stelle im Unternehmen oder daheim. Such dir einen Platz, an dem die anderen oft vorbeigehen oder sogar verweilen, weil sie z. B. dort essen, trinken, kopieren oder sonstiges tun. Du könntest also ein Flip-Chart oder einen großen Bogen Papier mit dem Titel „Ideen-Fenster" aufhängen. Wenn du nun ein Problem hast, für das du Lösungsideen suchst, dann schreibst du das Problem auf das Ideen-Fenster-Plakat und jeder, der vorbeigeht, darf seine Lösungsideen dazu notieren.

Das fliegende Ideen-Fenster Du kannst auch ein DinA4-Blatt nehmen mit dem Titel „Ideen-Fenster – Danke für eure Lösungsideen zu folgendem Problem" und dann folgt eine ganz kurze Beschreibung des Anliegens. Dieses Blatt gibst du weiter. Wenn du in einem Meeting bist, lässt sich so ein Zettel gut stillschweigend durchgeben. Jeder, der möchte, schreibt anonym seine Idee dazu und gibt den Zettel weiter. Auf diese Weise kommst du zu vielen Anregungen. Selbstverständlich sollte diese Methode auch den anderen offen stehen.

Das Internet-Ideen-Fenster Auch ist es möglich, auf Facebook eine Gruppe zu gründen, die sich gegenseitig bei Problemen hilft. Das kann besonders nützlich sein in einer Interessensgemeinschaft, z. B. Heimwerker oder Gartenfreunde oder Hundeliebhaber oder Stricklieseln, oder du gründest eine neue Gruppe „stressfrei" oder „Chiller" für Leute, die sich miteinander über den Ausgleich zum Stress und Druck austauschen wollen.

In so einer Gruppe kannst du dann auch unter dem Motto „Ideen-Fenster“ dein Problem in wenigen Worten skizieren und die anderen geben ihre hilfreichen Kommentare dazu.

Das persönliche Ideen-Fenster Solltest du es lieber für dich alleine versuchen wollen, kann ich dir diese Variante empfehlen. Nimm dir dafür Zeit, in der du ungestört diese Übung ausprobieren kannst, ein großes Blatt Papier und einen Stift.

Bitte versuche dein Anliegen möglichst in ein bis drei Sätzen zu formulieren. So, nun stellst du dir vor, es ist nicht deine Angelegenheit, um die es hier geht, sondern die einer guten Freundin oder deines Sohnes, was rätst du ihr bzw. ihm zuerst? Was fällt dir noch ein, was du der Person raten kannst? Bitte notiere alle deine Ideen dazu.

Und nun wechseln wir die Perspektive, stell dir vor, es ist doch dein Thema, das da auf dem Zettel steht. Nun fragst du andere Leute um Rat (bitte geh zum ersten Punkt der folgenden Liste, notiere deine Ideen und lies erst dann den nächsten Punkt. Schreibe bitte alle Ideen pro Punkt auf, bevor du den nächsten Punkt in Angriff nimmst):

- Was würde deine Freundin zu der Sache sagen?
- Was würde dir dein Vater raten?
- Was würde deine Mutter empfehlen, was du tun sollst?
- Was würden deine Großmutter oder dein Großvater dazu für Ideen haben?
- Was würde dein Vorgesetzter dir für einen Rat geben?
- Welche Ideen hätte deine Arbeitskollegin, dein Arbeitskollege dazu?
- Was würde dir ein völlig Fremder raten, wenn du ihn auf der Straße zu deinem Anliegen befragst?

Schritt 2: Optionen auswählen Nun hast du viele Ideen gesammelt. Jetzt gehe jede einzelne Anregung durch, lass sie auf dich wirken und entscheide, ob du sie aufgreifen möchtest. Vielleicht machst du noch eine Reihung, welche du als Erstes probieren möchtest, welche an zweiter Stelle usw. Eines soll dir dabei klar sein: **Für jedes Problem gibt es unzählige Lösungsvarianten.** Manchmal muss man nur die Perspektive wechseln oder andere Blickwinkel zulassen, um völlig neue Lösungsansätze zu finden. Erst nachdem du einen Ansatz ausprobiert hast, weißt du, ob er wirklich zielführend ist. Sollte es nicht gelingen, so hast du noch weitere Anregungen auf deiner Ideensammlung stehen, die nur darauf warten, umgesetzt zu werden.

Einsatzbereich Probleme lösen. Neue Ideen erwägen. Selbstentwicklung.

4.2.24 Der Klarheitsschlüssel

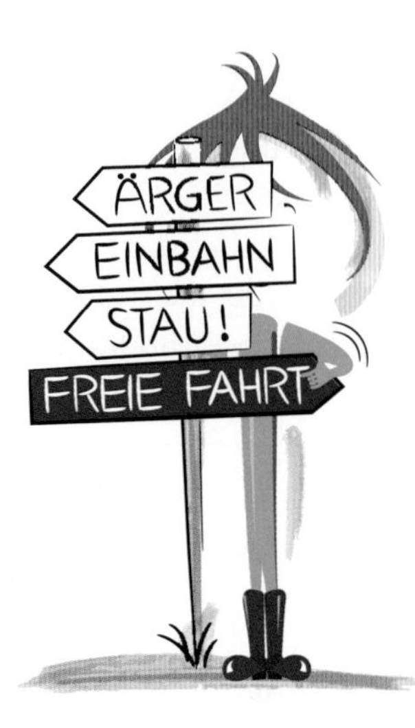

Wie wir Unsicherheit, emotionalen Stress und Unbehagen vertreiben können? Die Antwort lautet: Fokus auf das Wesentliche! Der Klarheitsschlüssel lenkt deine Aufmerksamkeit auf das, was wirklich wichtig ist. Wenn du dich auf das Wesentliche konzentrierst, rücken ungute Gedanken und Gefühle in den Hintergrund. Der Klarheitsschlüssel holt dich mit zwei konkreten Fragen aus negativen Grübeleien oder emotionalem Stress heraus und eröffnet dir völlig neue Perspektiven.

Beispiel

Carina wachte auf und spürte am ganzen Körper Schmerzen. „Nein, nicht heute", dachte sie. Seit acht Jahren hatte sie diese chronische Schmerzerkrankung, die immer wieder in Schüben in ihr Leben trat. Zwar hatte sie inzwischen gelernt damit zu leben, doch ab und an hatte sie einen „mentalen Hänger", wie sie es nannte. Gerade heute konnte sie diesen Frust gar nicht brauchen, schließlich feierte sie am Abend ihren 50. Geburtstag. Ihre besten Freunde und alle lieben Verwandten würde sie heute wiedersehen. Das sollte doch ein Freudenfest werden, und miese Stimmung und Schmerzen konnte sie gar nicht brauchen. Nachdem Carina einige Werkzeuge bereits gut beherrschte, wusste sie sich zu helfen. Zuerst nahm sie ihre Medikamente und begann ihren Tag neu zu planen. Das wohltuende Bewegungsprogramm und größere Erholungspausen sollten Platz finden. Alles was heute nicht unbedingt getan werden musste, strich sie von der Liste und sagte laut zu sich: „Morgen ist auch noch ein Tag!". Um die durch die Schmerzen ausgelöste negative Gedankenspirale aufzuhalten, entschied sie sich für den **Klarheitsschlüssel.** Sie hatte heute etwas vor. Etwas, das ihr wirklich wichtig war. Jedes Mal, wenn ein negativer Gedanke aufkam, sich ihr aufdrängte, fragte sie sich: „Was ist jetzt mein Ziel? Was ist meine Aufgabe?", und sie antwortete sich selbst wie aus der Pistole geschossen: „Gut drauf zu sein! Gute Laune zu haben! Mich über den Tag und über die tolle Feier zu freuen! Die Freude mit meinen Gästen teilen!" Dann setzte sie noch eins drauf: „Ich lasse mir von nichts und niemanden die guten Laune verderben!" Ihre Stimme klang dabei ziemlich laut und ein wenig trotzig. So als trotzte sie der miesen Laune. Und das gelang ihr auch. Mit jedem Mal, das sie diese Sätze wiederholte, wich die miese Stimmung mehr und schließlich musste sie lächeln. Mit diesem Lächeln schritt sie tatkräftig durch ihre Vorbereitungen. Als endlich die Medikamente und dann auch die Gymnastikübungen die Schmerzen auf ein Minimum vertrieben, war die miese Laune verflogen. Sie war fröhlich, denn an diesen Tag zählte für sie nur eins: mit Herzensmenschen das Leben feiern. Das war ihr schließlich das Wichtigste an diesem Tag.

Anleitung Der Klarheitsschlüssel vertreibt unnötige Gedanken und Empfindungen. Er sorgt für Klarheit in verworrenen Situationen. Er hilft dir, dich auf das zu fokussieren, was dir wichtig ist. Er lenkt deine Aufmerksamkeit von unangenehmen Emotionen und Gedanken um, auf das, was zählt. Wenn du z. B. von Schmerzen, Ärger, Frust, Neid, Eifersucht, Verunsicherung, Schwermut, Unzufriedenheit geplagt wirst, dann setz den Klarheitsschlüssel ein! Stell dir selbst die Fragen:

„Was ist jetzt mein Ziel? Was ist jetzt meine Aufgabe?"

Zum Beispiel: Du fährst im Auto im stockenden Verkehr und plötzlich fährt dir einer hintendrauf. Statt dich zu ärgern oder dich zu sorgen, frag sofort: „Was ist jetzt mein Ziel?" In diesem Fall könnte die Antwort beispielsweise sein, den Schaden von der Versicherung ersetzt zu bekommen. Dann frag dich: „Was ist dabei meine Aufgabe? Was konkret führt mich zum Ziel?" Möglicherweise lautet die Antwort: ruhig zu bleiben, die Person nach ihren Daten zu fragen, alle nötigen Infos zu notieren bzw. einen Unfallbericht auszufüllen usw. Mit dem Klarheitsschlüssel bewahrst du einen klaren Kopf in emotionalen Situationen.

Einsatzbereich Hilfestellung in problematischen oder belastenden Situationen. Klarheit im Kopf. Sich aus einer Grübelei oder emotionalem Stress befreien.

4.2.25 Die Kommt-vor-Zone

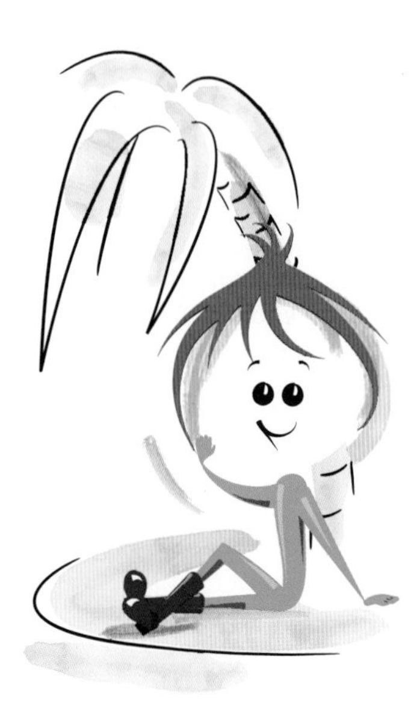

Wer zu streng zu sich selbst ist, setzt sich unter Druck. In der „Kommt-vor-Zone" darfst du dir auch einmal Fehler erlauben.

Manchmal setzen wir uns unter Druck, weil wir etwas nicht tun, was wir tun sollten, oder einen Fehler machen könnten oder nicht so handeln, wie wir es uns vorgenommen haben. Doch wenn wir auf uns selber sauer sind, bringt uns das nicht weiter. Vielleicht ist es sinnvoller, uns ab und zu eine Auszeit gönnen von all den Forderungen: in der **Kommt-vor-Zone**.

Anleitung Die **Kommt-vor-Zone** kann eine räumliche und eine zeitliche Region sein.

4.2.25.1 Die räumliche Kommt-vor-Zone

Zum Beispiel kannst du dir in der Arbeit oder zu Hause eine Ecke aussuchen, die deine Kommt-vor-Zone darstellt. Immer, wenn du nicht gemäß deinen Erwartungen und Ansprüchen handelst oder dich bei einem Fehler ertappst, suche ganz bewusst diesen Platz auf. Er darf auch gemütlich sein. Dort herrscht kein raues, strenges Klima, sondern ein wohliges, von Gelassenheit geprägtes. Da darf man die Dinge einfach so laufen lassen, ein wenig faul sein, sich treiben lassen – ohne etwas zu müssen oder sollen.

4.2.25.2 Die zeitliche Kommt-vor-Zone

Richte dir Zeitzonen ein, in denen du dir Auszeiten gönnst, auch das ist eine Kommt-vor-Zone. Zum Beispiel gönnst du dir, wenn du von der Arbeit heimkommst, 20 Minuten nur für dich. Das ist deine persönliche Kommt-vor-Zone, ein tägliches Ritual. Oder direkt nach dem Sport, wenn du dir angewöhnst, dann eine Kommt-vor-Zone einzurichten, hast du noch ein wenig Pause. In diesem Zeitfenster darfst du alles, was du gerade möchtest, und keiner darf dich dabei stören.

Einsatzbereich Selbstfürsorge, Selbstliebe. Gelassenheit, weniger Druck.

4.2.26 Der Kronenaufrichter

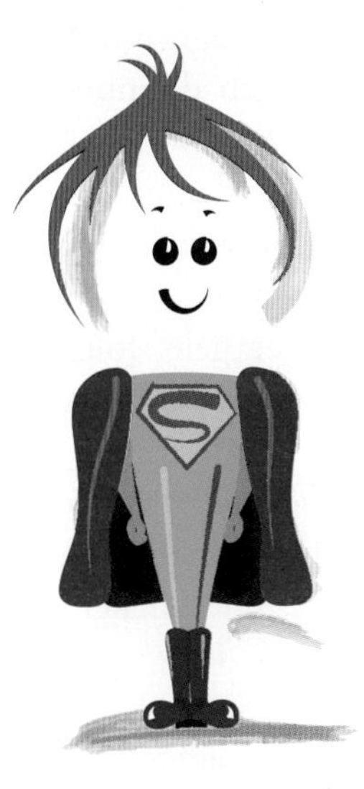

Emotionen und Körper hängen unweigerlich zusammen. Durch eine aufrechte Körperhaltung können wir ein Gefühl von Stolz, Selbstsicherheit, Lebensfreude induzieren. Durch den wiederholten Einsatz des Kronenaufrichters fühlst du dich selbstsicher und strahlst diese Haltung aus.

Inzwischen gibt es zahlreiche Studien, die aufzeigen, wie intensiv unsere Emotionen mit dem Körper verbunden sind. Durch unsere Mienen, unsere Haltung und unseren Gang drücken wir unwillkürlich die momentane emotionale Lage aus. Sinkt die Stimmung, sinkt der Kopf und die Schultern hängen. Depressive Menschen bewegen sich schleppend und gebückt fort, während Gesunde dynamisch und aufrecht vorwärts gehen. Die Körpersprache der Depressiven ist jedoch verhängnisvoll, denn sie ist nicht nur Ausdruck einer seelischen Erkrankung, sondern trägt auch dazu bei. Die Mimik, der gesenkte Kopf, die schleppenden Bewegungen verstärken die negative Gefühlslage.

Die Schweizer Fachhochschulprofessorin und Körperpädagogin Julia Kosinár (2007) untersuchte die körperbasierte Selbstregulation. Sie beschäftigte sich mit der Frage, wie angehende Lehrer ruhiger und selbstbewusster mit ihren Schülern umgehen können. Dabei experimentierte sie mit Studenten. Sie sollten abwechselnd, einmal mit gebeugter und einmal mit aufrechter Körperhaltung ihre Gefühle wahrnehmen. Das Resultat: Gefühle und Körperhaltung entsprechen einander. In gebückter Haltung fühlten sie sich klein, niedergeschlagen und traurig. Wer eine aufrechte Körperhaltung einnimmt, fühlte sich selbstbewusst und gut gelaunt. Diese positive Wirkung wollen wir uns zunutze machen!

Wer eine Krone auf dem Kopf trägt, nimmt automatisch eine vorteilhafte Haltung ein. Deshalb übergebe ich dir nun deine ganz persönliche imaginäre Krone. Ich setzte sie dir direkt auf dein Haupt. Ab jetzt kannst du dich gekrönt fühlen. Für immer. Achte darauf, dass deine Krone immer auf dem Haupt bleibt. Du hast sie dir gebührend verdient!

Anleitung Der Kronenaufrichter geht folgendermaßen. Stell dir vor, du trägst stolz eine Krone auf deinem Haupt. Das sieht so aus:

- Deine Körperhaltung ist dabei vollkommen aufrecht.
- Du machst dich groß, um die Krone stolz zu präsentieren.
- Kopf hoch, sodass du gut alles überblicken kannst, nicht zu arrogant, sondern stolz.
- Brust raus, Bauch rein (stolz „mit geschwollener Brust“).
- Du schreitest anmutig und selbstsicher.
- Ein sanftes Lächeln ziert deine Lippen, schließlich freust du dich über die Krone.
- Dein Gesichtsausdruck ist freundlich und offen.

Diese Krone hast du dir verdient, weil du ein toller Mensch bist und schon vieles in deinem Leben erreicht und überwunden hast. Sie ist ein Zeichen dafür, dass du dich nicht hängen lässt. Du bist innerlich stark und weise und nichts und niemand kann dir etwas anhaben. Selbst wenn dich etwas niederschmettert, dann putzt du dich ab, stehst auf und richtest dir deine imaginäre Krone.

Der Kronenaufrichter bist du selbst. Je öfter du an die Krone denkst, die du dir ehrlich verdient hast und nun stolzen Hauptes trägst, umso schneller richtet sich dein Körper in eine Haltung, die dir Stärke, Selbstsicherheit, Mut und Freude am Leben gibt. Nicht nur äußerlich, auch innerlich richtet deine Krone dich auf. Denke stets mit Stolz an deine Krone, die du wohlverdient auf dem Kopf trägst.

Einsatzbereich Selbstsicherheit, Selbstwert, Lebensfreude steigern. Sich seelisch und körperlich aufrichten. Depressionen vorbeugen und lindern.

4.2.27 Der Leibspeiser

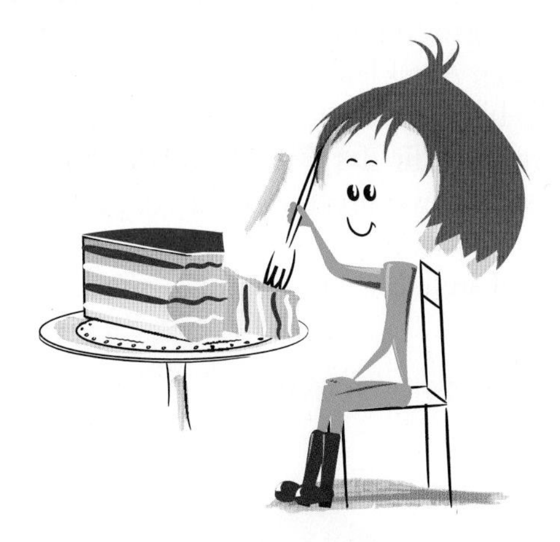

Der Leibspeiser erweckt in wenigen Momenten Frohsinn. Sobald du daran denkst, zaubert er dir ein Lächeln ins Gesicht. Lass dich darauf ein!

Manche Gedanken erzeugen ganz rasch Fröhlichkeit, völlig gleich in welcher Stimmung man sich zuvor befand. Die Wirkung ist verblüffend. Egal wo auf der Welt diese Übung „Leibspeiser" praktiziert wird, es funktioniert, denn er wirkt interkulturell. Probiere es gleich einmal aus.

Was ist deine absolute Lieblingsspeise? Welches Gericht isst du am allerliebsten?

Anleitung Versuche dir nun bitte deine Lieblingsspeise bildhaft vorzustellen. So als würde sie direkt vor dir stehen, schön angerichtet auf ansprechendem Geschirr. Mit Hauptspeise und Beilagen. Beschreibe nun, was du siehst. Was liegt vor dir? Wie sieht deine Lieblingsspeise aus? Welche Farbe, Größe und Form hat sie? Wie riecht dein Essen? Welche Konsistenz hat es, ist es weich oder eher fest? Welche Menge möchtest du am liebsten davon? Und nun, wo du dir das so bildhaft ausgemalt hast, genieße diese Vorstellung. Genieße den Duft deiner Speisen. Genieße die Farben. Genieße es, wenn du möchtest, indem du im Geiste einen Bissen im Mund zergehen lässt. Nimm noch einen zweiten und genieße den Geschmack auf deiner Zunge.

Und nun richte deine Aufmerksamkeit auf dein Gesicht. Spürst du ein kleines Lächeln?

Gedanken an unser Lieblingsessen erwecken automatisch positive Gefühle. Der Leibspeiser kann aber noch etwas: er ist ein Anti-Ärger-Mittel. Wenn du dich das nächste Mal über etwas ärgerst, dann setzt du den Leibspeiser ein. Statt auf den Ärger lenkst du in diesem Moment deine Aufmerksamkeit auf deine Lieblingsspeise. Je farbenfroher und lebendiger du sie dir ausmalst, umso eher läuft dir das Wasser im Mund zusammen. In diesem Zustand kann man sich schwer ärgern. Probier es einmal aus.

Einsatzbereich Gute-Laune-Macher, Stimmungsheber, Anti-Ärger-Strategie.

4.2.28 Der Lieblingsmensch-Trick

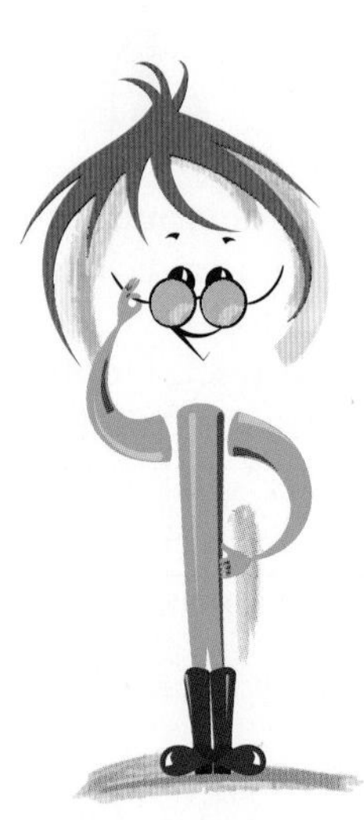

Meist sind es ganz bestimmte Situationen, die uns auf die Palme bringen. Mit dem Lieblingsmensch-Trick bleibst du jedoch gelassen.

Gibt es typische Situationen, die dich ärgern? Was bringt dich auf die Palme? Die meisten von uns können sich besonders gut über andere Leute ärgern, z. B. im Straßenverkehr, wenn man geschnitten wird oder einem der Parkplatz vor der Nase weggeschnappt wird, oder wenn der Nachbar den Fernseher viel zu laut aufdreht oder sein bellender Hund uns erneut nervt. Blöd ist nur, dass es den Ärger noch verstärkt, wenn man diesem Ausdruck verleiht und lauthals „du alter Trottel, kannst du nicht aufpassen" oder Ähnliches von sich gibt. Aber was tun, wenn man merkt, dass einem fast der Kragen platzt? Wie kann man dennoch ruhig und gelassen bleiben? Probier es mit dem Lieblingsmensch-Trick.

Anleitung Als Vorbereitung dafür, dass du in stressigen Situationen den Lieblingsmensch-Trick anwenden kannst, überlege, wer deine Lieblingsmenschen sind.

Schritt 1: Liste deine Lieblingsmenschen auf Mach dir eine Aufstellung von Lieblingsmenschen. Auf deiner Liste können ganz konkrete Personen namentlich genannt werden, z. B. mein Mann Martin oder meine Freundin Romana, mein Papa Heinrich. Oder ganz allgemein und mit Fantasie formuliert, z. B. eine ganz liebe alte Dame, ein entzückendes kleines Mädchen mit rosa Schleife im Haar, ein weiser, erblindeter alter Opa mit Gehstock und Drei-Punkt-Schleife am Arm. Es sollten Menschen sein, die in dir ein Gefühl von Liebe, Mitgefühl, Respekt und Wertschätzung auslösen.

Schritt 2: Setze deine Lieblingsmenschen in stressigen Situationen ein Immer, wenn eine emotional stressige Situation auftritt, du dich z. B. über andere Leute ärgerst, dann setzte anstelle der real beteiligten Person einen Lieblingsmenschen deiner Liste ein.

Dazu ein Beispiel: Stell dir vor, du ärgerst dich über deine Nachbarin. Du weißt genau, wann sie aus dem Haus geht oder heimkommt, denn ihr Hund kläfft derart schrill, dass es durch Mark und Bein geht. Außerdem stellt sie den Fernseher jeden Abend extrem laut. Statt dich darüber zu ärgern, versuche aus dieser Nachbarin einen entsprechenden Lieblingsmenschen zu machen. Konstruiere eine passende Geschichte, die dir hilft, mit der Situation besser zurecht zu kommen. Stell dir vor, nebenan wohnt eine liebe alte Dame, die schon recht schlecht hört und sehr einsam ist. Als einzigen Ansprechpartner hat sie ihr Hündchen und, wenn er sie lautstark begrüßt, ist das ihre größte Freude. Stell dir vor, wie sie übers ganze Gesicht strahlt, wenn ihr Hund sie so begrüßt. Ihr Hörapparat ist meist defekt, weshalb sie öfter den Fernseher laut stellt. Vielleicht kann eine solche oder ähnliche Vorstellung statt Ärger bei dir Mitgefühl erwecken. Und bitte sag jetzt nicht, deine Nachbarin ist keine liebe ältere Dame, sondern eine junge Zicke. Du kannst dein Lieblingsmenschenbild ja anpassen. Es könnte ja auch eine junge Frau sein, die einen schlimmen Schicksalsschlag erlitten hat, die sich über ihren süßen Hund freut, wenn sie heimkommt.

Hier möchte ich gerne noch anmerken, dass es außer dem Lieblingsmensch-Trick auch noch die Option gäbe, sich tatsächlich ein positives reales Bild von der Person zu machen, indem du mit deiner Nachbarin sprichst, sie vielleicht einmal zu einem Tässchen Tee einlädst und ihre sympathischen Seiten kennenlernst. Möglicherweise wird es ein neuer Lieblingsmensch, den du auf deine Liste setzen kannst.

Noch ein anderes Beispiel: Stell dir vor, du fährst Shoppen und suchst gerade einen Parkplatz. Als du endlich eine Parklücke entdeckst und sie siegessicher ansteuerst, biegt ein anderer Wagen vor dir in die Lücke. Statt dich zu ärgern, stell dir vor, deine beste Freundin oder deine Tochter hätte das getan. Wenn du für deine Freundin Liebe und Güte verspürst, wirst du es ihr nicht so krumm nehmen. Die darf sich das erlauben.

Einsatzbereich Anti-Ärger-Strategie, emotionalem Stress vorbeugen. Soziale Kompetenz fördern, gut mit anderen auskommen.

4.2.29 Die Loslass-Helfer

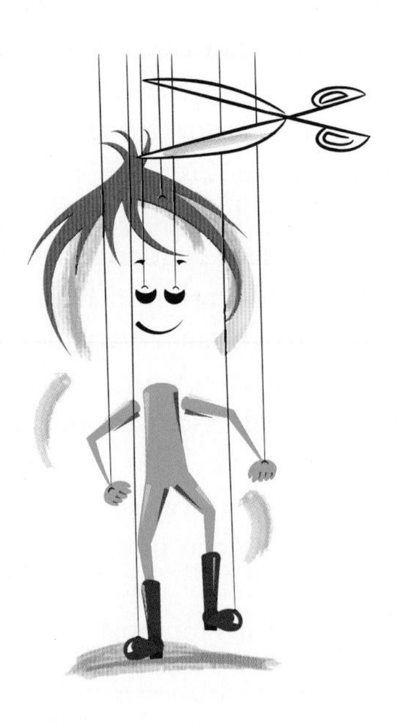

Wieso fällt es manchen Leuten leichter, nach der Arbeit abzuschalten und sich Belastendes nicht mit nach Hause zu nehmen? Vielleicht liegt es ja an ganz bestimmten Ritualen, die diese Menschen bewusst oder unbewusst anwenden? Oder sie haben gelernt, mit speziellen Loslass-Werkzeugen umzugehen. Auch du kannst dir solche Strategien zulegen. Loslassen ist nicht immer leicht, doch mit den Loslass-Helfern schaffst du es.

Anleitung Insgesamt stelle ich dir vier Loslass-Helfer vor. Du kannst diese auch als Rituale anwenden. Rituale sind Gewohnheiten, Gepflogenheiten, die wir regelmäßig und immer gleich ausüben. In diesem Sinne eigenen sie sich wunderbar zur Psychohygiene. Probiere die verschiedenen Loslass-Helfer aus und überlege, wo du sie einsetzten möchtest.

4.2.29.1 Die Uniform

Manch einer trägt Arbeitskleidung in seinem Beruf. Diese symbolisiert deutlich einen Rollenwechsel. Ob Polizistin, Feuerwehrmann oder Gesundheitsdienst, die Person und ihr Umfeld wissen: jetzt ist sie im Einsatz. Sobald sie sich umzieht, ist sie privat.

Mein erster Loslass-Helfer-Tipp: Leg dir ganz bestimmte Arbeitskleidung zu. Kreiere deine ganz persönliche Uniform: Sachen, die du nur zum Arbeiten anziehst und gleich nach der Arbeit wieder wechselst. Vielleicht ein Sakko oder einen Bluse, die du nur bei der Arbeit, aber nicht privat trägst. Manchmal reicht es sogar, nur andere Schuhe anzuziehen.

Wichtig ist dabei, dass du zu Beginn ganz bewusst die Kleidungsstücke wechselst und dir klar machst: Jetzt bin ich in der Rolle als Arbeitende. Sobald du die Schuhe oder das Sakko tauschst: Jetzt bin ich wieder die Privatperson. Wir nutzen solche Rollenwechsel-Rituale öfter unbewusst. Zum Beispiel wenn wir mit dem Ehemann ausgehen und uns das schicke Cocktailkleid mit Stöckelschuhen überziehen. Es zeigt uns selbst und auch dem Gatten: Jetzt ist sie raus aus der Mutter-Rolle und in die Rolle der Verführerin geschlüpft. Ein typisches Beispiel, was gerade wieder in Mode kommt, ist auch: Zu Hause ziehe ich legere Jogging-Klamotten an und lege damit auch unbewusst den Stress von draußen ab. Auch das kann ein Rollenwechsel-Ritual sein.

4.2.29.2 Das Reinigungsritual: Wasche dir den Ärger runter

Manchmal hilft es auch, bei unguten Erlebnissen, z. B. wenn man von jemandem angeschnauzt wurde, sich die Hände gründlich zu waschen. So als würde man den emotionalen Dreck, Ärger, Frust einfach abwaschen. Oder du duscht dich ganz bewusst, um nicht nur deinen Körper, sondern auch die Seele reinzuwaschen. Auch daraus kann ein Ritual werden. Immer wenn ich von der Arbeit heimkomme, dusche ich.

Das gilt natürlich nicht nur für den Beruf. Solche Rituale kann man auch in anderen belastenden Situationen anwenden, z. B. wenn man die Eltern im Pflegeheim besucht hat und einen das emotional mitnimmt oder nach einem Streitgespräch.

4.2.29.3 Das Aktivitätsritual: Lauf dem Stress davon

Männer und Frauen haben manchmal ganz unterschiedliche Strategien emotionalen Stress loszuwerden. Während die Damen eher die Aussprache suchen, machen Männer etwas, das zur Stressbewältigung besonders gut geeignet ist, sie bauen Stress und Frust beim Sporteln ab. Eine wunderbare Loslass-Strategie für uns alle. Wer nicht gerne Sport treibt, kann z. B. zu seiner Lieblingsmusik tanzen, Hausputz machen oder mit dem Hund eine Gassi-Runde drehen. Mach ein Ritual daraus. Immer, wenn du eine belastende Situation hattest, machst du sofort diese Aktivität. Du kannst dir auch angewöhnen, mit dem Rad zur Arbeit und von der Arbeit nach Hause zu fahren und mit jedem Tritt ins Pedal ein wenig Stress loszulassen.

4.2.29.4 Der Loslass-Satz: Sprich es dir von der Seele

Ein wirklich nützliches Loslass-Werkzeug ist ein banaler, aber hochwirksamer Satz, er lautet: **„Ich lasse jetzt los!“** Während du diesen Satz sagst, nimm eine aufrechte überzeugende Körperhaltung ein und sprich ihn beherzt mit lauter, deutlicher Stimme. Versuche es gleich jetzt: „Ich lasse es los!“ Probiere es gleich noch einmal, ganz laut und deutlich: „Ich lasse es los!“

Du kannst den Loslass-Satz auch noch durch eine Wegwerf-Geste verstärken. So als hättest du Müll in deiner Hand, den du ganz bewusst von dir wegschmeißt. Falls es sich um ein etwas größeres emotionales Mist-Paket handelt, das du loswerden willst, nimm doch beide Hände dazu. Stell dich aufrecht und selbstsicher hin und schmeiß mit beiden Händen den imaginären Müll von dir.

Und nun verbinde beides, den Loslass-Satz mit der Wegwerf-Geste: Aufrechte, überzeugende Körperhaltung, laute, überzeugende Stimme, nimm eine Handhaltung ein, als würdest du ein Paket in den Händen halten, das du nun mit Nachdruck von dir wirfst. Probiere es gleich aus. Und bitte wiederhole es mindestens dreimal, damit du es gleich gut abspeicherst.

Eines noch: Bedenke, Loslassen ist manchmal ein Prozess. Wiederhole deinen Loslass-Satz und deine Loslass-Rituale. Bis du dich erleichtert und befreit fühlst.

Einsatzbereich Rollenklarheit, Grenzen wahren, Loslassen lernen.

4.2.30 Die Lösungskette

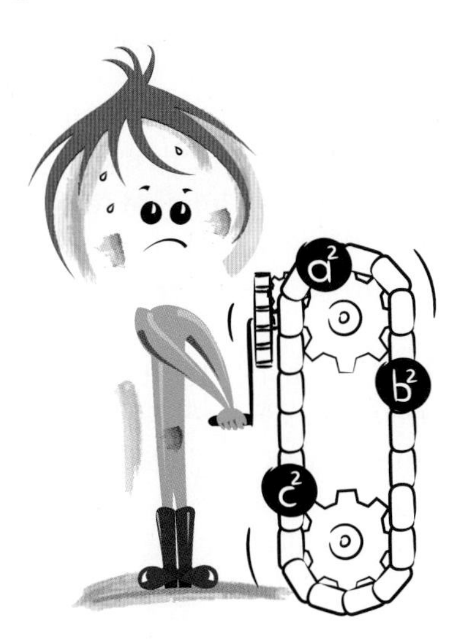

Was tun, wenn man sich zu viele Sorgen macht? Wie kann man Ängste, die einen beherrschen, wieder loswerden? Die Lösungskette löst Ängste im Nu auf.

Manchmal gibt es ganz konkrete Ängste, die man schwer aus dem Kopf bekommt. Dabei stellt sich nicht einmal die Frage, ob es sich um realistische Dinge oder fiktive Ängste handelt. Wie man seinen Ängsten die Furcht austreibt, zeige ich dir anhand von Anwendungsbeispielen der Lösungskette.

Beispiel

Anita brauchte Unterstützung, weil sie sich große Sorgen machte, die anstehende Prüfung nicht zu schaffen. Der Chef hatte ihr nahegelegt, sie möge die Ausbildung machen, damit sie ihren Job behalten kann. Das erzeugt immensen Druck. Kein Wunder, wenn daraus solche konkreten Prüfungsängste entspringen.

Mit der Lösungskette versuchten wir ihre Angst zu mildern. Ich fragte sie: „Wenn du nun tatsächlich durchfällst, was würde dann passieren?" Zuerst erschreckte sich Anita. Doch dann sagte sie recht besonnen: „Vielleicht eh nichts. Aber es könnte sein, dass ich versetzt oder gar gekündigt werde." „Ok, wenn dem so ist, was passiert dann?", fragte ich interessiert weiter. „Naja, wenn ich gekündigt werde, bin ich arbeitslos."

„Aha, und wenn nun dieser Worst Case zutreffen würde, was passiert dann?" Sie antwortete: „Dann muss ich mir einen neuen Job suchen?" „Aha, und was passiert dann?" „Na dann muss ich aufs Arbeitsamt oder im Internet suchen." „Okay, und was passiert dann?" Bei dieser Antwort hatte sie fast ein Lächeln im Gesicht: „Dann werde ich irgendwann einen neuen Job finden."

Sicherheitshalber fragte ich auch noch: „Nehmen wir an, es trifft die andere Variante zu und du wirst versetzt, was passiert dann?" Da kam dann ganz prompt: „Vielleicht ist es dort ja sogar besser."

Bei der Lösungskette ist wichtig, dass du so lange fragst, bis es tatsächlich gelöst ist. Damit ist nicht gemeint, dass eine perfekte Lösung für ein „Problem" gefunden werden muss, sondern die Angst löst sich, sobald sich Erleichterung einstellt. Achte auf das Gefühl. Angst erzeugt Enge und Druck, die Lösungskette führt zu Erleichterung. Der Fokus wird geöffnet, es entsteht wieder mehr Weite.

Noch ein Fallbeispiel: Alfred hatte Angst, er könnte wieder krank werden. Vor zwei Jahren hatte er ein schweres Burnout erlitten. Damals begann alles damit, dass er ständig erkältet war oder sich eine Grippe einfing. Als er so erschöpft war, dass er nicht mehr arbeiten konnte, wies ihn der Arzt in eine Klinik ein. Dort konnte er vom Burnout genesen. Nun arbeitete er seit einem Jahr wieder. Vor zwei Wochen begann es erneut, dass er sich fortwährend fühlte, als würde er wieder eine Grippe bekommen. Nun hat er so große Angst davor, wieder dauernd krank zu sein. Wir schauten uns seine Problemstellungen ganz genau an, unter anderem begannen wir seine Angst mit der Lösungskette zu mildern.

Beispiel

„Lieber Alfred, wenn es nun tatsächlich so wäre, dass du wieder *dauernd* krank wärst, was würde denn dann passieren?", fragte ich ihn. „Wenn ich dauernd krank bin, dann mach ich mir Sorgen, dass ich wieder ein Burnout bekomme und wieder nicht arbeiten kann", war seine Antwort. Bevor ich mit Alfred vorbeugende Strategien erarbeitete, um ein erneutes Burnout zu verhindern, setzten wir die Lösungskette fort: „Gesetzt den Fall, du bekommst wieder ein Burnout, was passiert denn dann?" „Na dann muss ich wieder in eine Klinik." „Und was passiert dann?", fragte ich gleich weiter. „Dort erhole ich mich und bekomme wieder Therapie." „Und wie geht es weiter? Was passiert dann?", setzte ich fort. „Irgendwann wird es mir wohl wieder besser gehen", meinte

Alfred recht gefasst. Ich erkundigte mich noch, wie es sich nun mit seiner Angst verhielt auf einer Skala von 0 (= keine Angst) bis 10 (= höchste vorstellbare Angst). Vor der Angstkette war er auf 8 und nun meinte er 4. So wussten wir, es war eine Erleichterung für ihn eingetreten. Nun konnten wir uns auf Ressourcensuche begeben und Strategien finden, um ein weiteres Erkranken abzuwenden.

Anleitung Die Lösungskette besteht in einer bestimmten Frage, die so lange gestellt wird, bis die Angst spürbar gemildert ist. Die Lösungsfrage lautet:

„…und was passiert dann?"
Immer, wenn man konkrete Sorgen oder Ängste hat, kann man sich (je eher, desto besser) diese Frage stellen: „Wenn dieser Fall tatsächlich eintreten würde, was passiert dann?" Auf die folgende Antwort wird weitergefragt: „Und was passiert dann?", und zwar so lange immer wieder auf die Folgeantwort, bis sich die Angst merklich löst. Sie muss ja nicht ganz weg sein, denn Angst hat ja auch eine wichtige Aufgabe, nämlich uns vorzubereiten. Aber sobald wir merken, es gibt eine Erleichterung, können wir uns konkrete Strategien erarbeiten, wie wir am besten vorgehen, damit sich die Befürchtungen nicht bewahrheiten bzw. wir mit den Folgen besser umgehen können.

Einsatzbereich Ängste auflösen oder entkräften.

4.2.31 Die Metaposition

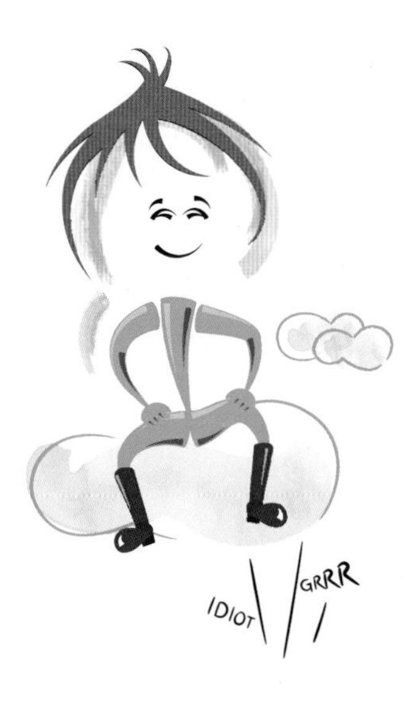

Ein Streitgespräch kann ganz rasch unangenehm werden, wenn die Emotionen hochgehen. Unangenehm ist, wenn man dann den Ärger auch noch mit sich herumträgt. Mit der Metaposition bekommst du den nötigen Abstand zu Problemen, Ärger oder heiklen Situationen.

Manchmal ärgert einen eine Sache viel länger, als gut ist. Die Situation ist längst vorüber, aber immer noch grübelt man über diese üble Geschichte. Wenn man zu sehr in seine Emotionen verstrickt ist, dann hilft Abstand. Mit der Metaposition erhältst du nötige Distanz, um Situationen aus neuem Blickwinkel zu betrachten. Auf Metaposition zu gehen bedeutet, sich selbst von außen zu beobachten, also anders als bei der Reflexion, bei der man in sich hineinspürt.

Anleitung Es gibt mehrere Möglichkeiten, auf Metaposition zu gehen, vier unterschiedliche Werkzeugvarianten möchte ich dir dazu vorstellen:

- Das Selfie
- Der Schulterblick
- Der Sternenblick
- Der Kinofilm

4.2.31.1 Das Selfie – zeig dein schönstes Lächeln

Immer wenn du bemerkst, dass du dich gerade in einer unangenehmen emotionalen Verfassung befindest, z. B. dich ärgerst oder richtig wütend bist, dann stell dir vor, jetzt genau in diesem Moment sollst du ein Selfie von dir schießen, mit dem du dir einen Traum erfüllen kannst (z. B. kannst du für das süßeste Lächeln eine Traumreise gewinnen). Du kannst es auch tatsächlich machen. Hol genau in diesem Moment dein Smartphone raus und mach ein Selfie von deinem bezaubernden Lächeln. Dabei ist völlig gleich, was sich Anwesende denken – schließlich kannst du damit eine Traumreise gewinnen.

Und übrigens: Lächeln ist schließlich die beste Art, den Gegnern die Zähne zu zeigen!

4.2.31.2 Der Schulterblick – mit ein wenig Distanz kannst du dich besser beherrschen

Diese Variante der Metaposition lässt sich besonders gut in Streitgesprächen oder ähnlich heiklen Situationen anwenden. Die Metaposition ist eine dissoziierte Beobachtungsposition. Das heißt, wir beobachten uns selbst aus einem gewissen Abstand. Wenn du merkst, es wird brenzlig in einem Gespräch, jetzt kommen bei dir die Emotionen hoch, du spürst förmlich, wie der Ärger aufsteigt, dann stell dir vor, du würdest dich und die andere Person beobachten. Stell dir vor, du blickst dir selbst über die Schulter. Wenn das zu nah ist, dann halte ein wenig mehr Abstand dabei. Beobachte die zwei vor dir. Beobachte, wie ihre Mimik und Gestik ist. Vor allem schau auf deine Körpersprache. Vielleicht möchtest du etwas daran verändern?

Wenn du dich selbst beobachtest, hast du die Kontrolle über die Situation. Aus der nötigen Distanz kannst du deine Gefühle besser regulieren.

4.2.31.3 Der Sternenblick – mit dem nötigen Abstand sieht die Welt ganz anders aus

Manche Leute stellen sich lieber vor, sich von oben zu beobachten. Vielleicht magst du dir vorstellen, mit einem Ballon über die Situation zu schweben. Wenn du das Gefühl hast, die Emotionen sind immer noch recht heftig, dann reise zu den Sternen und guck von dort auf die Erde und schau auf diesen winzigen Punkt, der dich in dieser emotionalen Situation darstellt. Wenn du dich dann so klein wahrnimmst, wird dir bewusst, dass dieser Moment doch nur ein Augenblick ist, in deinem langen weiten Leben voller schöner Erlebnisse.

4.2.31.4 Der Kinofilm – sei dein eigener Regisseur

Diese Variante ist recht hilfreich, wenn einen eine aufregende Situation lange nachher noch beschäftigt. Längst ist die Sache vorüber, aber du trägst sie immer noch mit dir herum. Dann stell dir vor, du sitzt in einem Kino. Vor dir auf der Leinwand siehst du nun ganz bewusst die Szene, die dich beschäftigt. Und zwar so, wie sie sich tatsächlich abgespielt hat. Stell es dir lebhaft vor. Welche Leute beteiligt waren (dich inklusive), wie sie ausgesehen haben, was sie anhatten, wie sie standen oder saßen, welche Körperhaltung und welchen Gesichtsausdruck sie hatten. Du kannst nun den Film ein wenig künstlerisch verändern, z. B. den Ton lauter, leiser machen, die Stimmen verzerren, oder anstatt die Leute sprechen zu lassen, lass sie singen. Du kannst den Film auch z. B. rosa einfärben, die Farben leuchtender oder sanfter werden lassen, ein wenig Sonnenlicht dazugeben oder vielleicht einen Schwarz-weiß-Film daraus machen. Bei all diesen Veränderungen, die du vornimmst, spüre in dich hinein, um zu schauen, ob und wie sich deine Gefühlslage verändert. Ziel ist, die unguten heftigen Emotionen so zu lindern, in einem Maß, das für dich erträglich ist.

Ursprünglich kreierte der NLP-Praktiker Robert Dilts den „Metaspiegel" zum Lösen von schwierigen Kommunikatiossituationen (siehe Dilts 1994).

Einsatzbereich Bei Ärger, Streitgesprächen, zur Konfliktbewältigung, um heftige Emotionen zu regulieren, quälende Gedanken und Gefühle zu bewältigen, Selbstbewusstsein zu fördern, Klarheit über eine Situation zu gewinnen.

4.2.32 Der Mutspender

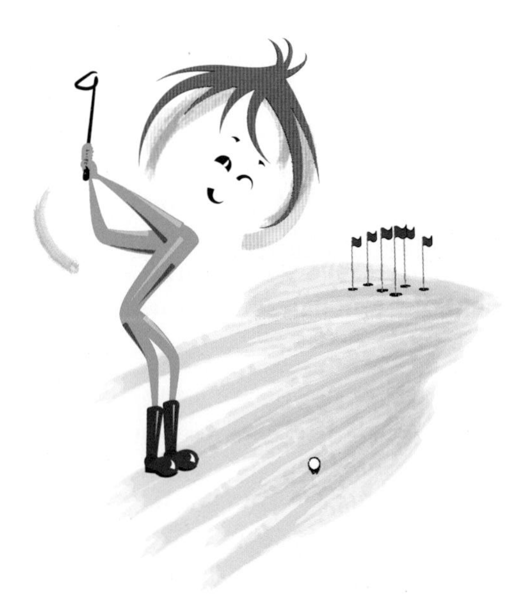

Immer wenn du Ermutigung brauchst, nutze deinen Mutspender! Schon beim Anfertigen deines persönlichen Mutspenders erkennst du deine Stärken, wodurch dein Selbstwert wächst. Wenn dich einmal der Mut verlässt, baut dich dein Mutspender wieder auf!

Trau dir mehr zu! Du hast schon so einiges in deinem Leben geschafft! Mach dir das einmal bewusst, und wenn dich einmal der Mut verlässt, kannst du Kraft tanken, indem du deinen persönlichen Mutspender besuchst.

Anleitung Besorge dir ein großes Gurkenglas oder eine schöne Geschenkbox, die du als Mutspender verwenden möchtest, dazu Notizpapier und Stifte. Nimm dir bitte eine halbe Stunde ungestörter Zeit.

So erstellst du deine Mutspenden:

Überlege dir, was du in deinem Leben bereits alles geschafft hast. Welche Schwierigkeiten, Herausforderungen oder Schicksalsschläge hast du überwunden? Welche Ziele hast du erreicht? Welche beruflichen und privaten Erfolge hast du geschafft?

Bitte notiere jede Idee auf einem separaten Notizzettel. Auf den Zetteln könnte z. B. stehen:

a) Die schwere Ausbildung im zweiten Bildungsweg habe ich geschafft
b) Den Autounfall samt seinen Folgen habe ich überwunden
c) Ich habe eine wundervolle Familie
d) Ich habe einen lieben Ehepartner geheiratet
e) Ich führe eine gute Ehe
f) Ich wohne in einer schönen Wohnung in der Stadt, in der ich immer leben wollte
g) Ich habe den Aufstieg zum Teamleiter geschafft
h) usw.

Nun, wenn du alle deine Ideen notiert hast, nimm dir bitte jedes einzelne Notizblatt noch einmal zur Hand, schreib bitte die Antwort auf die Frage noch dazu:

Welche deiner drei Stärken oder persönliche Ressourcen haben dir dabei am meisten geholfen?

Unsere Beispiele oben wurden so ergänzt:

a) mein starker Wille, Fleiß und Ausdauer
b) mein fester Glaube, dass es wieder gut wird, hartes Training für Körper und Seele und die Fähigkeit mich wieder aufzubauen
c) Liebe und Vertrauen, gutes Organisationstalent
d) gute Menschenkenntnis, Liebe und Romantik
e) Freundschaft, Liebe und gute Kommunikationsfähigkeit
f) Ich verliere das Ziel nie aus den Augen, bin sparsam und habe ein gutes Gespür für Gemütlichkeit
g) Ich hab mich etwas getraut und es geschafft, mein Ehrgeiz, ich lerne gerne Neues.

Du kannst deinen Mutspender noch erweitern mit Ermutigungskärtchen, auf denen aufbauende Sätze stehen, wie z. B. „Du bist wunderbar!", „Du bist ein toller Mensch!", „Du hast schon so vieles geschafft, sei stolz auf dich!" oder du kannst auch aus anderen Werkzeugen noch Dinge in deinen Mut-Behälter geben wie z. B. die Stärkenliste aus dem Selbstwertheber oder die Ergebnisse vom Hochstapler.

Einsatzbereich Selbstbewusstsein, Selbstsicherheit, Selbstvertrauen, Selbstwert aufbauen. Sich selbst ermutigen und innerlich stärken, Mut und Kraft tanken.

4.2.33 Der Nein-Umsetzer

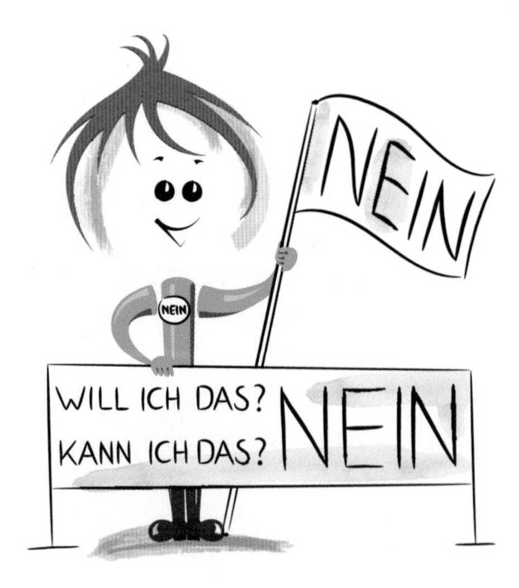

Sich selbst behaupten können und nicht zu allem Ja und Amen zu sagen, ist ganz wichtig, damit man sich nicht übernimmt oder von anderen ausgenützt wird. Mit dem Nein-Umsetzer gelingt es dir, dein Nein nicht nur auszusprechen, sondern es auch selbstsicher und beharrlich beizubehalten!

Hast du dir auch schon mal vorgenommen „beim nächsten Mal sag ich nein", es dann aber nicht umsetzen können? Nein sagen ist nicht immer leicht. Schließlich möchte man andere nicht verletzen und ein harmonisches Miteinander pflegen. Die Wahrheit ist jedoch, wenn du nicht Nein sagen kannst, ist es erst recht vorbei mit der Harmonie. Dabei wird dein inneres Gleichgewicht gestört und es entstehen innere Spannungen, die du ausstrahlst.

Wir Menschen sind von Natur aus soziale Wesen, weswegen wir gerne für andere da sind. Deshalb ist mir wichtig zu sagen, dass man nicht *immer* Nein sagen sollte. Wie aber finde ich heraus, wann es besser ist sich abzugrenzen und wann nicht? Wie kann man ein konsequentes „Nein" umsetzen, ohne andere zu verletzen oder vor den Kopf zu stoßen? Mit dem Nein-Umsetzer gelingt es ganz bestimmt.

Das Nein-Sagen-Lernen (Hinsch 2015; Ölsböck 2013) wurde bereits in den 1970er Jahren im Rahmen des Assertiveness-Trainingsprogramms als wesentlicher Bestandteil sozialer Kompetenz erachtet. Es ist in den verhaltenstherapeutischen Methoden einzuordnen.

Anleitung Der Nein-Umsetzer funktioniert in drei Schritten:

1. Nein meinen
2. Nein sagen und
3. Nein tun.

Schritt 1: Nein meinen Wenn das nächste Mal jemand zu dir kommt und dich um etwas bittet, dann halte ihn zunächst ein wenig hin, um dir selbst darüber klar zu werden, ob du Ja oder Nein sagen solltest.

Wenn beispielsweise die Liese vom Verein kommt und fragt: „Kannst du uns wieder bei unserem Fest aushelfen? Letztes Jahr warst du uns so eine große Hilfe! Wir brauchen dich unbedingt." Dann antworte nicht sofort, sondern gewinne etwas Zeit, damit du dir darüber klar werden kannst, ob das für dich möglich ist. Antworte in etwa so: „Ich muss mir das anschauen und sag dir in einer Stunde, ob es geht" oder „Ich muss das mit meiner Frau besprechen und gebe dir morgen früh Bescheid" oder „Ich muss erst im Terminkalender schauen und sag dir am Abend, ob ich kann". Dann ist wichtig, dass du für dich selbst einmal überlegst, ob du es machen willst und ob es für dich möglich ist.

Stell dir selbst zwei Fragen: **„Will ich das?"** und **„Kann ich das?"**. Wenn du beide Fragen mit Ja beantwortest, meinst du Ja. Solltest du jedoch auch nur eine der beiden Fragen mit Nein beantworten, dann meinst du Nein. Nun geht es zum nächsten Schritt.

Schritt 2: Nein sagen Nachdem du dir klar geworden bist, dass du Nein meinst, geht es um die passende Formulierung. Wie kann man Nein sagen, in einer Art, die beim anderen gut ankommt? Dazu habe ich einen Universalsatz für dich – du weißt schon, einen Satz, den man sich angewöhnen kann, weil er beinahe überall passt. Und der geht so:

„Nein, das ist für mich nicht möglich, danke für dein Verständnis!"

Probiere ihn gleich einmal aus und sprich ihn laut und deutlich aus, so als würdest du ihn zu deinem Bittsteller sagen: „Nein, es ist für mich nicht möglich, danke, dass du das verstehst." Falls du üblicherweise im Dialekt sprichst, sag es bitte in deiner Alltagssprache. Mach dir den Satz vertraut, indem du ihn mehrmals aussprichst.

Dieser Satz besteht aus drei Teilen. Zuerst kommt das „Nein", das solltest du unbedingt gleich am Anfang sagen, damit es beim anderen auch deutlich ankommt. Am Schluss des Satzes appellierst du an sein Verständnis. Und wer möchte nicht als verständnisvoll gelten? Mit diesem Satzende erreichst du meist sprachlose Gesichter. Schließlich wird der andere als verständnisvoll wertgeschätzt und das ist etwas Gutes!

„Es ist für mich nicht möglich" – im Mittelteil deiner Absage steckt die Begründung. Sie ist kurz und bündig – und dennoch vollkommen ausreichend. Oft glaubt man sich rechtfertigen zu müssen und beginnt ausführliche Erklärungen, welche jedoch ganz viel Diskussionsspielraum und Reibefläche bieten. Damit lädst du die bittende Person ein, dich doch noch zu überreden. Wenn du beispielsweise argumentierst, du könntest an diesem Tag nicht aushelfen, weil du schon so viele andere Dinge tun musst, wie z. B. für den Fritz dies und das und dann kommt noch der Franz und die Rosi… Jetzt könnte der andere einhaken: „Ach dem Fritz, dem kannst du doch ein andermal helfen, komm bitte zu uns. Wie sind ohne dich aufgeschmissen." Die anderen sind oft recht beharrlich, schließlich wollen sie was von dir. Also heißt es nun standhaft bleiben, und das geht so:

Schritt 3: Nein tun Früher gab es Langspielplatten aus Vinyl. Wenn die einen kleinen Kratzer hatten, blieb die Platte hängen, und man hörte eine Liedzeile immer wieder. Genauso gehst du jetzt vor. Sollte die Person weiter fordern und versuchen, dich doch noch zu überreden, dann wiederhole den Satz so lange, bis er es verstanden hat. Bei jedem erneuten Versuch „ach biiiitte" erwiderst du sogleich: „Nein, es ist wirklich für mich nicht möglich, danke für dein Verständnis." Beim erneuten Einwand: „Aber was sollen wir ohne dich nur machen?" kommt sogleich deine Wiederholung: „Nein, tut mir leid, es ist für mich nicht möglich, danke, dass du es verstehst." Spätestens nach ein paar Wiederholungen ist alles klar. Man darf sich auch nicht wundern, dass die Leute anfangs dein „Nein" nicht fassen können, wenn sie es gewohnt waren, dass du immer Ja gesagt hast.

Jetzt kommt vielleicht noch eine kleine Hürde. Möglicherweise meldet sich nun dein Gewissen zu Wort: „Hätte ich vielleicht doch zusagen sollen? Hoffentlich sind die jetzt nicht böse auf mich!“ Kein Mensch ist auf dich sauer, wenn du nicht kannst. Und wenn doch, ist es nicht deine Sache, wenn andere mit Abweisungen nicht umgehen können. Man kann nicht immer zu allem Ja sagen und deshalb sollte man auch von anderen ein Nein annehmen können. Jeder hat das Recht, auch einmal Nein zu sagen!

Bleib standhaft. Auch zu dir und deinem Gewissen sagst du: „Nein, es ist für mich nicht möglich!“

Einsatzbereich Selbstsicherheit, Selbstbehauptung fördern. Sich abgrenzen können. Stress- und Überlastung vorbeugen. Psychohygiene.

4.2.34 Der Nurifizierer

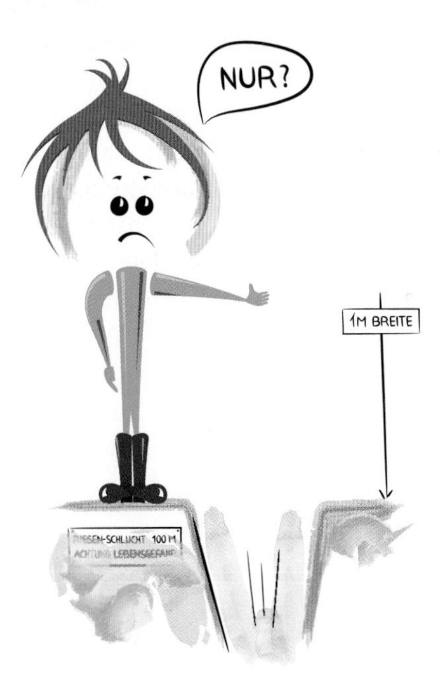

Wie aus einer riesengroße Sache eine Kleinigkeit wird? Mit dem Nurifizierer schrumpft Ungutes in ein verträgliches Format.

Ist dir schon einmal aufgefallen, welch große Wirkung manche Worte haben? Stell dir vor, du bist im Urlaub an einen wunderschönen Strand, die Wellen rauschen, du spazierst im weichen Sand und genießt die angenehme Stimmung und dann kommt folgender Satz: „…nur noch 3 Tage, dann ist der Urlaub vorbei“. Vorbei ist dann auch der Genuss. Das Wörtchen „nur“ ist ein Kleinmacher. Er lässt alles schrumpfen. Deshalb sollten wir den Nurifizierer nicht verbannen, sondern ihn bedacht nutzen – als Kleinmacher für ungute Dinge.

Anleitung Immer, wenn etwas unangenehm ist, dann sag dir selbst: „Es ist NUR…“ oder „NUR noch ein paar Augenblicke und dann ist es vorbei.“

Stell dir vor, du sitzt beim Zahnarzt und er bohrt und bohrt… Dann darfst oder solltest du dir sogar selbst sagen: „*Nur* noch ein paar Sekunden, dann ist es vorbei!“.

Ein anderes Beispiel: Wenn du unter wiederkehrenden starken Schmerzen leidest, weil dich z. B. Rheuma, Migräne oder schlimme Rückenschmerzen plagen, dann kann der Nurifizierer auch den Leidensdruck verringern. Schmerzen können wirklich niederschmetternd sein, doch wenn man weiß, woher sie kommen und was man tun kann, dann ist es zu schaffen. Wenn das nächste Mal der Schmerz kommt und du merkst, wie sehr du leidest, dann hör auf, ihn zu verschlimmern, indem du dir denkst „Jetzt ist es schon wieder so arg“, sondern setz stattdessen den Nurifizierer ein und sag dir wiederholt den Satz: „Es ist *nur* ein Schmerz, das geht vorüber!“ oder „Es ist nur eine Empfindung, sie geht vorüber!“.

Einsatzbereich Unangenehme Situationen und Emotionen relativieren. Angst- und Ärger- und destruktive Schmerzgedanken reduzieren. Körperliches und seelisches Leid lindern.

4.2.35 Der Problemlöser „A3"

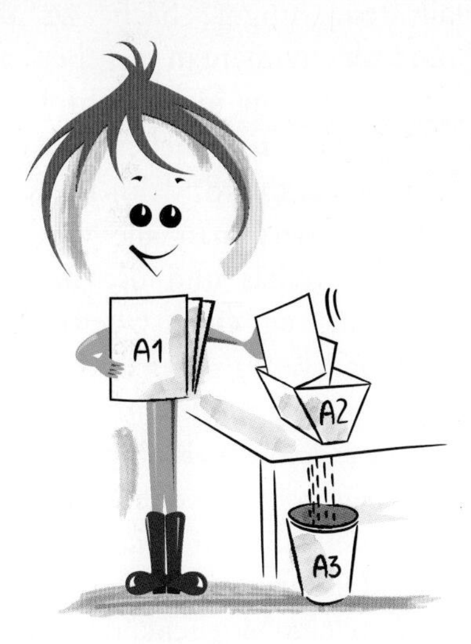

Mach Probleme nicht größer, als sie sind, aber auch nicht kleiner. Weder Verdrängen noch Panik helfen, Probleme zu beseitigen. Was wirklich etwas bringt, ist, sich dem Problem zu stellen, es realistisch zu betrachten und anzupacken. Probleme löst du am besten im Format A3.

Anleitung Statt Probleme vor sich herzuschieben oder gar zu verdrängen, sollten wir sie anpacken. Am besten gelingt das mit dem Problemlöser „A3":

- Akzeptieren
- Analysieren
- Auflösen

A1: Akzeptieren
Ein Problem ist, was es ist: ein Problem – nicht mehr und nicht weniger. Also sollten wir es nicht dramatisieren, sondern akzeptieren. Dazu gehört, das Problem zu benennen und als momentan gegeben hinzunehmen.

Manchmal ist es gar nicht so leicht, eine Sache, die schon länger nervt, einzugrenzen. Statt eine schier endlose Geschichte zu beschreiben und dadurch das Problem auszudehnen, hilft die Frage:

„Was ist tatsächlich das Problem?“

Wenn es dir schwerfällt, eine ungute Sache zu akzeptieren, mach dir bewusst, dass du sie nur als momentan gegeben annimmst. Das heißt nicht, dass etwas für immer so sein muss. Sehr hilfreich kann sein, sich Aufzeichnungen über die Sache zu machen. Wenn man beispielsweise andauernd von Schmerzen geplagt wird, dann ist es sinnvoll, ein Schmerztagebuch zu führen. Dabei notiert man alle vier Stunden die Schmerzintensität, die momentane Aktivität und die Bewältigungsmechanismen, die man anwendet. So gewinnt man einen Überblick über das Problem. In diesem Fall erkennt man mögliche Auslöser und was hilfreich ist und lernt gleichzeitig die Schmerz-Krankheit zu akzeptieren. Warum also nicht ähnliche Aufzeichnungen auch bei anderen Problemen machen? Wenn du beispielsweise mit deinem Arbeitskollegen oder mit deiner Schwiegermutter nicht klarkommst, dann schreib dir auf, wie stark die Unstimmigkeit ist, auf einer Skala von 0 (keine Disharmonie) bis 10 (sehr starke Disharmonie), wie euer Kontakt war und welche Möglichkeiten zur Verbesserung du ausprobiert hast. Mit solchen Aufzeichnungen lernst du nicht nur deine momentane Situation anzunehmen, sondern du lernst das Problem besser kennen, was dir beim Lösen hilft.

A2: Analysieren

Nun können wir die Frage erweitern:

„Was an der Sache ist das konkrete Problem für mich?“

Nehmen wir das Schmerzbeispiel. Eine Klientin beispielsweise meinte, das echte Problem an der Situation sei, dass sie sich hilflos ausgeliefert fühle, sobald der Schmerzpegel auf 7 steigt. Dann habe sie das Gefühl, sie könne nichts mehr machen außer sich hinlegen und abwarten. In diesem Fall war es also die Hilflosigkeit, die der Dame zu schaffen machte, und dieser kann man etwas entgegensetzen. Sobald ich weiß, was konkret das Störende ist, kann ich exakt dort ansetzen.

Im Beispiel „Disharmonie“ könnte die konkrete Problematik sein, dass man ein Harmonie liebender Mensch ist und solche Spannungen nicht verträgt oder dass sich die Disharmonie manchmal hochschaukelt, man nur noch forsch miteinander umgeht und das die Arbeit erschwert. Im ersten Fall gibt es eine andere Vorgehensweise als im zweiten.

A3: Auflösen & Anpacken
Nun haben wir uns genug mit dem Problem auseinandergesetzt, jetzt geht es um die Lösung. Völlig gleich welches Problem, du hast fragst dich:

„Was ist mein Ziel? Wer oder was kann mir helfen, es zu erreichen?"
Im Beispiel mit der Schmerzkrankheit ist es wohl das Ziel, Einfluss auf den Schmerz zu haben. Eine Lösung könnte sein, neben einer guten medizinischen Behandlung und Bewegungstherapie auch mentale Strategien zur Schmerzbewältigung zu erlernen, damit man sich selbst helfen kann.

Im Beispiel, in dem die Disharmonie an sich das Problem ist, ist es das Ziel, mehr Harmonie zu erreichen. Man könnte versuchen, miteinander zu reden und zu überlegen, wie man Differenzen beilegen kann. Der **Chemie-Verbinder** kann da hilfreich sein. Im zweiten Fall, wo sich der forsche Umgang hochschaukelt, ist es das Ziel, ruhig zu bleiben und souverän zu kommunizieren. Vielleicht wäre es eine Lösung, in solchen Situationen durchzuatmen, den **Gefühlsverdampfer** anzuwenden oder rechtzeitig den Raum zu verlassen und den **Ärger-Wärter** einzusetzen.

Einsatzbereich Probleme anpacken und lösen. Selbstentwicklung und Selbstwirksamkeit.

4.2.36 Die Psycho-Gym

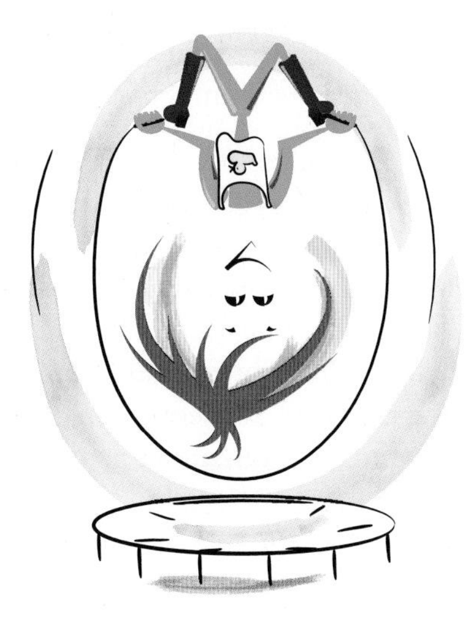

Mit ein wenig Körpereinsatz die Stimmung zu heben, geht ganz leicht. Was eine aufrechte Körperhaltung, ein Lächeln und ein paar Freudensprünge bewirken können, erfährst du durch diese Psycho-Gym-Übungen.

Die Body-Feedback-Hypothese wurde inzwischen mit einigen Studien der Embodiment-Forschung belegt (Tschacher und Storch 2017). Sie zeigt anschaulich, dass ernsthafte psychische Belastungen mithilfe von Körperübungen zu lindern sind (Koch 2011; Kosinár 2009). Gunter Schmidt, der Urheber der Hypnosystemischen Beratung, nutzt dieses Wissen, indem er seinen Patienten und Klientinnen „Problemlösegymnastik" verordnet (Schmidt 2017, S. 75).

Besonders sinnvoll ist es, diese Wechselwirkung zwischen Körper und Emotionen vorbeugend zu nutzen, damit wir uns überwiegend selbstbewusst, gelassen und lebensfroh fühlen können. Ich nenne solche Übungen Psycho-Gym – Gymnastik für die Seele.

Es gibt für dich fünf Psycho-Gym-Übungen zum Ausprobieren:

- die Trost-Wiege
- der Schlankerl-Sitz
- die Oberkellner-Übung
- das fröhliche Lieschen
- die Dreißiger-Zone

Das Tolle daran ist, dass es so einfache Dinge sind, die du zwischendurch im Alltag anwenden kannst, dazu benötigst du maximal zwei Minuten. Natürlich kannst du es auch länger machen, um die Wirkung zu verstärken.

4.2.36.1 Die Dreißiger-Zone: Lächle dich fröhlich

In einem Kurs mit dem Titel „Gelassen und entspannt durch den Alltag" zeigte ich den TeilnehmerInnen eine kleine Psychogymnastik-Übung, bei der sie alle lächelten. Ich erzählte ihnen, dass diese Übung bereits in 30 Sekunden ihre Stimmung um fünf Prozent hebt. Es lohnt sich also, diese Aufgabe wiederholt über den Tag auszuführen, damit man kontinuierlich gute Laune hat.

Eifrig, wie die Teilnehmer waren, übten sie tatsächlich zu Hause und berichteten in der Folgewoche von ihren Erfahrungen. Einer dieser Berichte hatte Folgewirkung:

Andrea erzählte, dass ihr die Aufgabe gar nicht mehr aus dem Kopf ging. Bereits auf der Heimfahrt blickte sie in den Rückspiegel und machte sogleich die Übung. Genau in diesem Moment sah sie eine Verkehrstafel „Tempo-30-Zone". Sie berichtete mir, dass dies nun ihr Anker sei. In ihrem Wohnort gab es viele dieser Verkehrsschilder, und immer wenn sie an einem vorbeifuhr, musste sie ganz automatisch lächeln. Seither macht sie diese Übung ganz oft. Ich fand diese Geschichte so prima, dass sie namensgebend für dieses Werkzeug wurde.

Anleitung Diese Übung geht ganz einfach, vielleicht probierst du sie dennoch einmal vor dem Spiegel, um dich zu überzeugen, dass du sie korrekt ausführst. Probiere nun Folgendes:

Zieh die Mundwinkel hoch bis zu den Ohren. Noch höher, sodass du deine oberen Wangenmuskeln spürst. Wichtig ist bei der Übung, dass du die Augenringmuskeln mit beanspruchst. Deshalb der Spiegel. Halte dieses „echte Lächeln" nun mindestens 30 Sekunden lang. Mach diese Übung möglichst oft.

Ein „echtes" Lächeln kann man von einem vorgetäuschten unterscheiden, weil die Augen zu strahlen beginnen, wenn wir tatsächlich herzhaft lachen.

Vielleicht ist dir schon einmal bei alten Menschen aufgefallen, dass sie sehr lebensfroh wirken, wenn sie Falten um die Augen haben. Diese „Krähenfüße" sind Abdrücke von Abertausenden Lächeln und deshalb Sinnbild für eine bejahende Lebenseinstellung.

Keine Sorge, von dieser Übung bekommst du so schnell keine Falten. Was du bekommst, ist gute Laune.

Die „Dreißiger-Zone" wirkt auch, wenn deine Ausgansstimmung negativ ist. Selbst wenn du mit gutem Grund frustriert, traurig oder ängstlich bist, wirkt dieses Werkzeug. Nimm dir eine kleine Auszeit von der Depression oder Traurigkeit, damit es dir besser geht. Wenn dir gar nicht zum Lachen zumute ist und es dir schwerfällt, deine Mundwinkel hochzuziehen, dann steck dir einen Stift zwischen die Zähne. Einen Kugelschreiber oder Filzstift, in den du reinbeißen kannst. Versuche dabei, die Lippen vom Stift fernzuhalten. Nur die Zähne halten ihn fest. So ein Stift zieht die Muskeln automatisch in die passende Position. Mach die Übung dann bitte zwei Minuten lang und wiederhole sie mehrmals am Tag.

Mein Tipp: Wenn du deine Stimmung nachhaltig positiv fördern willst, schneide dir ein solches Symbolbild vom Verkehrszeichen „Dreißiger-Zone" aus und klebe es dir sichtbar z. B. innen auf deine Haustür, über den Schreibtisch, oder vielleicht machst du dieses Verkehrsschild zu deinem Bildschirmschoner am PC.

Wirkung Die Stimmung heben, gute Laune fördern, Wohlbefinden und Gelassenheit steigern.

4.2.36.2 Das fröhliche Lieschen: Hüpf dir gute Laune an

Wer fröhlich und unbeschwert hüpft, spürt sofort mehr Leichtigkeit und die Lebensfreude steigt. Studien aus der Embodimentforschung haben gezeigt, dass spezielle Hüpfbewegungen antidepressiv und vitalisierend wirken können (Koch 2011). Selbst für Menschen mit depressiven Verstimmungen macht es Sinn, sich aufs Trampolin zu stellen und 20 Minuten lang zu springen, denn laut einer Studie mit einer solchen Patientengruppe bringt das erhebliche Verbesserungen. Vielleicht werden dabei auch Kindheitserinnerungen wach.

Anleitung Kannst du dich noch erinnern, wie du als Kind manchmal völlig unbeschwert und fröhlich durch die Gegend gehüpft bist? Vielleicht bist du dabei von einem Bein zum anderen gesprungen oder hast Tempelhüpfen geübt? Genau so geht das „Fröhliche Lieschen". Für alle Herren: es könnte natürlich auch „fröhliches Kläuschen" heißen.

Wirkung Stimmungsaufhellend, antidepressiv, macht fröhlich.

4.2.36.3 Die Oberkellner-Pose: Arme hoch – Stimmung hoch!

Studien der Embodiment-Forschung zeigen, dass Aufwärtsbewegungen der Armmuskeln eine positive Stimmung und Einstellung hervorruft (Maja Storch 2017).

In einigen Experimenten wurden VersuchsteilnehmerInnen gebeten, die Arme auf die Tischplatte zu legen und gegen die Tischplatte nach unten zu drücken, eine Abwärtsbewegung zu machen. Eine zweite Gruppe sollte die Hände unter den Tisch geben und die Platte so, als würde sie den Tisch anheben wollen, nach oben drücken, eine Aufwärtsbewegung machen. Immer wieder zeigte sich ein ähnliches Ergebnis, die Aufwärtsbewegung führt in den Annäherungsmodus und ruft positive Stimmung und Einstellung hervor, die Abwärtsbewegung leitet den Vermeidungsmodus ein, löst unangenehme Emotionen und negative Gesinnung aus. Diese Erkenntnisse können wir für uns nutzen und eine kleine Psychogymnastikübung für Zwischendurch daraus ableiten: die Oberkellner-Pose.

Anleitung Stell dich aufrecht hin, Kopf hoch, Schultern gerade, Brust raus, und hebe deine Arme so an, als würdest du ein großes Tablett darauf tragen. Stell dir vor, auf dem Tablett sind köstliche Leckereien, die für ganz besondere Menschen bestimmt sind. Allerdings sind deine Köstlichkeiten so verlockend, dass auch gerne andere davon naschen möchten. Stell dir vor, ein paar Kinder, ein paar Hunde und andere Leute haben es auf dein Tablett abgesehen. Damit dir nun vom Tablett nichts geklaut werden kann, schiebst du beide Arme immer wieder in die Höhe. Sobald der potenzielle Dieb vorbei ist, nimmst du die Arme wieder in eine angenehme Position etwa in Bauchhöhe. Und schon kommt der nächste Dieb, also wieder hoch damit usw. Drück deine Arme samt imaginärem Tablett ca. 20-mal hoch. Du kannst auch gerne zuvor überprüfen, wie deine Stimmung auf einer Skala von minus 10 (absolut mies) bis plus 10 (absolut gut) ist. Und nachdem du die Übung mindestens 20-mal gemacht hast, überprüfe deine Stimmung noch einmal.

Wirkung: Gute Laune induzieren.

4.2.36.4 Der Schlankerl-Sitz

Früher, wenn die Knechte keiner redlichen Arbeit nachgingen und stattdessen spitzbübisch herumlungerten und die Beine baumeln ließen, bezeichnete man sie als Schlankel. In der verkleinernden Form „Schlankerl". Ein Schlankel ist ein unbeschwerter Kerl, ein Schelm, ein Schlawiner, Lauser oder Spitzbube.

Vielleicht möchtest du dir ein Stück dieser Unbeschwertheit holen und probierst einmal so einen Schlankerl-Sitz aus.

Anleitung Wenn du dir Gutes tun willst, lege eine kleine Pause ein. Vielleicht kannst du dich kurz einmal auf deinen Schreibtisch setzen oder findest eine andere Möglichkeit, dich erhöht hinzusetzen, sodass deine Beine nicht den Boden berühren und sich ganz frei bewegen können. Lass die Füße und Beine ganz locker baumeln, richte deine Wirbelsäule auf und erhebe den Kopf, damit du einen stolzen, spitzbübischen Blick ausüben kannst. Stell dir vor, du sitzt auf einem Steg direkt am See und lässt die Beine frei baumeln, die Bewegung geht dorthin, wo auch immer die Beine hinwollen. Einmal nach vorne, einmal nach hinten, nach links, nach rechts, einfach nur locker bewegen, die Beine schaukeln oder schlankeln lassen. Mach das ein paar Minuten und spür, welche Gefühle das in dir auslöst.

Vielleicht fühlst du dich unbeschwert und gelassen? Vielleicht spürst du ein wenig Lebensfreude? Probiere es einfach aus!

Wirkung Unbeschwertheit, Leichtigkeit, Gelassenheit, Fröhlichkeit.

4.2.36.5 Die Trost-Wiege

Kannst du dich noch erinnern, wie tröstlich es war, wenn man bei Kummer als kleines Kind in den Arm genommen wurde, wie beruhigend es war, wenn die Eltern oder Großeltern einen hin und hergewogen haben? Die Emodiment-Forschung bestätigt dies. Sanfte Wiegebewegungen wirken bei Menschen jeden Alters tröstend, beruhigend und wohltuend.

Warum sollte es nicht ebenso den Erwachsenen gut tun, von einem lieben Menschen in den Arm genommen zu werden?

Was aber tun, wenn gerade keiner da ist, der einen zärtlich wiegt oder umarmt? Ganz einfach: Selbst ist die Frau. Selbst ist der Mann.

Anleitung Wenn du dir Gutes tun willst, dich ängstigst, beunruhigt bist, dir Sorgen machst oder gestresst bist, dann wende die Trost-Wiege an. Wenn du möchtest, suche dir für diese Übung einen Sessel mit weicher Rücken- und Armlehne, damit du dich von allen Seiten gekuschelt und gedrückt fühlen kannst.

Lege deine Hände unter die Achseln, die Daumen schauen dabei nach oben, füge deine Arme überkreuzt dicht an den Brustkorb. Genauso umarmst du dich liebevoll und wohlwollend. Spürst du die Wärme und die Behaglichkeit? Wenn dein Griff zu fest ist, lockere ihn auf, werde ein wenig sanfter. Wenn dein Griff zu oberflächlich ist, greif fester zu. Mach es so, wie es sich für dich richtig anfühlt.

Im Jin Shin Jyutsu, eine japanischen Heilmethode (Heilströmen), bei der durch Berührungen bestimmter Körperregionen der Organismus wieder ins Gleichgewicht gelangen soll, wird ein ähnlicher Griff angewandt. Er soll u. a. der Seele helfen, Frieden und Einklang zu finden, sich selbst anzunehmen und Stress abzubauen (Kessler und Kührt 2015).

Wirkung Beruhigend, tröstend, wohlig angenehm, man spürt sich selbst, seinen Körper.

Weitere Psycho-Gym-Übungen sind z. B. die **Aha-Haltung** und der **Kronenaufrichter**, die aufgrund ihrer besonderen Wirkung separat ausführlich beschrieben sind.

Einsatzbereich Diese Psycho-Gym-Übungen erzeugen positive Stimmung, Fröhlichkeit, Gelassenheit, Unbeschwertheit und helfen dir, psychische Energie zu tanken.

4.2.37 Die Quellenangabe

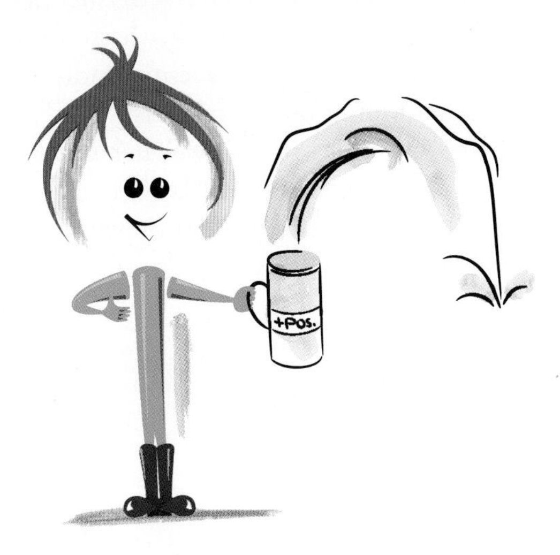

Mach dir bewusst, dass du selbst deine Gedanken und Gefühle lenken kannst. Die Quellenangabe hilft dir dabei.

Starke Emotionen setzen oft starke Handlungsimpulse in Kraft. Nicht immer entsprechen diese unseren Vorstellungen, denn wer will schon vom Kampf- oder Fluchtmuster angetrieben werden? Sie können dazu verleiten, Dinge zu tun oder zu sagen, die wir bereuen. Was kann uns helfen, bei starker Erregung das Steuerrad wieder in die Hand zu bekommen? Wie bekommen wir negative Gefühlsauswirkungen in den Griff? Und wie schaffen wir es, wenn wir uns erschöpft und leer fühlen, wieder aufzutanken? Dabei hilft uns die Quellenangabe.

Anleitung Wenn du heftige oder unangenehme Emotionen spürst, dann hinterfrage erst einmal den Ursprung der Gefühls- oder Stimmungslage. Stell dir konkret die Frage:

„Aus welcher Quelle schöpfe ich gerade? Hole ich diese Energie aus einer trüben oder einer klaren Quelle?“
Einer klaren Quelle erwachsen reine, ehrliche wohltuende Gefühle, die sich z. B. so beschreiben lassen: angeregt, aufmerksam, ausgeglichen, authentisch, beeindruckt, beflügelt, beschwingt, couragiert, dankbar, einfallsreich, ermutigt, fasziniert, friedlich, freudig, fürsorglich, geborgen, gelassen,

geliebt, gerührt, gütig, harmonisch, herzlich, hoffnungsvoll, inspiriert, interessiert, klar, kommunikativ, lebendig, lebenslustig, liebevoll, hoffnungsvoll, lustig, offen, optimistisch, sanft, sicher, tolerant, unbeschwert, verständnisvoll, vertrauensvoll, warmherzig, zärtlich, zugewandt, zuversichtlich.

Negative Emotionen entspringen der trüben Quelle, z. B. wenn man arrogant, aggressiv, bedrängend, beleidigend, eifersüchtig, erzürnt, feindselig, gehässig, gemein, gewalttätig, grantig, hasserfüllt, masochistisch, missmutig, misstrauisch, nachtragend, rachsüchtig, sadistisch, verärgert, verkrampft, verzweifelt, wutentbrannt oder zynisch ist.

Allein dass du dir bewusst machst, aus welcher Quelle du deine Energie beziehst, verändert schon deine Gefühlslage. Du wirst nicht von den Gefühlen beherrscht, sondern hast wieder das Steuerrad in der Hand. Der nächste Schritt ist, selbst zu entscheiden, ob du nicht lieber einen anderen Weg einschlagen möchtest. Statt auf andere neidisch zu sein, gönne es der Person. Es ist genug für alle da. Statt dich über etwas zu ärgern, steh darüber und sei gelassen. Wenn dir das nicht gleich auf Anhieb gelingt, setzt ein passendes Werkzeug ein, wie z. B.den **Abgrenzer, Energieausgleicher** oder die **Kommt-vor-Zone.**

Einsatzbereich Wenn bei Erregtheit unklar ist, ob diese gute oder ungesunde Auswirkungen haben könnte. Emotionen herunterfahren, regulieren.

4.2.38 Der Ressourcen-Controller

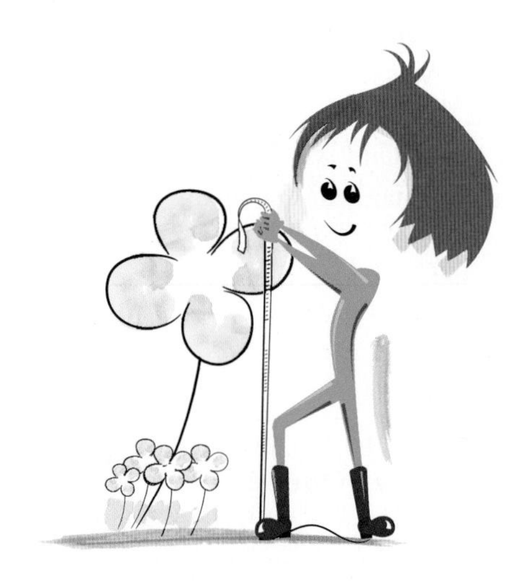

Ressourcen sind wertvolle Schätze, die uns aus der Patsche helfen können, wenn es uns einmal schlecht geht, wir ein Problem haben oder gar in einer Krise stecken. Jeder Mensch verfügt über zahlreiche solcher Hilfsquellen, doch in Notlagen ist es uns oft gar nicht bewusst. Mit dem Ressourcen-Controller holst du dir diese Schätze in den Vordergrund, damit du daraus Kraft schöpfen und Schwierigkeiten lösen kannst.

Interessanter weise zeigt sich bei Studien zum Wohlbefinden, dass jung zu sein, reich, schön oder gesund zu sein, nur in geringem Maß mit dem subjektiven Wohlbefinden zusammenhängt (Dick 2003). Viel wichtiger sind intime, gute Beziehungen, ein erfüllender Beruf und sinnvolle Freizeitgestaltung. Der Schweizer Psychologe Andreas Dick hat in seinem Buch „Psychotherapie und Glück" eine Checkliste zur Ressourcenerhebung angeführt, bei der er sich auf Studien der Wohlbefindensforschung bezieht (Dick 2003, S. 169–174). In Anlehnung daran findest du hier eine Aufstellung von Beispielen für „äußere" (in der Umwelt, im Umfeld liegende) und „innere" (in dir selbst liegende) Ressourcen. Mit dem **Ressourcen-Controller** kannst du dir deine psychologischen Hilfsquellen bewusst machen, aktivieren, fördern, erweitern und weiterentwickeln.

Anleitung Für dieses Werkzeug benötigst du ca. eine halbe Stunde Zeit und einen Stift.

Du findest hier eine Menge Ressourcen aufgelistet, die du in drei Durchgängen unter die Lupe nehmen und anschließend erweitern und ergänzen kannst.

Schritt 1: Wähle die für dich bedeutsame Ressourcen aus Schau dir die aufgezeigte Ressourcenliste einmal dahingehend durch, welche Ressourcen du als bedeutsam erachtest. Wie wichtig findest du den jeweiligen Aspekt auf einer Skala von 0–3 (0 = finde ich völlig unwichtig, 1 = ein wenig wichtig, 2 = mittelwichtig, 3 = sehr wichtig). Wenn du fertig bist, starte den nächsten Durchgang.

Nr.	Meine Ressourcen: Ich habe…	a.	b.	c.
1.	jemanden, dem ich vertraue			
2.	jemanden, auf den ich mich verlassen kann			
3.	jemanden, mit dem ich mich verbunden fühle			
4.	jemanden, mit dem ich Zärtlichkeit austauschen kann			
5.	jemanden, bei dem ich mich aussprechen kann			
6.	jemanden, mit dem ich etwas unternehmen kann			
7.	eine Familie/Gemeinschaft, in die ich mich eingebunden fühle			
8.	Menschen, die mich so akzeptieren, wie ich bin			
9.	eine (berufliche) Tätigkeit, die mir Freude macht			
10.	eine Tätigkeit, die meinen Interessen und Fähigkeiten entspricht			
11.	KollegInnen, mit denen ich mich gut verstehe			
12.	Vorgesetzte, die sich fair verhalten und ein gutes Klima bedingen			
13.	Hobbys und Interessen, bei denen ich abschalten kann			
14	Freizeitaktivitäten, die mir Freude bereiten und mich bereichern			
15.	Aktivitäten, bei denen ich anderen helfe, mich ehrenamtlich engagiere			
16.	ein Zuhause, in dem ich mich geborgen und wohlfühle			
17.	einen Wohnort, an dem ich gerne bin und mich wohlfühle			
18.	im Wohnort das Gefühl von Gemeinschaft und Teilhaben			
19.	einen Körper, in dem ich mich wohlfühle und der zu mir passt			
20.	überwiegend mentales Wohlbefinden, fühle mich seelisch gesund			
21.	eine ausgewogene Lebensbalance			
22.	Entspannung und Erholung, Möglichkeit, Energie aufzutanken			
23.	Spannung und Aktivität, das Gefühl der Lebendigkeit			
24.	Selbstbewusstsein und Selbstakzeptanz: „ich mag mich"			
25.	Selbstvertrauen, ich glaube an mich und meine Fähigkeiten			
26.	selbstsicheres Auftreten, Nein sagen können, Forderungen stellen			
27.	Kommunikationsfähigkeit, bin offen im Kontakt mit anderen			
28.	Humor, kann auch über mich selbst lachen			
29.	Unbeschwertheit, Gelassenheit, Heiterkeit			
30	Selbstmotivation, Optimismus			
31.	Mut, Willenskraft, Durchhaltevermögen			
32.	Kreativität, ich kann zupacken und etwas selbst gestalten			
33.	Hoffnung und Zuversicht für die Zukunft			
34.	Wünsche, Ziele und Träume für die Zukunft			
35.	Werte, an die ich glaube			
36.				
37.				
38.				
39.				
40.				

Schritt 2: Mach dir bewusst, welche Ressourcen du momentan hast Geh die Liste noch einmal durch und überprüfe, welche der Ressourcen bei dir momentan vorhanden sind, und in welchem Ausmaß du über sie verfügst. Frag dich: Wie stark ist die jeweilige Ressource gerade bei mir vorhanden? Auf einer Skala von 0–3 (0 = diese Ressource ist momentan gar nicht vorhanden, 1 = ein wenig, 2 = mittelstark, 3 = sehr stark vorhanden).

Erfreue dich über deinen Ressourcenschatz!
Bemerkenswert sind nun all jene Punkte, die dir wichtig und auch vorhanden sind! Das sind jene Dinge, die du in Durchgang a) und b) mit einer Punktezahl von 2 aufwärts bewertet hast. Das heißt, dass diese Ressourcen dein Leben momentan wunderbar bereichern. Ist es nicht schön zu wissen: Wenn mich irgendetwas aus dem Gleichgewicht bringt, habe ich einige wertvolle Hilfsquellen, um wieder Balance zu finden? Das gibt uns ein Gefühl von Sicherheit und Selbstvertrauen.

Aktiviere und erweitere deinen Ressourcenschatz!
Jene Punkte, die dir wichtig, aber momentan nicht vorhanden sind, kannst du als mögliche Ziele betrachten. Vielleicht findest du Wege, wie du dich an solche Ressourcen herantasten kannst.

Jene Ressourcen, die du vorhin als unwichtig erachtet hast, könntest du dahingehend noch einmal durchsehen, ob dir vielleicht die eine oder andere künftig doch nützlich sein könnte. Sie also in Zukunft bedeutsam werden könnte. Vielleicht verfügst du ja bereits über diese Kompetenz oder du möchtest sie dir aneignen. So entwickelst du dich weiter und sorgst dafür, dass du kommende Schwierigkeiten noch besser bewältigen kannst.

Schritt 3: Mach dir bewusst, welche Ressourcen dir in der Vergangenheit nützlich waren Du hast in deinem Leben bestimmt schon Schicksalsschläge oder größere Schwierigkeiten überwunden. Überlege, welche der Ressourcen dir dabei besonders hilfreich und nützlich waren.

Im dritten Durchgang überprüfe die Liste dahingehend, ob und wie sehr dir die jeweilige Ressource bereits früher einmal geholfen hat. Vergib dabei wieder 0–3 Punkte (0 = gar nicht geholfen, 1 = ein wenig geholfen, 2 = mittelstark geholfen, 3 = außerordentlich hilfreich).

Ergänze deine Ressourcenliste
Bedenke: das, was hier auf dem Zettel steht, ist nur ein Ausschnitt, es gibt noch unzählige weitere Ressourcen. Beobachte dich in den kommenden Tagen, und immer wenn dir eine Ressource auffällt, schreib sie bitte auf deine Liste.

Diesen Ressourcen-Controller kannst du, nachdem du noch weitere Ressourcen hinzugefügt hast, erneut bewerten und immer wieder einmal durchgehen, denn die Ressourcen können sich verändern. Mach dir auf diese Weise deine kostbaren Schätze bewusst und stärke dich innerlich. Ist es nicht ein gutes Gefühl, zu wissen, dass man über viele psychische Helfer verfügt?

Einsatzbereich Selbststärkung, Selbstentwicklung. Ressourcen bewusst machen und erweitern. Sich innerlich stärken und das Befinden verbessern.

4.2.39 Das Ressourcen-Interview

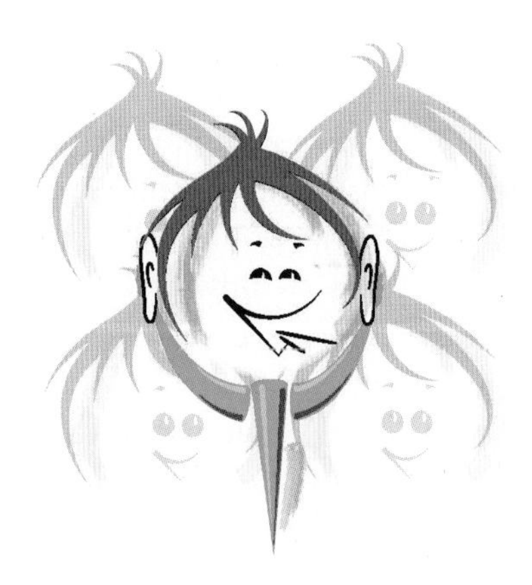

Mittendrin im Alltagsstress vergessen wir oft, wie viele tolle Möglichkeiten wir haben, um wieder aufzutanken. Wertvolle Ressourcen liegen brach. Dabei geht es oft ganz einfach, wieder inneren Einklang und einen guten Ausgleich zur Hektik zu finden. Alles was wir dazu benötigen, ist bereits da.

Jeder Mensch verfügt über unzählige personale und soziale Ressourcen, die unser Leben bereichern. Mit dem Ressourcen-Interview wird dir ganz rasch bewusst, welche Schätze du hast und wie du sie aktivieren kannst.

Anleitung Dieses Ressourcen-Interview kannst du

- nur für dich alleine, in schriftlicher Form oder
- gemeinsam mit einem lieben Menschen oder
- als Gruppenübung zu dritt durchführen.

Als Kleingruppenübung ist es spannend, wenn einer die Rolle des stillen Beobachters einnimmt und Notizen macht, was ihm so auffällt. Die anderen beiden unterhalten sich, einer fragt, der andere erzählt. Nehmt euch dazu mindestens 10 Minuten Zeit und tauscht dann die Rollen, bis jeder alle Rollen durchprobiert hat. Tauscht anschließend eure Erfahrungen aus und erzählt euch, was euch aufgefallen ist. Bei Seminaren ist es eine schöne Einstiegsübung, um sich mit anderen vertraut zu machen und einander kennenzulernen. Manchmal macht es auch noch Spaß, als nächsten Schritt die Person, die man interviewt hat, der Großgruppe vorzustellen. Wichtig ist, der besagten Person auch Redemöglichkeit zu geben, um Dinge auch anders darzustellen oder etwas hinzuzufügen.

Zu zweit kann man es als wunderbares gemeinsames Gespräch nutzen, um sich gegenseitig beim Ressourcen-Aufspüren zu unterstützen. Es ist eine gute Möglichkeit, seine Partnerschaft oder Freundschaft wieder ein wenig zu vertiefen. Bestimmt kommen Dinge vor, die du vom anderen nicht gewusst hast oder vielleicht so noch nicht in Betracht gezogen hast. Es ist also für beide eine bereichernde, interessante Sache.

Wenn du die Fragen gerne für dich alleine beantworten möchtest, dann ist es eine tolle Möglichkeit, sich selbst an schöne Dinge zu erinnern, sich selbst neu zu entdecken und weiterzuentwickeln. Beantworte die folgenden Fragen bitte schriftlich!

Mit dem Beantworten dieser Fragen aktivierst du deine wertvollen Ressourcen:

1. Was ist dein liebstes Hobby?

   a) Was gefällt dir daran am meisten?
   b) Wer unterstützt dich dabei?
   c) Seit wann machst du es und wie oft pro Monat übst du es aus?

2. Wer sind die wichtigsten Menschen in deinem Leben?

   a) Was gibt dir die jeweilige Person?
   b) Was gibst du ihr?
   c) Wie oft nehmt ihr euch Zeit füreinander?

3. Was brauchst du, damit du dich richtig wohlfühlst?

   a) Was braucht dein Körper, damit du dich wohlfühlen kannst?
   b) Was braucht deine Seele zum Wohlfühlen?
   c) Wie oft gönnst du dir das?

Viel Spaß beim Beantworten der Fragen! Mach dabei bitte auch Notizen, wenn dir dabei etwas auf- oder einfällt.

Nun noch eine abschließende Frage:

Welche Schlüsse ziehst du für dich persönlich aus dem Interview und welche dieser wertvollen Ressourcen möchtest du noch heute und welche im Laufe der Woche aufleben lassen?

Einsatzbereich Ressourcen aktivieren, Balance zur Alltagsroutine und Stress finden, sich Gutes tun, Selbstachtung, Selbststärkung.

4.2.40 Der Schweinehund-Dompteur

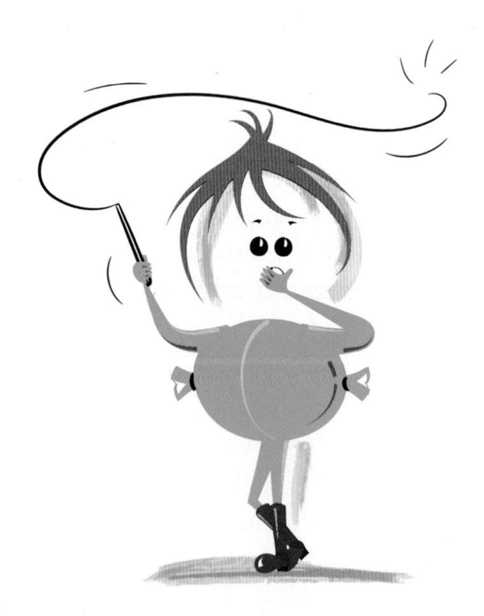

Manchmal nehmen wir uns fest vor, etwas zu ändern, doch die Absicht alleine reicht nicht aus. Wollen wir ernsthaft schlanker sein, fitter sein oder aktiver werden, gilt es, den inneren Schweinehund zu überwinden. Werde auch du zu einem erfolgreichen Schweinehund-Dompteur!

Wenn wir uns vornehmen, aktiver oder schlanker zu werden, doch es nicht schaffen, weil uns der Schweinehund immer wieder einen Strich durch die Rechnung macht: Was kann man in so einem Fall tun? Man könnte den Schweinehund zum Teufel jagen. Doch das birgt das Risiko, dass er gerade dann zurückkehrt, wenn wir ihn am wenigsten brauchen können. Ich empfehle dir, sag deinem Schweinhund ADE, ohne ihn wegzujagen, und wende die ZAK-Formel an, denn mit diesen Formeln bist du der optimale Schweinehund-Dompteur.

Anleitung Zwei Formeln helfen dir auf deinem Weg, den Schweinehund zu überwinden, die Faulheit zu bezwingen und deine Ziele zu erreichen.

Die erste Formel ist also die Schweinehund-ADE-Formel. Wir wenden sie an, ohne den Schweinehund zu verjagen. **ADE** heißt in unserem Fall: Lieber Schweinehund, ich werde

Auf – **D**ich – **E**ingehen.

Die zweite Formel, die wir für den optimalen Umgang mit dem Schweinehund anwenden, ist die **ZAK**-Formel.

Ein bekannter Hundeflüsterer meint, wir sollten einem Hund geben, was er braucht, nämlich **Z**uwendung, eine **A**ufgabe und **K**ontrolle (oder Disziplin), dann wirst du Freude mit ihm haben und er kann dir ein nützlicher Freund sein. Um also auf unseren Fall zurückzukommen: Was kann der Schweine-„Hund" am besten? Was könnte seine Bestimmung sein?

Ich denke, am besten kann er Faulenzen. Wie kann man Faulheit sinnvoll nutzen? Ich meine, wir brauchen den Kerl nicht fortzujagen. Geben wir ihm eine sinnvolle Beschäftigung – und zwar: Er darf sich immer dann melden, wenn er bemerkt, dass wir uns zu viel zugemutet haben. Somit schützt er uns vor Überforderung. Wenn es zu stressig wird, sollte er uns darauf hinweisen, dass wir einen Gang runterschalten. So kann uns der Schweinehund ein nützlicher Freund sein.

Wie können wir nun unser Ziel erreichen? Nehmen wir als Beispiel:
Wir wollen schlanker sein. Auch dabei hilft uns die ZAK-Formel:

Zuwendung – **A**ufgabe – **K**ontrolle.

Zuwendung zum Ziel ist jetzt angesagt, die Zielformulierung ist der erste Schritt

Das Ziel sollte möglichst konkret und bildhaft vorstellbar sein. „Ich möchte schlank sein" ist viel zu vage formuliert. Vielleicht gibt es ein Kleidungsstück, aus dem du herausgewachsen bist, das wäre gleichzeitig motivierend, wenn du dir dieses als Zielbild wählst. Zum Beispiel könnte dein Ziel lauten: Ich möchte wieder in den dunkelblauen Anzug oder das blaue Kostüm passen.

Mach dir dein Vorhaben zur Aufgabe!
Die Motivation kannst du noch steigern, indem du dir Ermutigungskärtchen schreibst. Du kannst dir mit der Hand oder am Computer Autosuggestionen schreiben, die du sichtbar aufhängst. So wirst du stets auf dein Vorhaben erinnert.

Ein kleiner Autosuggestionsleitfaden
Die wichtigsten Tipps zur Formulierung solcher Ermutigungskärtchen: Sie sollten

- positiv,
- gegenwärtig,
- selbstwirksam,
- bildhaft und
- glaubhaft sein.

Statt „Ich möchte nicht mehr so dick und unbeweglich sein" besser so: „Ich bin schlank, fit und beweglich, mit Stolz trage ich mein blaues Kostüm." Oder wenn dein Wunsch ist: „Ich möchte nicht mehr so schnaufen, wenn ich Treppen steige", könntest du es so artikulieren: „Ganz leicht laufe ich die Stiegen rauf" oder „Leicht wie eine Feder flitze ich die Stiegen hoch."

Besonders wichtig ist, dass deine Autosuggestion für dich stimmig ist. Wenn du das Gefühl hast, innerlich sperrt sich alles, das, was da steht, glaubst du dir nicht, dann ändere die Formulierung. Probiere es z. B. so: „Mit jedem Tag bin ich fitter, schlanker und beweglicher." Oder: „Mit jedem Monat bin ich fitter, schlanker und beweglicher."

Das Schreiben und dann Ablesen ist eine wunderbare Ziel-Zuwendung. Aufschreiben schafft auch Verbindlichkeit. Es zeigt deinem Schweinehund, du meinst es wirklich ernst. Das kannst du noch vertiefen, indem du dir einen Ziel-Kontrakt machst.

Kontrolliere, ob du noch am richtigen Weg bist!
Um zu überprüfen, ob du noch dein Ziel anpeilst, hilft dir der **Ziel-Kontrakt** und das **Wochen-Protokoll.** Wie bei einem Vertrag hältst du dein Ziel, deine konkreten Handlungsstrategien und die Startzeit fest und besiegelst es mit Datum und Unterschrift. Das könnte z. B. so aussehen:

Ziel-Kontrakt

Mein Ziel: Ich bin fit und schlank, mein blaues Kostüm passt mir hervorragend!

Meine Strategien:

a) Ab jetzt esse ich täglich 3 Portionen Gemüse und 2-mal Obst, reduziere Süßigkeiten auf eine Handvoll und trinke 2 Liter Wasser.

b) 3-mal pro Woche walke ich den Waldwanderweg bzw. fahre 1 Stunde mit dem Rad im Wald.

Start – ich beginne am: Sofort! Datum und Unterschrift.

Um dranzubleiben, mach dir ein **Wochen-Protokoll.** Die einzelnen Strategien trägst du jeweils in eine Zeile ein und machst dann an jedem Wochentag ein Kreuzchen, wenn es dir gelungen ist. So behältst du die Kontrolle über dein Vorhaben.

Sollte sich der Schweinehund dennoch zurückmelden, in dem er faule Ausreden parat hat, dann halte gleich mit „Einreden“ dagegen.

Ein typisches Hindernis sind z. B. solche faule Ausreden: „Ich bin so dick, weil…

- ich gerade im Wechsel bin.
- ich so viel Kummer habe.
- Sorgen, Stress … habe, so veranlagt bin.“

Bei Ausreden solltest du dir dein Ziel ganz bewusst einreden: z. B.: **„Ich bin schon bald schlank/fit/**…, **weil…**

- ich es möchte.
- ich weiß, wie es geht.
- es mir wichtig ist und ich es schaffe!“

Mit diesen Tricks schaffst du dein Vorhaben bestimmt. Nun geht es ums Durchhalten. Die häufigsten Rückfälle bei solchen Vorhaben passieren durch Stress. Gerät man in starken oder anhaltenden Stress, fällt man in alte Verhaltensmuster. Deshalb beuge bitte vor, indem du regelmäßig auftankst. Gerade deshalb ist die Schweinhund-ADE-Formel wirklich sinnvoll. Der Schweinhund darf sich in solchen Fällen melden und uns sagen, dass wir lieber ein wenig faulenzen sollen, um den Stress zu entrinnen. Dabei können wir ein wenig darüber nachdenken, wie wir das, was uns stresst, besser in den Griff bekommen. Dann können wir wieder neu durchstarten.

Sei dein eigener Schweinehund-Dompteur und setze die Schweinehund-ADE- und ZAK-Formel ein. So gelingt es dir garantiert, deine Vorsätze umzusetzen!

Einsatzbereich Ziele setzen und erreichen. Selbstentwicklung. Trägheit überwinden, in die Gänge kommen.

4.2.41 Der Selbstwertheber

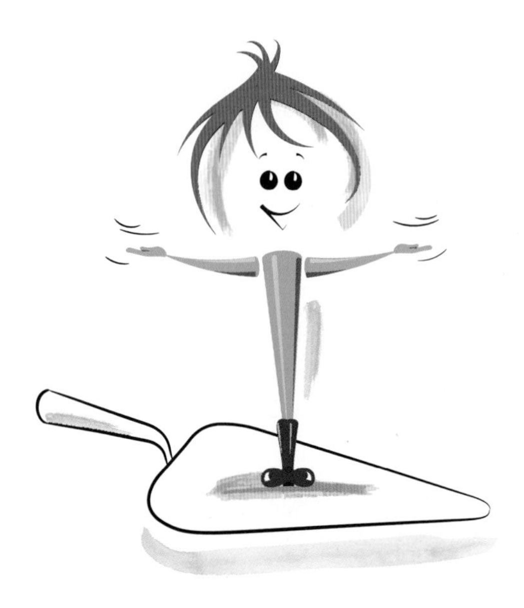

Tagtäglich wirken unzählige Eindrücke auf den Selbstwert ein, manche nähren ihn, andere verletzen ihn. Mit dem Selbstwertheber kannst du dich schützen und dein Selbstwertgefühl nachhaltig aufbauen.

Ein gesunder, intakter Selbstwert zeigt sich in einer inneren Haltung „Ich bin okay, du bist okay!" Wer mit dieser Einstellung durchs Leben geht, ist psychisch gesund. Mit hohem Selbstwert ist man wesentlich unverwundbarer als mit niedrigem. Angriffe und Erniedrigungen durch andere kann man nicht immer verhindern. Wir können uns zwar wehren und widersprechen, verletzend ist es dennoch. Manchmal sind es gar nicht die anderen, die uns das antun. Hast du dich schon einmal dabei ertappt, wie du dich selbst abgewertet hast? Manchmal sagen wir zu uns (laut oder nur innerlich) Dinge wie beispielsweise: „Ach, bist du blöd", „Stell dich nicht so deppert an" oder „Wie dumm von mir", „Heut bin ich wieder ungeschickt", „Das ist wieder typisch", „Immer passiert mir das" usw. Wenn du so etwas sagst, liest oder gar laut aussprichst, wie fühlt sich das dann an? Ganz bestimmt nicht gut! Die innere Sprache, alles, was wir zu uns selbst sagen, wirkt auf den Selbstwert ein. Es kann ihn ebenso verletzten wie aufbauen.

Der Selbstwertheber nutzt Letzteres, er ist ein aufbauender innerer Dialog. Ein Werkzeug, mit der du eine aufbauende innere Sprache üben und deinen Selbstwert nachhaltig stärken kannst. So bist du auch vor Kränkungen anderer geschützter.

Anleitung Die Wirkung des Selbstwerthebers hält lange an, wenn du die einzelnen Schritte ausführst. Besonders der dritte Schritt gewährt die Nachhaltigkeit für lange Zeit.

Schritt 1: Schreib dir einen aufbauenden Brief
Nimm dir bitte eine halbe Stunde Zeit und hol dir ein hübsches Notizbuch (oder vielleicht hast du einen Bogen Briefpapier?) und einen Stift.

Nun schreibst du einen Brief an dich selbst und zwar so, als würde ein Mensch, der dich ganz besonders gern hat, diesen Brief schreiben. Beginne, wie bei jedem Brief, mit der Anrede und setz bitte deinen Namen ein. Dann kommt eine Einleitung, die du mit vielen, vielen Beispielen vervollständigst. Lass dir Zeit. Auch wenn dir nicht sofort etwas einfällt, du wirst sehen, nach der ersten Idee beginnt es zu fließen.

Liebe ....! oder: Lieber ....!

Du bist ein wunderbarer Mensch! Was du schon alles geschafft hast in deinem Leben, du kannst sehr stolz auf dich sein, weil …

- ....
- ....
- ....
- ....
- ....
- ....
- ....

- ....

- ....

- ....

Hier könnte zum Beispiel stehen:

- weil du unglaublich hilfsbereit bist,
- weil du sehr mutig bist und man sich auf dich verlassen kann,
- weil du es schaffst, immer wieder aufzustehen, auch wenn das Leben dir Hürden in den Weg stellt,
- weil du die Prüfung geschafft hast,
- weil du dir immer wieder neue Ziele setzt,
- weil du trotz Schmerzen nie aufgibst,
- weil du so tierlieb bist,
- weil du so geschickt bist,
- weil du deine Talente einsetzt, um anderen zu helfen,
- weil du sehr klug bist und mit anderen Menschen gut umgehen kannst

und noch vieles mehr.

Sollte dir nicht gleich etwas einfallen, dreh den Spieß um und stell dir vor, du schreibst diesen Brief für einen Menschen, den du sehr gerne hast. Und wenn dir ein paar Beispiele eingefallen sind, weshalb dieser liebe Mensch stolz sein kann, dann versetz dich in ihn hinein und schreib den Brief für dich.

Besonders gut funktioniert dieser erste Schritt, wenn du guter Laune bist. Sollte das also gerade nicht so sein, mach die Übung etwas später oder probiere zuerst ein paar Werkzeuge aus, die dir helfen, dich in positive Stimmung zu versetzten. Übrigens, wenn du diesen Brief bereits geschrieben hast, dann hast du ein weiteres gutes Mittel, dich künftig in gute Verfassung zu bringen.

Schritt 2: Schenke deinen Stolz-Momenten besondere Aufmerksamkeit!
Diesen Brief kannst du gerne ergänzen. Ich bin sicher, es gibt in nächster Zeit immer wieder Dinge, auf die du stolz sein kannst. Achte ganz besonders im Alltag auf kleine und große Stolz-Momente und lass die Stolz-Liste wachsen!

Schritt 3: Bau dich mit deinem Brief immer wieder auf
Heb dir bitte diesen kostbaren Brief gut auf, hol ihn dir von Zeit zu Zeit heraus und lies ihn laut und deutlich mit ermutigender Stimmlage vor. Freu dich darüber und wachse daran!

Jedes Mal, wenn du ihn liest, aktivierst du positive Emotionen und baust deinen Selbstwert auf. Das kannst du vorbeugend tun, um ihn kontinuierlich zu stärken, und du kannst es gezielt tun, wenn du merkst, dein Selbstwert braucht dringend etwas, das ihn wieder hebt.

Einsatzbereich Selbstwert vorbeugend und nachhaltig stärken, sich ermutigen und aufbauen.

4.2.42 Der Sinnstifter

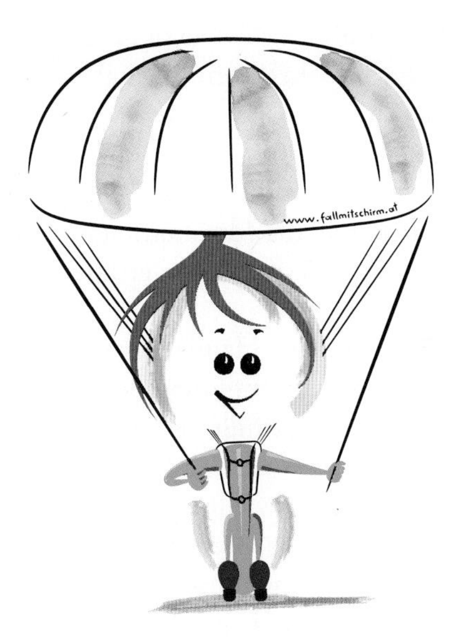

Alles im Leben hat seinen Sinn. Entdecke auch du mit dem Sinnstifter, wie reich und erfüllend dein Dasein ist.

Wie leer ist das Leben ohne Sinn. Dennoch kann jeder Mensch in eine Lage kommen, in der er sich fragt: Wozu das Ganze? Dazu muss man nicht schwere Depressionen oder eine Midlife-Crisis haben, oft reicht schon eine starre Alltagsroutine und schon erlebt man so etwas wie „täglich grüßt das Murmeltier". Mit dem Sinnstifter kommst du erst gar nicht in so eine verzwickte Lage. Und solltest du gerade so etwas durchmachen, dann hilft dir dieses Werkzeug wieder heraus.

Victor Frankl, der Begründer der Logotherapie und Existenzanalyse, zeigt uns drei Werte, die uns mit Sinn erfüllen (Purjo 2012):

- Erlebniswerte
- Schaffenswerte
- Einstellungswerte

Diese wollen wir uns genauer ansehen, vor allem wollen wir wissen, wie sie uns Sinn schenken.

Erlebniswerte Hast du schon einmal erlebt, wie sehr einem das Herz aufgeht, wenn man auf einem Berggipfel steht und in die Weite sieht? Oder an einen Ort kommt, an dem man vorher noch nie war und ein wenig Abenteuerlust verspürt? Wann bist du zuletzt mit der Achterbahn gefahren oder warst im Kletterpark? Es gibt so viele neue Dinge zu entdecken, ebenso wie Sachen, die wir in der Kindheit gemacht haben, die uns ein Gefühl von Freiheit vermittelt haben und unseren Mut und Tatendrang bewiesen. Wie aufregend ist es, wenn man zum ersten Mal etwas Neues macht oder etwas Neues entdeckt? In so einer Situation ist man derart erfüllt von guten Emotionen, man würde niemals auf die Idee kommen, sich die Frage nach dem Sinn zu stellen. Neue, aufregende Erlebnisse erfüllen uns mit Sinn.

Schaffenswerte Handwerken und Handarbeiten ist wieder groß in Mode gekommen. Aber gar nicht so sehr, weil man beim Selbermachen Geld spart, sondern weil es einen mit Sinn erfüllt. Hast du schon einmal selbst eine Wand gestrichen? Wie herrlich ist das Gefühl, wenn einen die weiße Wand danach anstrahlt. Oder gehörst du vielleicht zu den vielen Menschen, die es lieben, in ihrem Garten selbst ein wenig Hand anzulegen und ihn nach eigenen Wünschen zu gestalten? Vielleicht hast auch du ein kreatives Hobby wie z. B. Fotografieren, Zeichnen, Kochen, Backen, Schreinern, Seifensieden, Blumenbinden, Basteln, Nähen, Stricken. Wie herrlich ist das Gefühl, mit wenigen Materialen selbst etwas Brauchbares herzustellen? Es macht uns nicht nur stolz, selbst etwas geschaffen zu haben, es beglückt uns mit so vielen wohligen Gefühlen und es erfüllt uns mit Sinn.

Einstellungswerte Der dritte Weg, Sinn zu empfinden, sind unsere Einstellungswerte. Victor Frankl ist selbst ein gutes Beispiel dafür. Als er Gefangener im Konzentrationslager war, begann er Sinn in dieser Furcht einflößenden Situation zu entdecken, in dem er es als seine Aufgabe betrachtete, überleben zu müssen, um danach darüber berichten zu können.

Zahlreiche Bücher entstanden aus den schrecklichen Erfahrungen – sie alle jedoch betonen, dass der Mensch immer zweierlei Dinge in sich trägt: die Freiheit und die Verantwortung. Der Mensch hat die Freiheit, über sich, sein Leben, seine Gedanken frei zu entscheiden, und gleichzeitig trägt er auch die Verantwortung für diese Entscheidungen.

Was wir alle daraus lernen können, ist, in allem, was uns widerfährt, einen Sinn zu sehen. In den guten wie in den schlechten Dingen. Die einen lassen uns aufblühen, die anderen lehren uns etwas.

Lass diese drei Werte auch zu deinen werden. So gelingt es dir in allem, was du tust, Sinn zu entdecken.

Anleitung Mit dem **Sinnstifter** gelangst in drei Schritten zum Sinn. Probiere es einmal durch. Vielleicht magst du dir die Antworten notieren? Es kann recht interessant sein, wenn du solche Aufzeichnungen öfter machst und dann überblickst, was dich alles mit Sinn erfüllt.

Schritt 1: Blicke zurück in die vergangene Woche und überlege

- Wo habe ich in den letzten Tagen etwas Neues oder Aufregendes erlebt? Wann habe ich in den letzten Tagen aufbauende Gefühle erlebt?
- Welche Hobbys, kreativen oder gestalterischen Dinge habe ich gemacht? Welche davon habe ich begonnen und welche konnte ich bereits fertigstellen?
- Worin konnte ich in den letzten Tagen Sinn entdecken? Welche Lehren konnte ich aus Situationen in der vergangenen Woche ziehen? Worin habe ich eine Aufgabe für mich gesehen oder sie sogar ausleben können?

Schritt 2: Blick dich gegenwärtig um und beantworte

- Gibt es heute ein bemerkenswertes Erlebnis? Welche positiven Gefühle habe ich heute schon empfunden?
- Habe ich heute schon etwas Kreatives oder Praktisches gemacht? Was könnte ich heute noch gestalten?
- Was ist das Gute am Moment?

Schritt 3: Blick nach vorne in die Zukunft und plane

- Was möchte ich in den nächsten Tagen Neues ausprobieren oder Aufregendes erleben?
- Welche Hobbys, kreativen oder gestalterischen Dinge möchte ich in den nächsten Tagen ausüben?

- Was möchte ich mir für die nächsten Tage vornehmen, worin ich „meine Aufgabe" sehe? Gibt es vielleicht Talente, die ich sinnvoll einsetzten kann? Wo sehe ich in den kommenden Tagen die Möglichkeit, etwas zu lernen?

Wenn du den **Sinnstifter** später erneut anwendest, musst du nicht immer alle drei Schritte vollziehen. Bereits die Antworten von einem der drei Schritte können dich aufbauen.

Einsatzbereich Depressionen vorbeugen, Sinn empfinden, Selbstentwicklung, Selbststärkung.

4.2.43 Der Speicherstick

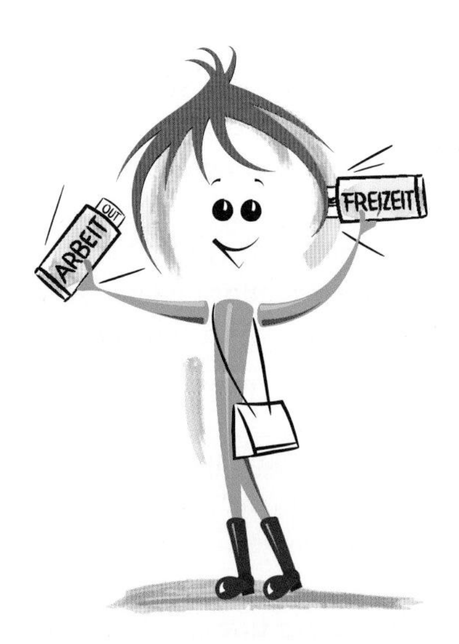

Völlig gleich, ob ein Arbeitstag gut oder schlecht verläuft, mit der Speicherstick-Methode gelingt es dir an jedem Tag, mit gutem Gefühl nach Hause zu gehen.

Wenn wir am Computer arbeiten, speichern wir vor allem wichtige Dinge sicherheitshalber ab. Ein solcher Speicherstick könnte auch für mentale oder emotionale Dinge vorteilhaft sein. Natürlich müssen wir nicht jeden Müll aufheben, sonst findet man vor lauter Information nicht mehr das Wesentliche. Ich empfehle, auf dem emotionalen Speicherstick positive Emotionen zu sichern. Die Speicherstick-Methode hilft dir, selbst an miesen Tagen gut drauf zu sein.

Anleitung Damit du künftig mit guter Stimmung von der Arbeit nach Hause gehst, gewöhne dir ein kleines Ritual an. So wie du wichtige Dinge am PC sicherst, sichere dir mental, was wichtig ist: deine kleinen oder großen Erfolge dieses Tages, alles, was dich positiv gestimmt hat, hältst du kurz fest. Das kannst du am PC, also mit einem realen Speicherstick machen oder du benutztein Notizbuch für diesen Zweck. Bevor du künftig deinen Arbeitsplatz verlässt, nimmst du deinen **Speicherstick** (das Notizbuch) zur Hand und notierst die Antwort auf folgende drei Fragen:

- Was war das Beste heute?
- Was ist mir heute gelungen?
- Worauf kann ich stolz sein?

Notiere deinen kleinen und größere Erfolge wie z. B.: Heute hab ich das Pensum geschafft, das ich vorhatte; endlich hab ich meine Ablage leer; das Telefonat mit Herrn XY ist mir besonders gut gelungen; in einem Streitgespräch konnte ich Ruhe bewahren; meiner Kollegin konnte ich zeigen, wie das neue Programm funktioniert; mein Vorgesetzter hat mir freundlich zugenickt usw.

Natürlich könntest du diese Übung auch nur im Kopf machen, doch glaube mir, ein paar Stichworte aufzuschreiben, verstärkt die Wirkung enorm. Und schließlich soll das Wesentliche von diesem Tag nicht verloren gehen.

Statt Stress und Frust mit nach Hause zu nehmen, ist es eine gute Möglichkeit, die Aufmerksamkeit umzulenken. Statt die unangenehmen Dinge des Arbeitstages abzuspeichern, sollten wir uns die guten vor Augen führen. Mit solchen Abschlussgedanken gehen wir gut aus der Arbeit und kommen positiv gestimmt nach Hause. So gelingt es uns, abzuschalten und loszulassen.

Einsatzbereich Abschalten und loslassen. Frohsinn statt Frust. Selbstachtung. Selbststärkung.

4.2.44 Die Tu-als-ob-Methode

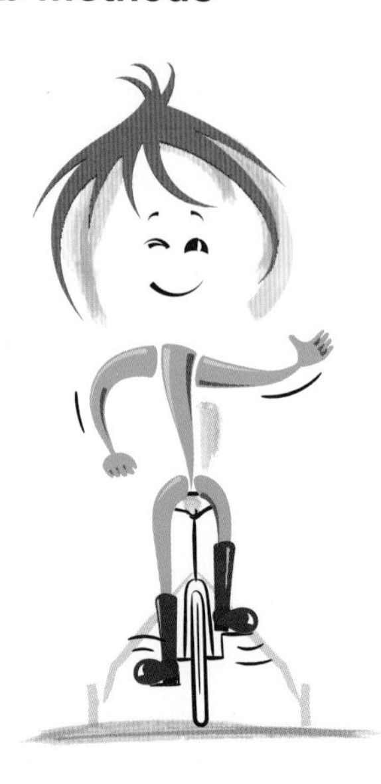

Sich selbst zu ändern ist gar nicht so leicht. Die meisten Methoden sind zeitintensiv und aufwendig. Nicht so dieses hoch wirksame Kopf-Werkzeug.

Meist zu Neujahr nehmen wir uns Vorsätze vor, wie z. B. uns das Rauchen abzugewöhnen, ein paar Kilos loszuwerden, mehr Sport zu treiben. Aber auch im Alltag eröffnet sich ab und an der Wunsch, an sich ein wenig zu arbeiten, z. B. weniger gestresst zu sein, selbstsicherer zu werden – doch meist bleibt es beim Vorsatz. Wie soll aus dem Veränderungswunsch ein Ziel werden, wenn man sich keine konkrete Strategie überlegt hat? All das erfordert Zeit. All das ist aufwendig. Doch es gibt eine Methode, die besonders einfach und wirksam ist, die Tu-als-ob-Methode.

Anleitung Bevor du damit startest, sollte dir absolut klar sein, was du wirklich erreichen möchtest. Dabei geht es um die Bilder, die in deinem Kopf entstehen. Mit einem klaren Zielbild erzeugst du ganz automatisch Visionen und Strategien in Gedanken.

Die Beispiele oben sind zwar typische Wünsche, jedoch nicht unbedingt Ziele. Ein Ziel ist etwas, das du dir bildlich vorstellen kannst. Zum Beispiel „weniger gestresst sein" – da entsteht eher ein Problembild als ein Lösungsbild. Oder findest du dazu ein Bild, wie *nicht* gestresst sein aussieht?

Bei dieser Formulierung erscheint einem eher ein Bild davon, wie gestresst man ist. Frag dich also besser, wie das Ergebnis aussehen soll. „Wie sollte ich sein, wenn ich es erreicht habe?" Da könnte die Antwort lauten: „Ich möchte ein gelassener Mensch sein, der in sich ruht." Oder ein anderes Beispiel: „Ich bin selbstsicher und traue mich, vor Leuten zu reden." Oder noch ein Beispiel: „Ich bin schlank und fit." Wenn dir dein Ziel klar ist, können wir mit der Tu-als-ob-Methode loslegen, denn die beste Methode, sich selbst zu ändern, ist die, genauso zu tun, als wäre man so, wie man sich wünscht zu sein.

Die beste Methode, dein Vorhaben zu erreichen ist, dich genauso zu verhalten, wie du es am Ende haben möchtest. Das Motto lautet: **Tu, als ob**. Frag dich, wie ein Mensch aussieht, der genau das tut. Wie verhält sich ein Mensch, der gelassen in sich ruht? Nimm dir ein Vorbild. Gestalte im Kopf ein Idealbild von dem, was du erreichen möchtest. Es darf auch ein reales Vorbild sein. Frag dich im Alltag immer wieder, was die/der Gelassene jetzt in dieser Situation machen würde? Und sei genauso, wie es deinem Vor- oder Idealbild entspricht.

Oder: Was macht ein selbstsicherer Mensch? Wie tritt er auf? Wie bewegt er sich? Wie sieht seine Körperhaltung und Körperspannung aus? Wie spricht er? Wie ist sein Gesichtsausdruck, seine Stimme, seine Worte? Versuche genau das zu tun. Sobald dir bewusst wird, jetzt bist du unsicher, frag dich erneut, was dein Vorbild machen würde und passe dich diesem Verhalten an.

Oder: Was tut ein Mensch, der fit und schlank ist? Wie verhält er sich? Was isst eine fitte, schlanke Person? Iss genau das. Wie bewegt sie sich und wie oft? Versuche es ihr gleich zu tun. Wie geht sie? Wie schaut sie aus? Tu, als ob! Und zieh deinen Bauch ein.

Viel Spaß beim Ausprobieren!

Einsatzbereich Verhalten verändern, Ziele erreichen, neue Gewohnheiten installieren, sich selbst weiterentwickeln.

4.2.45 Der Teleporteur

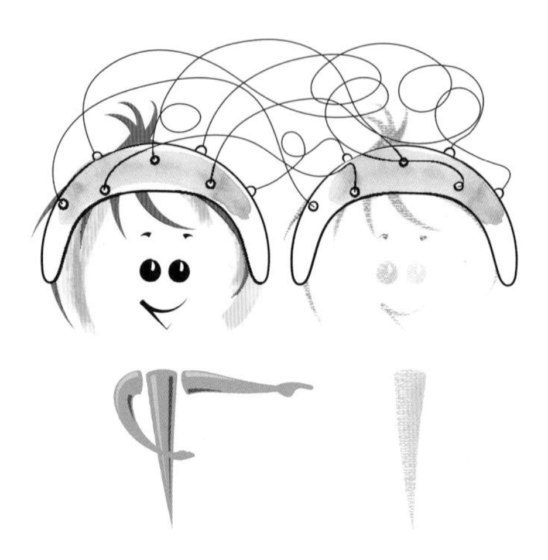

Du musst dich nicht unangenehmen Situationen oder Emotionen ungeschützt aussetzen. Gedanken sind frei! Mithilfe deiner Fantasie kannst du dich aus jeder Situation befreien und im Geiste an einen angenehmen Ort begeben. Aus dieser Distanz sieht die Welt dann ganz anders aus.

Um heftige Emotionen zu verhindern oder zu mildern, können wir entweder eine zeitliche Distanz wie beim **Zeitsprung** erwirken oder eine örtliche Distanz, die uns der **Teleporteur** verschafft.

Distanzierungsmethoden sind besonders nützlich, um unangenehme Emotionen in den Griff zu bekommen. Denn mit dem nötigen Abstand lässt sich vieles leichter nehmen. Statt heftigen Gefühlsausbrüchen zu erliegen, können wir unsere Emotionen mit den passenden Werkzeugen herunterregulieren.

Als ich noch ein Kind war, gab es im Fernsehen die Serie „Raumschiff Enterprise". Damals war ich überzeugt, wenn ich groß bin, kann ich mich beamen, wohin ich möchte, denn im Jahr 2020 würde dies der Standard für Reisende sein. Wie schön wäre es, ohne großen Aufwand von einem Moment auf den anderen den Ort zu wechseln. Tja, so wie es aussieht, habe ich mich wohl getäuscht. Doch alles, was wir uns vorstellen können, ist möglich. Auch wenn es bisher noch nicht gelungen ist, ein solches Gerät zur Teleportation oder zum Beamen zu bauen, im Kopf können wir solche Reisen nach ein wenig Übung jederzeit unternehmen.

Anleitung Damit du mit deinem Teleporteur jederzeit an einen anderen Ort beamen kannst, empfehle ich dir, zuerst einmal diese Mentalübung oder Fantasiereise auszuprobieren. Wenn du einmal an deinem Ruhe-Ort warst, fällt es dir in schwierigen Situationen viel leichter, dich im Geiste dorthin zu begeben.

Zuerst entspanne dich. Setz oder leg dich ganz locker hin und konzentriere dich auf deine Atmung, ohne den Atem zu verändern. Nach ein paar Atemzügen stell dir vor, du bist an einem Ort, an dem du dich unsagbar wohlfühlst. An einem Ort der Ruhe und Freude. Völlig gleich, ob dein Ruhe-Ort ein angenehmer Raum in einem Haus ist oder ob dein Ruhe-Ort in der Natur, vielleicht im Wald oder am Strand oder einem ganz anderen Platz ist, blick dich dort ein wenig um. Welche Farben umgeben dich? Ist es hell oder eher dunkel? Welche Farbe hat das Licht? Was kannst du um dich herum erkennen? Wie sieht es an deinem Ruhe-Ort aus? Wie ist die Temperatur? Ist es eher kühl oder eher warm? Gibt es beruhigende Töne oder Geräusche, die du wahrnehmen kannst? Sind sie nah oder eher fern? Sieh dich um: wo gibt es an deinem Ruhe-Ort ein Plätzchen, an dem du es dir ganz bequem machen kannst? Mach es dir dort ganz gemütlich, sodass du ganz die Ruhe genießen kannst. Vielleicht nimmst du dir eine Decke, in die du dich kuscheln kannst, oder einen warmen Umhang, der dich schützt? Mach es dir ganz bequem und genieße die Ruhe an diesem Ort. Vielleicht nimmst du dir ein Stück Ruhe in Form von Gelassenheit mit? Und dann kehre bitte langsam wieder hierher zurück. Öffne deine Augen, strecke deine Arme und Beine etwas durch und mach dich wieder richtig frisch und munter.

Vielleicht ist es dir ja auf Anhieb gelungen, dich an deinen Ruhe-Ort zu begeben. Wenn nicht, ist das auch okay. Vielleicht ist es hilfreich, wenn du dir vorher einen möglichen Ort, zu dem du reisen willst, überlegst, z. B. eine Kirche, in der du ganz alleine die Ruhe und Andacht genießen kannst, oder eine Blockhütte im Wald, in der du dich geborgen fühlst, oder eine Höhle in den Bergen, oder an einen stillen See. Mit jedem Mal, das du dich auf diese Vorstellung einlässt, wird es dir leichter und früher gelingen, dorthin zu reisen.

Wenn du das übst, kannst du jedes Mal, bevor du losreist, das Wort „teleportieren“ laut aussprechen oder z. B. „jetzt beamen“ sagen. So verbindest du ein Codewort mit der Vorstellung und kannst es künftig leichter abrufen.

Beim nächsten Ärgernis geht's dann los: Sag einfach dein Codewort und schon bist du im Geiste an deinem Ort der Ruhe. Was denkst du, wie sehr dich die Situation von dort aus noch tangieren kann? Du wirst sehen, vom Ruhe-Ort aus kannst du völlig gelassen bleiben.

In stressigen Situationen oder wenn du Angst hast, kannst du jederzeit die mentale Teleportation anwenden und dich an einen sicheren Wohlfühl-Ort beamen.

Einsatzbereich Emotionen regulieren, stressige Situationen mit Abstand besser bewältigen können. Anti-Ärger- und Anti-Angst-Strategie.

4.2.46 Die Teilchentheorie

Jeder Mensch hat unterschiedliche Facetten und ganz viele Ich-Anteile, die zu unterschiedlichen Zeitpunkten dominieren. Die Frage ist, welche Seite passt gerade zu der aktuellen Situation? Welcher Ich-Anteil tut mir gerade gut und welchen lasse ich lieber nicht ans Steuer?

Ich, deine innere Seelenklempnerin, bin nur einer von vielen Teilen deines Selbst. Vielleicht wunderst du dich ab und an über neue Seiten, die du an dir entdeckst, doch die meiste Zeit ist es einem gar nicht bewusst, dass ein bestimmter Anteil gerade das Steuer übernommen hat.

Beispiel

Dazu ein Beispiel: Andrea hatte einen schlimmen Autounfall erlebt. Zwar war sie im Nachhinein erstaunt, wie taff sie in der Unfallsituation reagierte. Ohne viel nachzudenken wählte sie den Notruf, während sie zum Unfallopfer lief. Dann beruhigte sie die verletzte Frau und versorgte die große blutende Wunde mit einem Druckverband. Es war ihr erster Unfall, den sie erlebt hatte. Sie war auch stolz, dass sie so gut helfen konnte. Doch dieses Trauma machte ihr auch sehr zu schaffen. Sie konnte nachts kaum schlafen, weil immer wieder Unfallbilder auftauchten und sobald sie sich in ihr Auto setzte, begann sie zu zittern, ihre Hände und Knie schlotterten. In solchen Momenten übernahm „die Angst" das Steuer. Jener Ich-Anteil, der ihr zeigte: Du hast einen Schock, den du erst verarbeiten musst. Sei fürsorglich zu dir selbst und gönn dir Ruhe. Nach einer Woche Erholung beschloss sie, die taffe Andrea wieder ans Steuer zu lassen. Sie beschloss einen Ausflug ins Grüne zu machen. Als sie einstieg, begannen wieder ihre Knie und Hände zu zittern, daran merkte sie, dass der Schock-Anteil sich erneut meldete. Nun blieb sie jedoch einfach still im Wagen sitzen, drehte ihre Lieblingsmusik auf und sang laut mit. Nach ein paar Minuten war sie bereit. Sie fuhr los und stellte sich in Gedanken immer wieder ihr schönes Ausflugsziel vor. Sie fuhr langsam und aufmerksam. Als sie im Wald ankam, merkte sie, dass ihr Körper immer noch ein wenig zitterte. Dann stieg sie aus und machte einen kleinen Spaziergang, der sie entspannte. Dabei war sie ganz besonders achtsam. Sie rückte ihre ganze Aufmerksamkeit, all ihre

Sinne auf das, was sie im Hier und Jetzt wahrnehmen konnte. Sie schnupperte an Gräsern, strich und umarmte die Baumriesen und pflückte ein paar bunte Blumen. Dann stieg sie wieder ein, und da sie immer noch ein klein wenig zitterte, also noch nicht voll und ganz „die taffe Andrea" am Steuer saß, machte sie dasselbe noch einmal. Sie überlegte sich erneut ein Ausflugsziel, zu dem sie gleich weiterfuhr, davor sang sie zur Lieblingsmusik, und während sie durch die schöne Gegend, über Wiesen und Waldwege fuhr, wurde sie immer entspannter. Nach zwei Stunden war sie sicher: jetzt ist beim Autofahren wieder die taffe Andrea am Steuer.

Viele unserer Ich-Anteile sind wohlwollend und gesund. Manche jedoch sind Reliquien aus alten Zeiten, Dinge, die einmal in einer bestimmten Situation nützlich waren, nun aber nicht mehr passen und kontraproduktiv sind.

Beispiel

Als Sabina vor fünf Jahren das erste Mal in die psychologische Praxis kam, ging es ihr sehr schlecht. Ihr Exmann hatte sie damals erniedrigt, gedemütigt, belogen und betrogen. Dennoch hielt sie zu diesem Zeitpunkt an dieser Partnerschaft fest. Immer größer wurde die Angst, den Vater ihres Kindes zu verlieren. Sie versuchte alles Mögliche, um ihm zu gefallen, doch je mehr Mühe sie sich gab, umso gemeiner und kühler verhielt er sich. Er war fast nie zu Hause, sondern schlief bei Freunden. Da Sabina ihm längst nicht mehr trauen konnte, überprüfte sie seine SMS und stellte meist fest, wieder betrogen worden zu sein. In unserer Zusammenarbeit erkannte sie, die Angst, ihn verlieren zu können, war aus berechtigten Gründen entstanden, doch nicht mehr angebracht, weil die Beziehung längst verloren war. Sie trennte sich, obwohl es ihr schwerfiel, sich damit abzufinden, alleinerziehende Mutter zu sein. Sie meisterte die Situation wirklich vorbildhaft.

Und nun kam sie vor ein paar Wochen wieder in die psychologische Praxis, weil sie meinte, ihre „Verlustangst" sei zurückgekommen, und sie wollte diese weghaben. Sie erzählte von einem wunderbaren neuen Partner, mit dem sie seit einem Jahr zusammenwar. Sie sprühte vor Begeisterung, als sie über ihre Beziehung erzählte. Sie hatten sich Gedanken über die Zukunft gemacht und der Partner war ungemein liebevoll und schenkte ihr durch sein Verhalten unzählige Vertrauens- und Liebesbeweise. Momentan war ihr Leben recht aufregend, weil sich einiges im Umbruch befand, ihr Partner wechselte gerade seinen Job und sie wollten zusammenziehen, doch wussten sie noch nicht so recht, wohin es ihn beruflich schlagen würde und wo sie ihre Zukunft verbringen würden. Obwohl es keinen Grund gab, kam ihre Verlustangst wieder auf. In unserem Gespräch wurde klar, dass diese eine wichtige Ressource darstellte. Weil es ihr den Boden unter den Füßen wegzog, sie das Gefühl der Kontrolle verlor, hielt sie sich an dem fest, was ihr vertraut war, der – wie sie es nannte – Verlustangst. Dieses Angst-Muster war vor langer Zeit in einer schrecklichen Beziehung entstanden. Ein Ich-Anteil, der sie warnen sollte. Jetzt, wo vieles wieder ungewiss war, tauchte der Teil erneut auf. Etwas Vertrautes, an dem sie sich festhalten konnte.

In unseren Gesprächen stellte sich jedoch heraus, dass es viele andere nützliche Ressourcen gab, die ihr Sicherheit und Halt geben konnten, z. B. die Vernunft – jener Teil in ihr, der sich ganz oft zu Wort meldet. Diesen Anteil wollten wir stärken. Die „Verlustangst" steckten wir symbolisch in eine wunderschöne Schatzkiste, in der sie schlummern darf. Statt sich gegen diesen Teil zu wehren, ihn weghaben zu wollen, bekommt er nun Wertschätzung und Akzeptanz. Schließlich war er einmal eine wichtige Ressource. Der Vernunft-Teil sollte fortan öfter ans Steuer. Je mehr sie sich bewusst machte, welcher Teil gerade dominant ist, umso leichter konnte sie diese Anteile steuern.

Die Fähigkeit, sich seine inneren emotionalen Anteile bewusst zu machen, hat enorm vorteilhafte Auswirkungen. Eine ganz neue groß angelegte Studie am Leipziger Max-Planck-Institut, das „ReSource-Projekt" von Tania Singer (2018), konnte belegen, dass durch das Ausbilden solcher emotionalen Wahrnehmungsaspekte z. B. die Aufmerksamkeit, die Selbstakzeptanz, das Mitgefühl und das eigene Wohlbefinden gesteigert sowie sozialer Stress reduziert werden können.

Es lohnt sich also, uns die emotionalen Teilchen in uns bewusst zu machen, sie achtsam und wertschätzend zu würdigen und ihnen den passenden Platz zu zuweisen. Wenn wir im Erkennen der jeweiligen Anteile geübt sind, können wir diese auch zur Emotionsregulierung einsetzen.

Anleitung Zur Schulung bzw. Regulierung deiner Ich-Anteile empfehle ich, in diesen drei Schritten vorzugehen:

Schritt 1: Mach dir deine Teile bewusst

Beobachte einen Tag lang, welcher Ich-Anteil zum Vorschein kommt. Achte ganz besonders auf deine Gedanken, Gefühle und Worte. Gib den jeweils präsenten Ich-Anteilen bezeichnende Namen, damit du sie gut einordnen kannst. Zum Beispiel könntest du bei Gedanken wie „so ein Blödsinn" oder „das glauben die wohl selber nicht" feststellen, dass gerade „der Herr Nörgler" am Werk ist. Oder bei „das ist noch lange nicht fertig" oder „das muss ich noch viel besser hinkriegen" vielleicht gerade „der Herr Perfektionismus" hervorkommt. Oder während du ein kleines Kind oder einen Hund beim Schlafen beobachtest und sich ein wohliges Gefühl einstellt: aha, „die Frau Liebe" oder „Frau Freude" ist gerade auf Besuch. Vielleicht machst du dir ein paar Notizen, damit du am Ende des Tages einen guten Überblick hast, wer alles da war.

Schritt 2: Stärke deine Lieblingsanteile

Such dir die angenehmsten Gesellen raus und beobachte dich weitere drei Tage. Mach jedes Mal, wenn einer deiner Lieblings-Ich-Anteile auftaucht, ein Pünktchen auf deiner Liste. Mit dem Fokus auf deine besten Seiten verstärkst du diese. Je öfter die guten Seiten zu Wort kommen, umso weniger Raum haben die weniger guten Seiten.

Schritt 3: Akzeptiere deine Anteile
Zum Beispiel kannst du den **Nurifizierer** dazupacken und beim nächsten Ärgernis sagst du dir: „Nur ein kleiner Teil von mir ärgert sich."

Wenn du dich z. B. über das Computerprogramm ärgerst, weil es nicht so funktioniert, wie du es dir wünscht, dann mach dir klar, der Ärger ist nur ein kleiner Teil und es gibt in diesem Moment auch noch viele andere Teile, die gleichzeitig präsent sind, wie z. B. „die Vernunft" oder „der Arbeitseifer" oder „die Beharrlichkeit". Diese Anteile dürfen jetzt ans Steuer und somit gelangt der kleine Ärger-Teil in den Hintergrund.

Ein anderes Anwendungsbeispiel ist die Trauerphase. Wenn uns ein geliebter Mensch verlassen hat, dann muss uns klar sein, dass die Trauer darüber wichtig ist, andere Anteile jedoch auch ihre Berechtigung haben. Man darf trotz der Trauer auch einmal andere Teile in den Vordergrund lassen, z. B. darf man auch einmal lustig, fröhlich, lebensfroh, ermutigend und sogar verärgert, wütend etc. sein.

Einsatzbereich Emotionen bewusst machen und regulieren, Selbstbewusstsein, Selbststeuerung.

4.2.47 Der Umkehrschwung

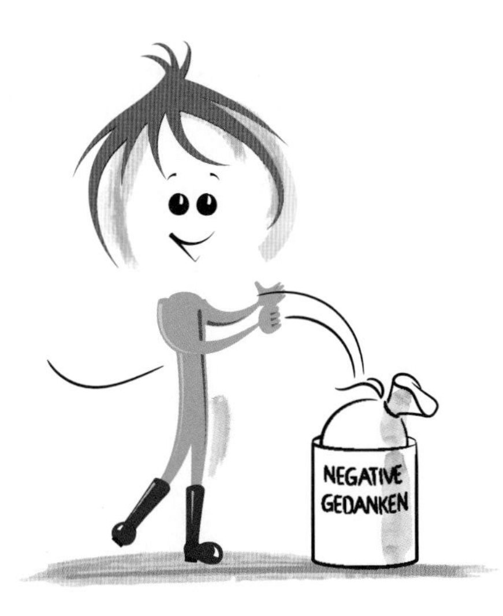

Völlig gleich, in welcher Gemütsverfassung du dich befindest, dieses Werkzeug lässt dich mit einer Kehrtwende auf die freudvolle Seite wechseln. Der Umkehrschwung ist ein wunderbarer Stimmungsheber.

Hier möchte ich dir ein Werkzeug in die Hand geben, mit dem du nachhaltig deine Stimmung verbessern kannst. Ich hab es vor allem in zahlreichen Seminaren erprobt. Besonders schön ist diese Übung im Freien auszuprobieren. Während die Leute spazierengehen, unterhalten sie sich ausführlich über ein vorgegebenes Thema und tauen dabei nicht nur auf, sie sind danach allesamt fröhlich. Danach frage ich in die Runde, was sich die TeilnehmerInnen aus dieser Übung für den (Berufs-)Alltag mitnehmen können, und die häufigste Antwort ist, sich künftig mehr über die positiven Dinge zu unterhalten, weil man auf diese Weise Frust und Stress abbauen, die Stimmung enorm heben und ein gutes Gemeinschaftsklima erwirken kann. Das gilt für das Familienleben ebenso wie für den Job.

Grundsätzlich geht es uns psychisch wesentlich besser, wenn wir uns auf positive Dinge fokussieren. Das gilt für unsere eigenen Gedanken und auch jene, die wir in der Kommunikation mit anderen austauschen. Natürlich kann man nicht nur über Schönes nachdenken und plaudern, wir können es aber gezielt als stimmungsaufhellendes Werkzeug einsetzen. Ich verwende es deshalb stets bei meinen Seminaren als Einstiegsübung, über ein zum Inhalt passendes positives Thema in Kleingruppen zu reden und sich dabei selbst zu beobachten. Plötzlich merkt man, wie sich alle entspannen, lächeln, kreativer und offener werden. Man sieht förmlich, wie die TeilnehmerInnen in den Annäherungsmodus gelangen. Und mit dieser Haltung sind die Leute dann bereit für die (auch manchmal sehr ernsten) Seminarinhalte.

Ein Thema jedoch erweckt ganz besonders stark unser positives Emotionsspektrum, es ist „die schönste Kindheitserinnerung". Bei dieser Vorgabe ist zwar oftmals die erste Reaktion: „Das ist so lange her, das fällt mir nichts ein", doch wenn ich die Anwesenden ermutige, ein wenig darüber nachzudenken, dann kommen die wundervollsten Geschichten.

Anleitung Wenn du in deine schönste Kindheitserinnerung ausführlich, bildhaft eintauchst, versetzt du dich ganz rasch in eine positive Stimmungslage, völlig gleich wie deine Ausgangslage war. Selbst wenn Leute deprimiert sind, sobald wir unser Langzeitgedächtnis mit positiven Erinnerungen beschäftigen und wir vielleicht sogar noch jemanden haben, der uns dabei zuhört, ist es, als ob sich ein Schalter umlegt und viele positive Emotionen entstehen.

4.2.47.1 Den Umkehrschwung in einer Gruppe intensivieren

Die optimale Wirkung entfaltet sich, wenn 2–3 Personen sich gegenseitig „die schönste Kindheitserinnerung" schildern. Nun ist meine Empfehlung, dir für den Umkehrschwung ein bis zwei Gesprächspartner zu suchen, die sich zusammensetzen oder miteinander spazierengehen. Bei einem solchen Face-to-Face-Gespräch bekommt man (unbewusst) die freudvollen körpersprachlichen Signale, in Mimik und Gestik mit. Das wiederum erzeugt sogenannte „Spiegelreflexe". Wir lassen uns von den positiven Gefühlen der anderen wechselseitig anstecken. Es entsteht eine positive Aufwärtsspirale der Stimmung aller Beteiligten.

Überlegt euch eure schönste Kindheitserinnerung. Nimm jene, die dir als Erstes in den Sinn kommt. Einer der Gesprächspartner startet mit dem Erzählen seiner Geschichte, eine zweite Person hört aktiv zu und die dritte beobachtet die beiden stillschweigend und gibt nachher Rückmeldung, was ihr aufgefallen ist. Danach werden die Rollen gewechselt. Jeder ist einmal Erzählender, einmal aktiver Zuhörer und einmal stillschweigender Beobachter. Nachdem alle dran waren, tauscht euch darüber aus, was euch während der Übung aufgefallen ist, was die Übung bei euch bewirkt hat und was ihr auch für die kommenden Tage aus der Übung mitnehmen wollt. Viel Spaß beim Ausprobieren!

Nicht immer haben wir die Möglichkeit, die optimalen Bedingungen spontan vorzufinden, deshalb gibt es weitere Varianten, wie du den Umkehrschwung erreichen kannst, auch wenn gerade keine Gesprächspartner vor Ort sind.

4.2.47.2 Den Umkehrschwung zu zweit genießen

Der Umkehrschwung ist auch zu zweit per Telefon möglich. Wenn es dir einmal nicht so gut geht, dann ruf einen Menschen an, mit dem du gerne über schöne Dinge sprichst. Du kannst natürlich auch sagen, dass du eine Übung ausprobieren möchtest, die die Stimmung verbessert. Dann überlegt euch beide, welche schönste Kindheitserinnerung ihr gerne erzählen wollt. Die eine startet, die andere hört aktiv zu. Beim Telefonieren ist es noch viel wichtiger, das aktive Zuhören durch „aha", „wow", „das ist toll", „ach ist das schön" und ähnliche Rückmeldungen kundzutun. Da wir die Freude im Gesicht nicht sehen können, ist die fröhliche Stimme und die Bestätigung durch Feedback wesentlich. Aber keine Sorge, es geht nicht darum, dass du dich darum bemühst, denn wenn du dich auf das Gespräch vollkommen einlässt, kommt das ganz von selbst. Dann tauscht und die andere Person erzählt ihre schönste Kindheitsgeschichte.

Du kannst die Wirkung messen, indem du vor dem Gespräch dein seelisches Befinden auf einer Skala von minus 10 (absolut schlecht) bis plus 10 (absolut gut) einschätzt und das nachher noch einmal tust. Ich denke jedoch, dass es nicht nötig ist, du spürst die positive Auswirkung der Übung auch so ganz deutlich.

4.2.47.3 Den Umkehrschwung alleine erwirken

Falls du gerade keine Möglichkeit hast, mit anderen Menschen ein Gespräch zu führen, wähle diese Variante. Dazu benötigst du ca. ein halbe Stunde Zeit und Stift und Papier. Überlege dir ein paar eigene schönste Kindheitserinnerungen. Mach dir Notizen zu deinen Ideen. Dann wähle deine Lieblingsgeschichte aus. Du hast zwar keinen Gesprächspartner, dem du das erzählen kannst, doch du hast vielleicht ein paar Leute, denen du sie schriftlich schildern kannst. Schreib nun einen Brief an einen liebe Freundin, der du die schönste Kindheitserinnerung schilderst. Wann war das? Wo war es? Waren andere Personen beteiligt? Wer war dabei? Schildere bitte so bildhaft wie möglich. Beschreibe ganz genau, was sich ereignet hat.

Wenn du fertig bist, versuche einen Titel, eine Schlagzeile für deine Geschichte zu finden. Vielleicht kannst du auch die vordergründige Emotion dabei benennen. Zum Beispiel „die lustigen Sommerferien“ oder „das harmonische Weihnachtsfest“ oder „meine liebevollen Großeltern“ oder „das Gemeinschaftsgefühl mit den Nachbarskindern“ oder „die mutigen Spitzbuben“. Genieße die Wirkung dieser Übung!

Beim Umkehrschwung geht es darum, sich vollkommen auf die positiven emotionalen Erinnerungen einzulassen. Ob wir das im Gespräch gemeinsam mit anderen tun oder ganz für uns alleine in schriftlicher Form, bleibt ganz uns überlassen. Hauptsache, wir tauchen voll und ganz in das schönste Kindheitserlebnis ein und genießen die Auswirkungen dieser Übung.

Einsatzbereich Positive Stimmung induzieren. Abschalten. Angst, Ärger, Frust und Stress vertreiben. Selbststärkung. Die Beziehung zu anderen festigen.

4.2.48 Der Veränderungswegweiser

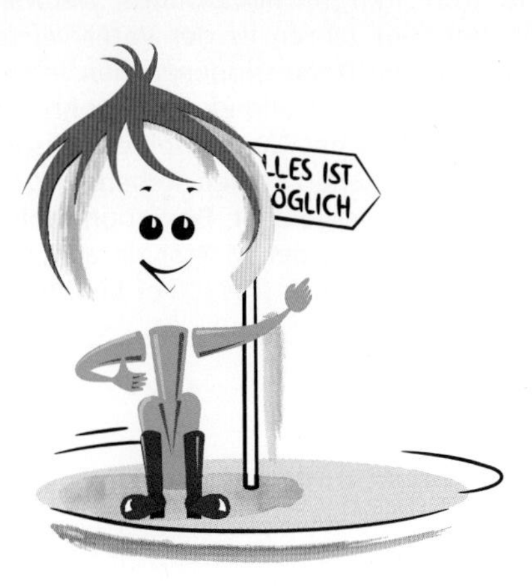

Ich möchte nicht behaupten, dass man alles, was einen stört, beseitigen muss, denn wie die Erfahrung zeigt, können auch unangenehme Dinge wichtige Ressourcen darstellen. Dennoch sollten wir immer im Hinterkopf haben, dass wir, egal wie aussichtslos eine Lage erscheint, immer etwas ändern können. Der Veränderungswegweiser zeigt dir, wie du es anpacken kannst.

Wie du anhand des Veränderungswegweisers neue Wege einschlagen kannst, zeigen diese drei Fallbeispiele:

Beispiel

Beispiel 1: Anette hat ein tolles Angebot im Job bekommen. Sie soll die frei gewordene Führungsstelle übernehmen und künftig das Team leiten, in dem sie seit vier Jahren gearbeitet hat. Damit hat sie überhaupt nicht gerechnet, und sie hatte sich auch nicht dafür eingesetzt. Natürlich ehrt sie das sehr, zumal ihr von der obersten Führungsebene gesagt wurde, sie sei die beste Besetzung dafür. Doch sie weiß nicht, ob sie dieses Angebot annehmen kann. Ihre Kollegin und inzwischen beste Freundin hatte sich für diesen Job beworben. Sie fürchtet nicht nur, dass diese auf sie sauer sein könnte, sondern auch dass es ihr das gesamte Team schwermachen würde. Gleichzeitig traut sie sich nicht, Nein zu sagen, weil sie Angst hat, sie könnte herabgestuft oder versetzt werden. Irgendwie recht verzwickt die Situation und Anette weiß nicht, wie sie es anpacken soll.

Beispiel 2: Birgit wohnt in einem Mietshaus am Stadtrand. Direkt neben ihr wohnt ein etwas schrulliger älterer Herr, der Zwerghühner züchtet. Die kleinen Hähne krähen schrill und laut und das von früh bis spät. Erst spät am Abend, wenn er sie in den Stall sperrt, herrscht wieder Ruhe. Doch meist geht das Gekreische dann um fünf Uhr früh wieder los. Für Birgit ist der Lärm unerträglich geworden. Sie hat den Eindruck, sie kann nichts tun und ist diesem stressigen Lärm völlig ausgeliefert.

Beispiel 3: Günter sitzt zwischen zwei Stühlen. Seine einsame Mutter möchte ihn ganz für sich und droht ihm mit Rausschmiss, wenn er sich weiterhin mit seiner Freundin trifft. Vor fünf Jahren ist der Vater verstorben, und als Günter dann vor drei Jahren wegen Depressionen seinen Job verlor, zog er bei der Mutter ein. Sie betrachtete es als erfüllend, ihren Sohn nach Strich und Faden zu verwöhnen. Doch inzwischen hat Günter seine seelischen Probleme gut im Griff und möchte wieder auf eigenen Beinen stehen. Seit ein paar Monaten hat er eine Freundin, in die er sehr verliebt ist. Doch nun droht auch sie ihn zu verlassen, wenn er sich weiterhin von der Mutter derart „beherrschen" ließe. Er weiß, dass er etwas ändern muss, doch was soll er bloß tun?

Anleitung Es gibt Situationen, in denen man das Gefühl hat, nichts ändern zu können. Doch es gibt immer zwei Wege, die wir beschreiten können: einen Innenweg und einen Außenweg.

Der Außenweg: Ändere die Situation!
Der Außenweg ist meist der Augenscheinliche oder Naheliegende, die Situation selbst wird verändert.

Der Innenweg: Ändere dich selbst!
Der Innenweg ist jener über dich selbst. Du kannst deine Sichtweise, deine Einstellung zu einer bestimmten Situation ändern.

Nun schauen wir uns das anhand unserer Fallbeispiele an.

Beispiel 1, Anettes Außenweg: Was kann Anette direkt an der Situation verändern? Wenn man selbst nicht betroffen ist, hat man meist viele Ideen. Sie könnte mit der Freundin unter vier Augen reden und ihr die Lage erklären, und sie könnte mit dem gesamten dem Team darüber reden und schauen, wie sie tatsächlich dazu stehen. Sie könnte mit der obersten Führung ein Gespräch führen, um herauszufinden, ob ihre Befürchtungen berechtigt sind. Sie könnte sich auch nach einem ganz anderen Job umsehen und komplett wechseln. Bestimmt gibt es noch weitere Möglichkeiten, wie sie die Situation verändern könnte. Aber selbst wenn all diese Ideen für Anette nicht infrage kämen, sie hat auch noch einen zweiten Weg, den sie anpeilen kann.

Anettes Innenweg: Sie kann auch sich selbst bzw. ihre innere Einstellung verändern. Anstatt so viele Zweifel und Befürchtungen aufkommen zu lassen, könnte sie versuchen, gelassener an die Sache heranzugehen. Mit ein wenig Leichtigkeit, wenn sie die neue Rolle lockerer an sich heranlässt, hat sie eine völlig andere Ausstrahlung. Vielleicht schafft sie es, beide Veränderungspfade umzusetzen und mit positiver, lockerer Einstellung und offener Gesprächsbereitschaft gelingt es ihr, die Herausforderung zu meistern.

Beispiel 2, Birgits Außenweg: Birgit könnte mit dem Nachbarn reden, vielleicht kann er die Hühner auf die andere Seite des Gartens geben und sie länger im Stall belassen. Sie könnte das Schlafzimmer auf die andere Seite verlegen, wo sie den Lärm weniger wahrnimmt. Sie könnte sich ein anderes Zuhause suchen. Es gibt sicher noch viele weitere Optionen, wie man diese Situation verbessern kann. Doch gehen wir einmal davon aus, dass all das nicht infrage kommt. Wie könnte Birgit nun vorgehen?

Birgits Innenweg: Sie könnte an sich selber arbeiten und ihre Sichtweise verändern. Vielleicht würde es helfen, Kontakt mit den Nachbarn oder mit den Hühnern aufzunehmen, um diese besser kennen und mögen zu lernen. Optimal sind natürlich wieder beide Wege.

Beispiel 3, Günters Außenweg: Günter könnte die Situation verändern, indem er sich eine Wohnung sucht und auszieht. Er könnte nachgeben und für die Mutter da sein. Er könnte auch bei der Freundin einziehen und den Kontakt zur Mutter vorerst abbrechen. Oder vielleicht hast du ja noch eine andere Idee dazu. Gesetzt den Fall Günter kann all diese Möglichkeiten nicht umsetzen, dann hat er noch den Innenweg.

Günters Innenweg: Vielleicht schafft Günter es auch, seine Einstellung zur Situation zu verändern, indem er es ein wenig gelassener betrachtet und gar nicht so sehr auf die radikalen Ultimaten der beiden Damen eingeht. Vielleicht erkennen die Frauen, dass er diese strikten Anweisungen nicht befolgt und seinen eigenen Weg geht. Vielleicht ist es dann auch möglich, den Kontakt zur Mutter etwas loser zu gestalten und seine Schuldgefühle abzubauen. Vielleicht gelingt es ihm, seine Rolle als Mann, der mitten im Leben steht, auszuleben und so einen gesunden Umgang zu Frau und Mutter zu haben.

Der Veränderungswegweiser zeigt uns auf, dass es immer zwei Wegstrecken mit drei Optionen gibt. Wir können die eine, die andere oder beide gehen.

Einsatzbereich Veränderungen durchführen, Probleme lösen.

4.2.49 Das Wohlbefindenstagebuch

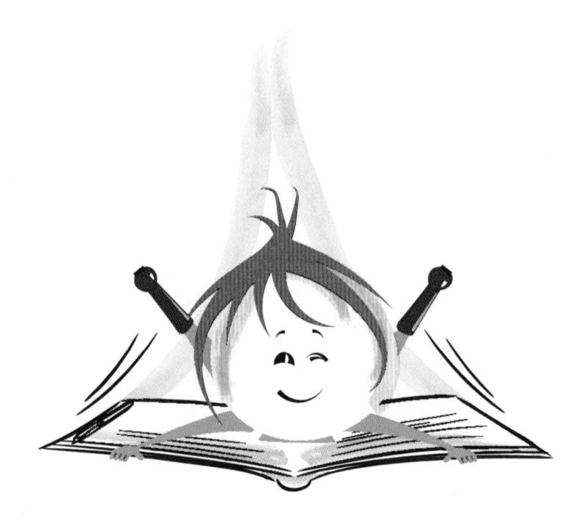

Ein Wohlbefindenstagebuch zu führen lohnt sich! Die positiven Effekte auf die psychische Gesundheit wurden mehrfach wissenschaftlich belegt. Es hält deine Seele stabil gesund und hilft selbst schwere Depressionen zu überwinden.

Ein Tagebuch zu führen, ist wieder ein wenig in Mode gekommen. Warum nicht festhalten, was einem so widerfährt, oder sich die Sorgen von der Seele schreiben und den eigenen Gefühlen Ausdruck verleihen? Wenn du ein herkömmliches Tagebuch führst, achte darauf, am Ende jeden Eintrag positiv abzuschließen, denn das Ende hallt wie ein Echo gefühlsmäßig nach. Also auch an einem schlimmen Tag nicht als Schlusssatz: „So ein schrecklicher Tag", denn genau diese Stimmungslage bleibt dann haften. Denk daran, selbst an unerfreulichen Erlebnissen kann man Gutes schöpfen, nämlich in Form von Wachstum und Weiterentwicklung. Man kann aus jeder Erfahrung – völlig gleich, wie schön oder unschön sie war – etwas lernen. Beende deine Einträge stets mit dem, was du dir an Erfahrung mitnimmst, z. B. so: „Was ich aus dem Erlebnis lernen kann ist…".

Das Wohlbefindenstagebuch gibt ein wenig die Richtung vor, weil es das Ziel hat, dein seelisches Befinden nachhaltig zu steigern. Das Besondere an diesem Werkzeug ist: Es lässt sich einfach umsetzen und die gute Wirkung ist durch Untersuchungen belegt (Bucher 2018). Die Stimmung zu heben funktioniert bei Gesunden ebenso wie bei Menschen mit depressiven Verstimmungen. Deshalb können wir es anwenden, um unser seelisches Befinden zu verbessern und um Depressionen vorzubeugen.

Eine der zahlreichen Studien, welche die Wirkung belegen, wurde in einer Klinik an schwer depressiven Patienten durchgeführt. Dabei gab es drei Gruppen, eine Kontrollgruppe und zwei Versuchsgruppen. Die erste

Gruppe mit den üblichen therapeutischen Maßnahmen wie Medikamente und Gesprächstherapie wurde zum Vergleich als Kontrollgruppe gebeten, ihr seelisches Befinden auf einer Skala von minus 10 (sehr schlechtes seelisches Befinden) bis plus 10 (sehr gutes seelisches Befinden) einzustufen. Die zweite Gruppe hielt ebenso das tägliche Befinden fest, doch die TeilnehmerInnen dieser Gruppe wurden auch noch gebeten, jeden Tag aufzuschreiben, was das Schönste des Tages gewesen sei. Die dritte Gruppe hatte denselben Auftrag wie die zweite, doch mit einem großen Unterschied: die Patienten wurden vom Psychiater jeden Nachmittag gefragt, ob sie bereits ihre schönen Erlebnisse notiert hätten, und falls dies noch nicht geschehen war, gebeten, es nun zu tun. Tatsache ist, dass Menschen, die gerade an einer schweren Depression erkrankt sind, antriebslos sind. Die Aufforderung des Arztes war also ein wichtiger Schubs in die richtige Richtung, der sich im Ergebnis niederschlug.

Diese dritte Gruppe, jene Patienten, die also tatsächlich die schönsten Tageserlebnisse notiert hatten, zeigten im Vergleich zu den anderen Gruppen eine Befindensverbesserung um bis zu 20 %. Wie diese Studie zeigt, ist das Notieren der schönen Dinge besonders wichtig, sich darüber nur Gedanken zu machen, hilft nicht. Wie stark mag wohl die Wirkung bei Gesunden sein? Probiere es selbst aus!

Anleitung Nimm dir ein Tagebuch, einen schönen Kalender oder ein hübsches Notizbuch, in das du täglich hineinschreiben kannst. Am besten machst du deine Aufzeichnungen am Abend. So kannst du das Erfreuliche vom Tag noch einmal Revue passieren lassen. Notfalls kannst du es auch am Morgen des Folgetages nachtragen.

Das Wohlfühltagebuch geht so: Beantworte täglich schriftlich folgende Frage:

„Was war das Schönste am heutigen Tag?“.

Du kannst dazu auch mehrere Dinge aufzählen, wenn du dich nicht entscheiden kannst, was denn das Schönste war. Es kann auch mehrere schönste Erlebnisse geben. Wichtig ist jedoch, dass du dir tatsächlich schriftliche Notizen machst. Bitte schreib auch dazu, wie dein seelisches Befinden an diesem Tag ist bzw. war. Stufe dich ein auf einer Skala von minus 10 – das Allerschlechteste – bis plus 10 – das Allerbeste, wie du dich fühlen kannst. So kannst du gleich erkennen, wenn dein seelischer Zustand schlechter wird und dagegensteuern.

Nach vier bis sechs Wochen hast du die Möglichkeit, dein Tagebuch einmal durchzustöbern und zu schauen, ob es Dinge gibt, die sich wiederholen. Die kannst du dir dann farbig anzeichnen. Sollte es dir einmal nicht so gut gehen, findest du auf einen Blick sinnvolle Anregungen, die dir helfen, dein Befinden wieder zu verbessern. Genau diese Dinge, die du dir angezeichnet hast, solltest du tun, wenn es dir nicht gut geht. Selbst bei Depressionen hilft es, diese Dinge zu tun. Nicht um sich zu freuen, denn das wird bei solch einer Erkrankung nicht so leicht möglich sein, doch indem du Dinge tust, die dir sonst Freude machen, stimulierst du dein Gehirn und dies ermöglicht wieder positive Empfindungen.

Einsatzbereich Stabiles seelisches Wohlbefinden. Depressionen vorbeugen und lindern.

4.2.50 Die 5 Wohl-Fühler

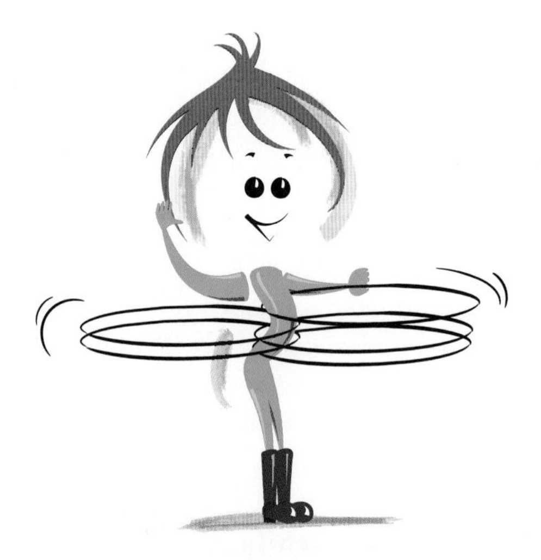

Damit du lebensfroh und leistungsstark bist, strecke deine Fühler öfter aus, um zu überprüfen, wie es dir geht und was du brauchst, damit es dir weiterhin so gut oder sogar besser geht.

Wie geht es dir? Bitte sag jetzt nicht als Floskel „Danke gut“, sondern spüre einmal in dich hinein und überprüfe dein Befinden. Wie geht es dir jetzt gerade?

Unser Wohlbefinden ist kein statischer Zustand und meist spüren wir vor allem negative Veränderungen. Wenn uns etwas wehtut oder wir psychisch überstrapaziert sind, dann macht sich das durch schmerzhafte

Empfindungen bemerkbar. Wenn es uns gut geht, ist das oft ganz selbstverständlich, und weil nichts wehtut, registrieren wir es gar nicht. Doch gerade das Wohlfühlen zu spüren ist besonders wichtig!

Deshalb sollten wir uns öfter bewusst machen: „Aha, so fühlt es sich an, wenn Körper und Seele sich richtig wohlfühlen."

Merke

Durch das bewusste Wahrnehmen positiver Empfindungen werden diese verstärkt!

Ich habe leider schon öfter erlebt, dass Menschen mit chronischen Schmerzen oder anhaltendem seelischen Leid regelrecht vergessen haben, wie es sich anfühlt, wenn es einem richtig gut geht. Und das wirkt sich absolut nachteilig auf die Genesung aus. Alleine die Vorstellung davon, wie es sein kann, wenn man wieder gesund ist, fördert den Heilungsprozess. Schmerzpatienten, die derart lange unter anhaltenden Schmerzen litten, dass sie sich nicht mehr an den Zustand der Schmerzfreiheit erinnern können, müssen mühsam wieder lernen, wie sich gute Körperempfindungen anfühlen. Zum Beispiel indem sie ganz bewusst mit einer flauschigen Feder die schmerzhaften Körperstellen stimulieren.

Es sprechen also mehrere Gründe dafür, sich anzugewöhnen, öfter einmal bewusst zu erspüren, wie man sich gerade fühlt. Dazu eignen sich die fünf Wohl-Fühler.

Anleitung Stell dir vor, so wie du fünf Finger an deiner Hand zum Greifen hast, so hast du fünf Fühler an oder in dir, die dein aktuelles Wohlbefinden erspüren.

Zur Auswahl stehen für dich zwei Varianten dieses Werkzeuges. Je nach Belieben kannst du das Passende für dich anwenden.

4.2.50.1 Mit den 5 Wohl-Fühlern das aktuelle Befinden messen

Die erste Variante wird gerne eingesetzt, um täglich das eigene Wohlbefinden z. B. während eines Arbeitstages zu erfassen. Aber auch wenn das Befinden beeinträchtigt ist, weil man seelisch belastet oder körperlich beeinträchtigt ist. Probiere es gleich einmal aus.

Stufe dich bitte bei jedem der fünf Fühler auf einer Skala von minus 10 (das Schlechteste, wie es einem gehen kann) bis plus 10 (das Allerbeste, wie es einem gehen kann) ein und notiere die einzelnen Werte samt Vorzeichen.

Frag dich bitte: Wie geht es mir jetzt in diesem Augenblick bezogen auf:

- mein körperliches Befinden?
- mein seelisches Befinden?
- mein soziales Befinden?
- meine Lebensfreude?
- meine Energie?

Solltest du mit einem Wert nicht ganz zufrieden sein, dann überlege dir bitte, was du brauchst, damit es dir besser geht.

Diese Variante könntest du als tägliches Ritual übernehmen. Wenn du z. B. vor der Mittagspause überprüfst, wie es dir geht, kannst du gleich in der Pause für dich gut sorgen. So kannst du dir auch deine Energie gut einteilen bzw. zwischendurch auftanken.

4.2.50.2 Mit den fünf Wohl-Fühlern das ganzheitliche Befinden erspüren

Bei dieser Methode geht es um ganzheitliches, qualitatives Erspüren des Selbst samt Umfeld. Schließlich haben die Menschen um uns sowie unsere Umgebung einen großen Einfluss auf unser Wohlbefinden.

Deine fünf Fühler erstrecken sich hier in folgende Richtungen:

- Fühler zu meinem Körper
- Fühler zu meiner Seele
- Fühler zu meinem Geist
- Fühler zu meinen Beziehungen
- Fühler zu meiner Umgebung

Spüre achtsam in deinen Körper von Kopf bis Fuß, nimm wahr, wie es ihm geht, ohne es zu bewerten. Dann fühle in deine Seele hinein und schau, wie sie sich im Moment anfühlt, und dann erspüre deinen Geist. Sind die Gedanken klar und geordnet, oder eher wirr und kreisend? Wie geht es dir im Moment mit den Menschen um dich herum? Tun dir die Leute, die dich umgeben, gut? Von welchen möchtest du gerne mehr Kontakt, von welchen weniger? Wie geht es dir mit deiner Umgebung? Fühlst du dich wohl, wie sie gestaltet ist? Kannst du es dir gemütlicher oder praktischer gestalten? Oder ist es angenehm und passend für dich und das, was du gerade tust?

Einsatzbereich Wohlbefinden verbessern, steigern. Selbstachtung, Selbstachtsamkeit, Achtsamkeit.

4.2.51 Der X-Tremer

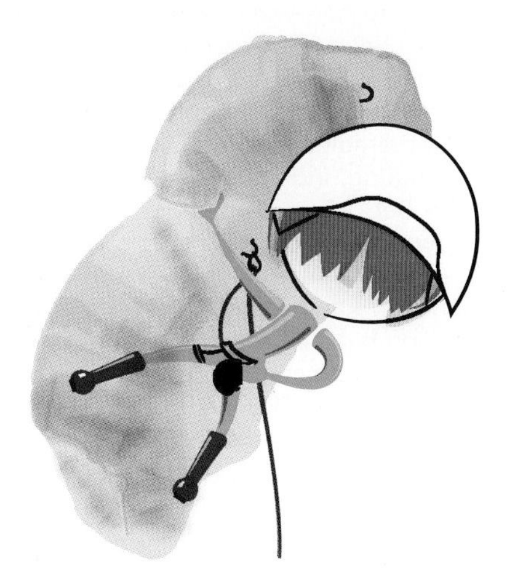

Wenn ein Problem beständig ist, obwohl man vieles probiert hat, keine Lösung in Sicht ist, können unkonventionelle Methoden hilfreich sein. Der X-Tremer ist ein Werkzeug, das im ersten Moment erscheint, als würde es alles noch schlimmer machen. Das tut es jedoch gewiss nicht!

In der Lösungsorientierten Beratung (Bamberger 2017) stellt man den Klienten Fragen, die zum Reflektieren und Nachdenken anregen, Ressourcen und Stärken bewusst machen und Lösungen aufzeigen. Und manchmal klingen diese Fragen sogar im ersten Moment ein wenig verstörend – doch genau das ist die Absicht. Durch diese Methode wird man aus den üblichen Gedankengängen herauskatapultiert und gewinnt auf diese Weise eine völlig neue Sichtweise des Problems.

Anleitung Hält ein Problem an dir fest, dann kannst du den beharrlichen Knoten vielleicht mit dieser Frage lösen: „Was könnte ich tun, um die Situation zu verschlimmern? Was müsste ich anstellen, damit dieses Problem noch stärker wird?"

Beispiel

Dazu ein Fallbeispiel: Tamara leidet seit geraumer Zeit an einer rheumatischen Erkrankung. Es gibt Phasen, in denen sie völlig schmerzfrei ist und ganz vergisst, dass sie einen solchen Begleiter hat. Doch umso schlimmer ist es, wenn sie einen erneuten Schub bekommt und mit der Steifigkeit der Hände und den furchtbaren Schmerzen klarkommen muss. Diesmal scheint es besonders schlimm. Sie war schon bei zwei Ärzten, die unterschiedliche Medikamente verordnet haben, doch das alles scheint nicht viel zu nützen. Das Ganze nimmt sie psychisch sehr mit. Nun versuchen wir es mit dem X-Tremer. Tamara antwortet auf die Frage, wie sie alles noch verschlimmern könnte, folgendermaßen: „Ich könnte mich noch mehr reinsteigern, dann stresst mich das alles noch mehr und die Schmerzen steigen. Ich könnte gar keine Medikamente mehr nehmen und keine Physiotherapie mehr machen. Oder ich überfordere meinen Körper durch Überanstrengung, indem ich versuche auf einen Berg zu gehen. Ich könnte mich auch ins Bett legen und nie wieder aufstehen." Beim letzten Satz musste sie lachen, was natürlich auch schon ein wenig hilft. Was jedoch besonders wichtig ist an dieser Aufzählung, ist die Erkenntnis, dass es eine Menge gibt, was Tamara tun kann. Wenn ihr so vieles einfällt, um die Situation zu verschlechtern, dann hat sie bestimmt genauso viele Ideen, was sie tun kann, damit es besser wird! Und genauso kam es auch. Nach dem Einsatz des X-Tremers sprudelten die Lösungsmöglichkeiten nur so aus ihr heraus.

Ein weiteres Beispiel aus der Beratungspraxis: Franz wurde vom Chef vergattert, eine Buchhalterprüfung zu absolvieren. Er weiß, dass er es machen muss, um seinen Job behalten zu können. Gleichzeitig weiß er nicht, wie er das viele Lernen schaffen soll, neben dem Job und der fordernden Familie zu Hause. Seine Ehefrau und die drei Kinder sind enorm enttäuscht, dass er nicht mehr Zeit mit ihnen verbringt. Er hat schon einiges probiert und konnte die Prüfung sogar ein Weilchen hinausschieben, doch als er dann vor die Kommission trat, fiel er durch. Nun hat er noch einmal die Chance, in acht Wochen zur Prüfung anzutreten, doch er ist überzeugt, den Lernstoff schafft er unter diesem Druck nie.

Nun versuchen wir einmal den X-Tremer. Und Franz fiel einiges ein, wie er seine Situation verschlimmern könnte: „Ich könnte gar nichts lernen, viel Zeit mit meiner Familie verbringen und dann noch einmal durchfallen, damit der Chef sieht, was für ein Versager ich bin. Hauptsache, die Familie ist glücklich. Ich könnte kündigen und abhauen, mich auf eine einsame Insel verziehen, dort hab ich meine Ruhe von allen. Ich könnte einfach nicht zur Prüfung hingehen, dann weiß ich selbst, dass ich ein Schlappi bin." Das klang ein wenig trotzig und dennoch war es hilfreich. Als Franz bewusst wurde, dass auch sein Jammern, Sich-Sorgen und Trotzigsein das Problem verstärken, meinte er: „Schluss damit! Es reicht. Das bringt mich auch nicht weiter. Ich werde jetzt mit meinem Chef reden und ihm sagen, wie sehr mich das stresst. Und auch meiner Frau sagen, dass mir die Sache wichtig ist und sie ein Weilchen Rücksicht nehmen müssen."

Manchmal hilft es eben, sich unkonventionelle Fragen zu stellen, um seinem Gehirn ein wenig auf die Sprünge zu helfen. Probiere es aus!

Einsatzbereich Bei hartnäckigen Problemen, kreative Lösungen finden, aus der Problemspirale ausbrechen und wieder neue Sichtweisen anregen.

4.2.52 Der Zeitsprung

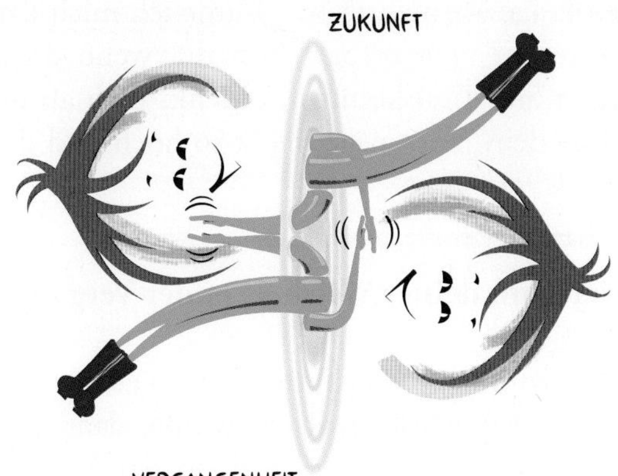

Brenzlige Situationen kann man aussitzen oder man holt sich Hilfe in der Zukunft oder Vergangenheit. Bevor noch heftige Emotionen dir deine Gedanken blockieren, springst du nach vorne und schaust, wie du rückblickend aus der Situation rauskommst. Oder du springst rückwärts in eine wohlige Erinnerung, um dich zu stärken und dann mit neuer Kraft an die Sache heranzugehen.

Der Zeitsprung verhilft dir zu Gelassenheit. Noch bevor Ärger, Furcht oder Stress dich einholen, springst du aus einer schwierigen Situation heraus in eine hilfreiche Umgebung. Aufgetankt und mit neuen Erkenntnissen kommst du zurück und meisterst die Situation mit Besonnenheit.

Anleitung Beim Zeitsprung gibt es zwei Varianten: Wir können nach vorne in die Zukunft oder zurück in die Vergangenheit springen. In manchen Fällen ist es hilfreich, beides zu tun, dann springen wir zuerst nach vorne und dann zurück.

4.2.52.1 Hol dir die Weisheit aus der Zukunft

Manchmal regt man sich über Dinge auf, die es wirklich nicht wert sind. So ein kleiner Zukunfts-Realitätscheck kann da ganz nützlich sein. Frag dich, noch bevor du dich emotional richtig hineinsteigern kannst: **„Würde ich mich darüber in zwei Jahren auch noch aufregen?“** Sei ehrlich zu dir selbst: Würdest du? Oder hättest du es längst vergessen?

Es gibt Dinge, die einen wirklich nachhaltig belasten, die sollten wir anpacken. Doch jene Dinge, die uns in Zukunft nicht mehr tangieren, sind es keinesfalls wert, dass wir unsere Energie dorthinein investieren. Nimm es gelassen und lass es gut sein.

Nun mein Tipp für dich, um die Technik nachhaltig zu verankern. Wiederhole diesen Fragesatz mehrfach: „Würde ich mich darüber auch noch in zwei Jahren aufregen?" Dieser Satz hilft dir, wenn du das nächste Mal in eine aufwühlende Situation kommst, er lenkt dich ab und verschafft dir Distanz, damit fährt dein Alarmpegel nicht so hoch und du bewahrst einen kühlen Kopf.

4.2.52.2 Profitiere von deiner Weisheit in der Vergangenheit

Sollte es jedoch eine wirklich große Sache sein, so etwas, das dir in zwei Jahren auch noch das Leben schwer machen würde, dann pack es an. Spring in Gedanken in die Zukunft. In eine Zeit, in der du das Problem längst gelöst hast. Stell dir vor, alles ist gut ausgegangen. Und nun frag dich, was du damals Nützliches gemacht hast: **„Was war damals hilfreich? Welche Strategien hab ich ausprobiert, und welche waren tatsächlich zielführend?"** Vielleicht schaffst du es auf diese Weise, ein paar Lösungsideen zu bekommen.

Solltest du dich dennoch einmal über „Kleinigkeiten" aufregen – und ich sage dir aus der Sicht der Seelenklempnerin, die meisten Dinge, über die man sich aufregt, sind Kleinigkeiten – dann kannst du auch den Zeitsprung nach hinten in die Vergangenheit ausprobieren. Überleg dir, wo in der Vergangenheit, in den letzten Tagen oder Wochen, gab es Situationen, in denen du ganz besonders entspannt und gelassen warst?

Das kann erst ein paar Tage zurückliegen, z. B. letzten Sonntagmorgen, als du gerade aufgewacht bist, wusstest du, du kannst im Bett bleiben, solange es dir Spaß macht, es gibt keine Verpflichtungen und Termine, nichts Wichtiges, was du tun musst, du kannst einfach nur faulenzen und den Tag genießen. Tauche ein in diese Vorstellung, wie du da so ganz gelassen und entspannt in deinem Bett liegst, dich wohlig rekelst und streckst. Oder war es vor ein paar Tagen, als du ein warmes, duftendes Schaumbad genommen hast und darin völlig versunken bist und den Schaumbläschen genussvoll beim Zerplatzen zugesehen hast... Oder beim letzten Wellness-Aufenthalt, als dir die Masseurin mit geübten Händen über den Rücken strich. Auch diese Vorstellung kannst du vertiefen, indem du völlig in die Situation eintauchst und förmlich die Berührung der massierenden Hände auf deinem

Rücken spürst. Vielleicht atmest du tief durch und gibst einen genüsslichen Seufzer von dir: „Mhmmm".

So, und nun überdenke die aktuelle Situation noch einmal mit dieser entspannten, gelassenen Haltung. Ich bin sicher, jetzt fällt es dir leichter, eine Lösung zu finden.

Einsatzbereich Emotionen regulieren, Stress reduzieren, Selbstentwicklung.

Literatur

Bamberger GG (2017) Lösungsorientierte Fragen. 75 Therapiekarten. Beltz, Weinheim

Beilfuß C (2017) Ein Himmel voller Fragen: Systemische Interviews, die glücklich machen. Carl-Auer, Heidelberg

Blasche G (2014) Arbeitspausen – aus Sicht der Erholungsforschung. Österreichisches Forum Arbeitsmedizin 14(2)

Bucher A (2018) Psychologie des Glücks. Beltz, Weinheim Basel

Dick A (2003) Psychotherapie und Glück: Quellen und Prozesse seelischer Gesundheit. Verlag Hans Huber, Bern

Dilts RB (1994) Die Veränderung von Glaubenssystemen. Junfermann, Paderborn

Eilert WD (2013) Mimikresonanz. Gefühle sehen. Menschen verstehen. Junfermann, Paderborn

Emmons R (2008) Vom Glück dankbar zu sein. Eine Anleitung für den Alltag. Campus, Frankfurt

Faller N (2018) Atem und Bewegung. Theorie und 111 Übungen. Springer, Wien-New York

Fredrickson B (2011) Die Macht der guten Gefühle. Campus, Frankfurt am Main

Gottman J, Silver N (2017) Die Vermessung der Liebe: Vertrauen und Betrug in Paarbeziehungen. Klett-Cotta, Stuttgart

Grzeskowitz I (2014) Die Veränderungsformel. Aus Problemen Chancen machen. Gabal, Offenbach

Hinsch R, Pfingsten U (2015) Gruppentraining sozialer Kompetenzen GSK: Grundlagen, Durchführungen, Anwendungsbeispiele. Beltz,Weinheim-Basel

Kahneman D (2016) Schnelles Denken. Langsames Denken. Pantheon, Random House, München

Koch SC (2011) Embodiment – Der Einfluss von Eigenbewegung auf Affekt, Einstellung und Kognition: Empirische Grundlagen und klinische Anwendungen. Logos, Berlin

Kosinár J (2007) Selbststärkung im Lehrberuf: Individuelle und kontextuelle Bedingungen für die Anwendung körperbasierter Selbstregulation. Schneider Hohengehren, Baltmannsweiler

Kosinár J (2009) Körperkompetenzen und Interaktion in pädagogischen Berufen: Konzepte – Training – Praxis. Klinkhardt, Bad Heilbrunn
Linden M, Hautzinger M (2015) Verhaltenstherapiemanual. Springer, Berlin
Losada M (1999) The complex dynamics of high performance businesss teams. Math Comput Model 30:179–192
Löhmer C, Standhardt R (2017) MBSR – Die Kunst, das ganze Leben zu umarmen: Einübung in Stressbewältigung durch Achtsamkeit. Klett-Cotta, Stuttgart
Ölsböck N (2013) Mit Leichtigkeit – Sorgenfrei, fröhlich und unbeschwert leben. Goldegg, Wien
Peterman F, Vaitl D (2014) Entspannungsverfahren. Das Praxishandbuch. Beltz, Weinheim
Purjo T (2012) Die kritischen Grundbegriffe der Logotherapie nach Viktor Frankl. Internationale Konferenz der Logotherapie. Wien. https:// Die kritischen Grundbegriffe der Logotherapie nach Viktor Frankl. Internationale Konferenz der Logotherapie
Schuch F B et.al (2018) Physical activity and incident depression: a meta-analysis of prospective cohort studies. https://doi.org/10.1176/appi.ajp.2018.17111194
Schmidt G (2017) Liebesaffären zwischen Problem und Lösung. Hypnosystemisches Arbeiten in schwierigen Kontexten. Carl-Auer, Heidelberg
Singer T (2018) Das ReSource Projekt. https://www.resource-project.org
Storch M, Krause F (2017) Selbstmanagement – ressourcenorientiert: Grundlagen und Trainingsmanual für die Arbeit mit dem Zürcher Ressourcen Modell (ZRM). Hogrefe, Bern
Tschacher W, Storch M (2017) Embodiment – Die Wechselwirkung von Körper und Psyche verstehen und nutzen. Hogrefe, Bern
Varga von Kibèd M, Sparrer I (2018) Ganz im Gegenteil: Tetralemmaarbeit und andere Grundformen Systemischer Strukturaufstellung – für Querdenker, und solche die es werden wollen. Carl-Auer, Heidelberg
Wengenroth M (2016) Das Leben annehmen: So hilft die Akzeptanz und Commitment-Therapie (ACT). Hogrefe, Bern

Weiterführende Literatur

Anderson JR, Kasten E (2013) Kognitive Psychologie. Springer, Wien
Bamberger GG (2015) Lösungsorientierte Beratung. Beltz, Weinheim
Barnow S (2018) Gefühle im Griff. Wozu man Emotionen braucht und wie man sie reguliert. Springer, Wien
Berking M (2017) Training emotionaler Kompetenzen. Springer, Wien
Bosley I (2018) Emotionale Intelligenz: Ein Ratgeber mit Übungsaufgaben für Kinder, Jugendliche und Erwachsene. Springer, Wien

Brohm-Badry M (2018) Wie Menschen wachsen: Positiv-Psychologische Entwicklung von Individuum, Organisation und Gesellschaft. Pabst Science Publishers, Lengerich

Ekman P (2017) Gefühle lesen: Wie Sie Emotionen erkennen und richtig interpretieren. Springer, Wien

Frankl V (2018) Trotzdem Ja zum Leben sagen: Ein Psychologe erlebt das Konzentrationslager. Penguin, München

Frankl VE (2015) Psychotherapie für den Alltag. Kreuz, Freiburg

Frankl VE (2011) Der Mensch vor der Frage nach dem Sinn. Piper, München

Glasenapp J (2013) Emotionen als Ressourcen. Manual für Psychotherapie, Coaching und Beratung. Beltz, Weinheim

Goleman D (2001) Emotionale Intelligenz. Deutscher Taschenbuch Verlag, München

Gottman J (2014) Die 7 Geheimnisse der glücklichen Ehe. Ullstein, Berlin

Gürof E (2017) Selbstsicherheit und soziale Kompetenz. Das Trainingsprogramm mit Basis und Aufbauübungen. Klett-Cotta, Stuttgart

Haimerl C (2015) Frei von Angst und Panikattacken – in zwei Schritten. Gräfe und Unzer, München

Höfler H (2015) Atem-Entspannung: Soforthilfe bei inneren und äußeren Spannungen; über 70 einfache Übungen. Trias Georg Thieme, Stuttgart

Kessler N, Kührt C (2015) Jin Shin Jyutsu: Schnelle Selbsthilfe durch Heilströme. Gräfe und Unzer, München

Kindl-Beilfuß C (2017) Einladung ins Wunderland: Systemische Feedback- und Interventionstechniken. Carl-Auer, Heidelberg

Kretschmar T, Tzschaschel M (2014) Die Kraft der inneren Bilder nutzen. Seelische und körperliche Gesundheit durch Imagination. Südwest, München

Oertl V, Matura S (2017) Bewegung und Sport gegen Burnout, Depressionen und Ängste. Springer, Berlin

Seligman M (2015) Wie wir aufblühen: Die fünf Säulen des persönlichen Wohlbefindens. Goldmann, München

Siegel D (2012) Mindsight: Die neue Wissenschaft der persönlichen Transformation. Goldmann, München

Smolka H (2008) Mein Glücks-Trainings-Buch. Springer, Wien

Steinerbach C, Jungo D, Zihlmann R (2012) Positive Psychologie in der Praxis: Anwendung in Psychotherapie, Beratung und Coaching. Beltz, Weinheim

Vaitl D, Petermann F (2000) Handbuch der Entspannungsverfahren. Bd 1: Grundlagen und Methoden, 2. Aufl. Beltz, Weinheim

Wilz G (2017) Das Ressourcentagebuch: Eine Ressourcenaktivierende Schreibintervention für Therapie und Beratung. Springer, Wien

Wray NR, Ripke S (2018) Genome-wide association analyses identify 44 risk variants and refine the genetic architecture of major depression, the major depressive disorder working group of the psychiatric genomics consortium. Nat Genet 50:668–681

5 Anwendungsmöglichkeiten

Damit du jederzeit, wenn du ein Problem oder Anliegen hast, dazu passende Werkzeuge findest, sind hier Beispiele alphabetisch gelistet.

A–Z	Anliegen, Problemstellungen	Werkzeuge
A	Abgrenzen und loslassen können	Abgrenzer, Ärger-Wärter, Emotionsausgleicher, Gedanken-Stopper, Gefühlsverdampfer, Klarheitsschlüssel, Loslass-Helfer, Nein-Umsetzer, Nurifizierer, Problemlöser „A3", Teleporteur, Teilchentheorie
	Abschalten können	Bettkantenregel, Entspannometer, Gedanken-Stopper, Gefühlsverdampfer, Kommt-vor-Zone, Loslass-Helfer, Lösungskette
	Achtsamkeit	Entspannometer, 5 Wohl-Fühler
	Akzeptanz	Abgrenzer, Gedanken-Hitliste, Gedankenprüfer, Gedanken-Stopper, Huldigung, Problemlöser „A3", Sinnstifter, Teilchentheorie
	Angst, Ängste, Angstgedanken	Emotionsausgleicher, Entspannometer, Gedankenprüfer, Gedanken-Stopper, Gefühlsverdampfer, Lösungskette, Mutspender, Nurifizierer, Teleporteur, Teilchentheorie, Umkehrschwung
	Ärger, Ärgergedanken	Aha-Haltung, Ärger-Wärter, Emotionsausgleicher, Entspannometer, Gedankenprüfer, Gefühlsverdampfer, Leibspeiser, Lieblingsmensch-Trick, Nurifizierer, Teleporteur, Teilchentheorie, Umkehrschwung, Zeitsprung

N. Ölsböck, *Meine kleine Seelenwerkstatt*, https://doi.org/10.1007/978-3-662-58436-1_5

A–Z	Anliegen, Problemstellungen	Werkzeuge
B	Belastungen bewältigen	Abgrenzer, Ausbrennerschutz, Bruststein-Heber, Entspannometer, Frohsinn-Induzierer, Frust- & Egobremse, Mutspender, Nein-Umsetzer, Problemlöser „A3", Ressourcen-Controller, Ressourcen-Interview, Umkehrschwung, Veränderungswegweiser, X-Tremer
	Beziehungen verbessern	Chemie-Verbinder, Nein-Umsetzer, Umkehrschwung
	Burnout vorbeugen/ bewältigen	Lösungskette, Abgrenzer, Ausbrennerschutz, Bruststein-Heber, Energiespender, Entspannometer, Frohsinninduzierer, Mutspender, Ressourcen-Controller, Ressourcen-Interview, Selbstwertheber, Sinnstifter, Speicherstick, Umkehrschwung, Veränderungswegweiser, Wohlbefindenstagebuch
C	Chaotische Gefühle klären	Emotionsausgleicher, Entspannometer, Gedankenprüfer, Klarheitsschlüssel
D	Depressionen vorbeugen/ bewältigen	Bettkantenregel, Bruststein-Heber, Dankstelle, Depressionshemmer, Energiespender, Frohsinn-Induzierer, Frust- & Egobremse, Gedanken-Stopper, Kronenaufrichter, Mutspender, Psycho-Gym, Selbstwertheber, Sinnstifter, Speicherstick, Umkehrschwung, Wohlbefindenstagebuch
	Distanz zu Problemen finden	Beweis-Hupe, Frohsinn-Induzierer, Frust- & Egobremse, Gedanken-Hitliste, Gedankenprüfer, Loslass-Helfer, Nurifizierer, Teilchentheorie, Umkehrschwung, X-Tremer
	Druck abbauen	Bruststein-Heber, Entspannometer, Huldigung, Loslass-Helfer, Nein-Umsetzer, Psycho-Gym
E	Einstellung ändern	Bettkantenregel, Beweis-Hupe, Frohsinn-Induzierer, Frust- & Egobremse, Gedanken-Hitliste, Gedankenprüfer, Nurifizierer, Wohlbefindenstagebuch
	Emotionen regulieren	Emotionsausgleicher, Entspannometer, Gedankenprüfer, Gedanken-Stopper, Gefühlsverdampfer, Lieblingsmensch-Trick, Lösungskette, Mutspender, Nurifizierer, Quellenangabe, Teleporteur, Zeitsprung
	Entscheidungen treffen	Entscheidungshelfer, Klarheitsschlüssel, Nein-Umsetzer
	Entspannen können	Bruststein-Heber, Entspannometer, Psycho-Gym
	Ermutigung	Beweis-Hupe, Kronenaufrichter, Mutspender, Ressourcen-Controller, Ressourcen-Interview, Selbstwertheber

A–Z	Anliegen, Problemstellungen	Werkzeuge
F	Frohsinn und Fröhlichkeit	Bettkantenregel, Dankstelle, Energiespender, Frohsinn-Induzierer, Gedanken-Hitliste, Psycho-Gym, Umkehrschwung
	Frust abbauen	Beweis-Hupe, Frust- & Egobremse, Gedanken-Hitliste, Huldigung, Loslass-Helfer
G	Gelassenheit fördern	Abgrenzer, Aha-Haltung, Emotionsausgleicher, Entspannometer, Kommt-vor-Zone, Kronenaufrichter, Psycho-Gym, Ressourcen-Interview
	Grenzen wahren	Abgrenzer, Aha-Haltung, Nein-Umsetzer
H	Harmonie (innere, mit sich im Einklang sein)	Aha-Haltung, Emotionsausgleicher, Energiespender, Entspannometer, Hochstapler, Psycho-Gym, Sinnstifter
	Harmonisches Miteinander	Chemie-Verbinder, Emotionsausgleicher, Frust- & Egobremse, Nein-Umsetzer
I	Innere Harmonie (Ausgeglichenheit)	Aha-Haltung, Ausbrennerschutz, Entspannometer, Nein-Umsetzer, Psycho-Gym, Umkehrschwung
	Innere Stärke	Frohsinn-Induzierer, Hochstapler, Kronenaufrichter, Mutspender, Ressourcen-Controller, Ressourcen-Interview, Speicherstick, Umkehrschwung
J	Jammern reduzieren/verhindern	Bettkantenregel, Beweis-Hupe, Emotionsausgleicher, Gedankenprüfer, Huldigung
K	Klarheit gewinnen	Lösungskette, Entscheidungshelfer, Gedankenprüfer, Klarheitsschlüssel, Metaposition, Veränderungswegweiser
	Konflikte bewältigen	Metaposition, Nein-Umsetzer, Nurifizierer, Teleporteur
	Körperbeschwerden lindern	Bruststein-Heber, Entspannometer, Frust- & Egobremse, Kronenaufrichter
	Körperhaltung – selbstsicher, lebensfroh	Aha-Haltung, Kronenaufrichter, Psycho-Gym
	Kränkungen überwinden	Bettkantenregel, Frust- & Egobremse, Gedankenprüfer, Gedanken-Stopper, Gefühlsverdampfer, Klarheitsschlüssel, Selbstwertheber
L	Lebensfreude steigern	Bettkantenregel, Beweis-Hupe, Dankstelle, Frohsinn-Induzierer, Leibspeiser, Mutspender, Psycho-Gym, Selbstwertheber, Speicherstick, Wohlbefindenstagebuch
	Loslassen können	Abgrenzer, Ausbrennerschutz, Emotionsausgleicher, Gedanken-Hitliste, Gedanken-Stopper, Loslass-Helfer, Nurifizierer, Teleporteur, Teilchentheorie

A–Z	Anliegen, Problemstellungen	Werkzeuge
M	Möglichkeiten (Ressourcen) erweitern	Bettkantenregel, Beweis-Hupe, Gedankenprüfer, Mutspender, Ressourcen-Controller, Ressourcen-Interview, Selbstwertheber, Sinnstifter, Speicherstick, Wohlbefindenstagebuch
	Mut	Kronenaufrichter, Mutspender, Ressourcen-Controller, Selbstwertheber
N	Nein sagen lernen	Ausbrennerschutz, Nein-Umsetzer
	Neues Verhalten angewöhnen	Schweinehund-Dompteur, Tu-als-ob-Methode, Veränderungswegweiser
O	Opferrolle ablegen	Frust- & Egobremse, Gedanken-Hitliste, Gedankenprüfer, Klarheitsschlüssel, Kronenaufrichter, Metaposition, Problemlöser „A3", Sinnstifter, Teilchentheorie, Veränderungswegweiser, X-Tremer
	Optimistisch sein	Bettkantenregel, Frohsinn-Induzierer
P	Partnerschaft	Chemie-Verbinder, Frust- & Egobremse, Umkehrschwung
	Pessimistische Einstellung ändern	Beweis-Hupe, Emotionsausgleicher, Frust- & Egobremse, Gedankenprüfer, Kronenaufrichter, Selbstwertheber, Wohlbefindenstagebuch
	Positive Gedanken und Gefühle	Bettkantenregel, Beweis-Hupe, Energiespender, Frohsinn-Induzierer, Kronenaufrichter, Leibspeiser, Mutspender, Psycho-Gym, Selbstwertheber, Speicherstick, Wohlbefindenstagebuch
	Probleme lösen	Entscheidungshelfer, Ideen-Fenster, Klarheitsschlüssel, Metaposition, Ressourcen-Controller, Problemlöser „A3", Veränderungswegweiser
	Psychische Energie tanken	Ausbrennerschutz, Bettkantenregel, Bruststein-Heber, Dankstelle, Energiespender, Entspannometer, Frohsinn-Induzierer, Leibspeiser, Mutspender, Psycho-Gym, Ressourcen-Interview, Selbstwertheber, Sinnstifter, Speicherstick, Umkehrschwung, Wohlbefindenstagebuch
	Psychohygiene	Abgrenzer, Aha-Haltung, Ausbrennerschutz, Dankstelle, Emotionsausgleicher, Entspannometer, Kommt-vor-Zone, Loslass-Helfer, Nein-Umsetzer, Psycho-Gym
Q	Quälende Gedanken und Gefühle	Abgrenzer, Bettkantenregel, Bruststein-Heber, Entspannometer, Frohsinn-Induzierer, Frust- & Egobremse, Gedanken-Hitliste, Gedankenprüfer, Gefühlsverdampfer, Huldigung, Klarheitsschlüssel, Loslass-Helfer, Nurifizierer, Teleporteur, Teilchentheorie, Umkehrschwung

A–Z	Anliegen, Problemstellungen	Werkzeuge
R	Resilienz (= innere Widerstandskraft) fördern	Bettkantenregel, Entspannometer, Sinnstifter, Ressourcen-Controller
	Ressourcen erweitern	Bettkantenregel, Beweis-Hupe, Energiespender, Frohsinn-Induzierer, Ideen-Fenster, Mutspender, Nein-Umsetzer, Ressourcen-Controller, Sinnstifter, Ressourcen-Interview, Speicherstick, Wohlbefindenstagebuch
	Rollenklarheit	Loslass-Helfer (Rituale), Entscheidungshelfer
S	Schweinehund überwinden	Schweinehund-Dompteur
	Selbstbehauptung	Abgrenzer, Nein-Umsetzer
	Selbstbewusstsein	Beweis-Hupe, Entspannometer, Hochstapler, Metaposition, Mutspender, Nein-Umsetzer, Selbstwertheber, Sinnstifter, Speicherstick, Ressourcen-Controller, Teilchentheorie
	Selbstentwicklung	Tu-als-ob-Methode, Veränderungswegweiser, Zeitsprung
	Selbstsicherheit und Selbstvertrauen	Abgrenzer, Aha-Haltung, Hochstapler, Kronenaufrichter, Mutspender, Nein-Umsetzer, Ressourcen-Controller, Selbstwertheber
	Selbstwertgefühl	Entspannometer, Hochstapler, Kronenaufrichter, Mutspender, Ressourcen-Interview, Selbstwertheber, Speicherstick, Wohlbefindenstagebuch
	Selbstwirksamkeit	Abgrenzer, Aha-Haltung, Klarheitsschlüssel, Nein-Umsetzer, Problemlöser „A3", Ressourcen-Interview, Schweinehund-Dompteur, Selbstwertheber, Tu-als-ob-Methode, Teilchentheorie, Veränderungswegweiser, Wohlbefindenstagebuch, X-Tremer
	Sichtweise ändern	Bettkantenregel, Beweis-Hupe, Frohsinn-Induzierer, Frust- & Egobremse, Gedanken-Hitliste, Gedankenprüfer, Kronenaufrichter, Leibspeiser, Nurifizierer, Speicherstick, Teleporteur, Teilchentheorie, Veränderungswegweiser, X-Tremer
	Sinn finden	Sinnstifter
	Sorgen loswerden	Lösungskette, Energieausgleicher, Gedankenstopper, Veränderungswegweiser
	Spannungen abbauen	Ausbrennerschutz, Beweis-Hupe, Bruststein-Heber, Emotionsausgleicher, Entspannometer, Gefühlsverdampfer, Teleporteur
	Streitgespräche führen	Metaposition, Nein-Umsetzer, Nurifizierer, Teleporteur

A–Z	Anliegen, Problemstellungen	Werkzeuge
	Stress bewältigen	Abgrenzer, Aha-Haltung, Ausbrennerschutz, Bettkantenregel, Entspannometer, Frohsinn-Induzierer, Gedankenprüfer, Kronenaufrichter, Metaposition, Nein-Umsetzer, Selbstwertheber, Speicherstick, Teleporteur, Umkehrschwung, Zeitsprung
	Sympathie erwecken	Chemie-Verbinder, Umkehrschwung
T	Traurigkeit bewältigen	Frohsinn-Induzierer, Leibspeiser, Psycho-Gym (Trostwiege), Teilchentheorie, Umkehrschwung, Wohlbefindenstagebuch
	Trägheit abbauen, wieder in die Gänge kommen	Psycho-Gym, Schweinehund-Dompteur, Selbstwertheber
U	Unsicherheit reduzieren	Kronenaufrichter, Mutspender, Nein-Umsetzer, Ressourcen-Controller
	Unzufriedenheit abbauen	Dankstelle, Frohsinn-Induzierer, Frust- & Egobremse, Gedanken-Hitliste, Mutspender, Ressourcen-Interview, Sinnstifter, Speicherstick
V	Verändern, was einen stört	Entscheidungshelfer, Ideen-Fenster, Klarheitsschlüssel, Tu-als-ob-Methode, Veränderungswegweiser, X-Tremer
	Veränderungen bewältigen	Entscheidungshelfer, Ideen-Fenster, Problemlöser „A3", Ressourcen-Controller
W	Wohlbefinden steigern	Ausbrennerschutz, Bettkantenregel, Beweis-Hupe, Dankstelle, Energiespender, Psycho-Gym, Entspannometer, Frohsinn-Induzierer, Kronenaufrichter, Leibspeiser, Mutspender, Ressourcen-Interview, Umkehrschwung, Wohlbefindenstagebuch, 5 Wohl-Fühler
	Wohlfühlen	Bettkantenregel, Energiespender, Entspannometer, Psycho-Gym
	Wut, Wutgedanken	Ärger-Wärter, Energieausgleicher, Frust- & Egobremse, Gedankenprüfer, Gedanken-Stopper, Gefühlsverdampfer, Leibspeiser, Metaposition, Nurifizierer, Teleporteur, Teilchentheorie
Z	Zeit fürs Ich	Kommt-vor-Zone, Loslass-Helfer, Nein-Umsetzer
	Ziele setzen und erreichen	Ideen-Fenster, Klarheitsschlüssel, Schweinehund-Dompteur, Tu-als-ob-Methode, Veränderungswegweiser
	Zufriedenheit	Bettkantenregel, Dankstelle, Energiespender, Frohsinn-Induzierer, Ressourcen-Interview, Ressourcen-Controller, Selbstwertheber, Sinnstifter, Speicherstick, Tu-als-ob-Methode, Wohlbefindenstagebuch
	Zweisamkeit	Chemie-Verbinder

6

Herstellerhinweise

Inhaltsverzeichnis

6.1 Wozu Herstellerhinweise?

Im Buch findest du immer wieder Herstellerhinweise (Quellenangaben und Literaturverweise) damit du die Möglichkeit hast, dich in weiterführende Literatur zu vertiefen.

Es gibt viele unterschiedliche Beratungs- und Therapiemethoden, die verschiedene Arbeits- und Vorgehensweisen haben. In diesem Kapitel möchte ich Dir gerne zeigen, welche psychologischen Richtungen und Werthaltungen die Seelenklempnerin vertritt.

6.2 Die Hersteller

Für alle Wissensdurstigen werden in diesem Kapitel zur Vertiefung die wissenschaftlichen Grundlagen, auf denen die Werkzeuge aufgebaut sind, kurz dargestellt.

N. Ölsböck, *Meine kleine Seelenwerkstatt,* https://doi.org/10.1007/978-3-662-58436-1_6

6.2.1 Das Achtsamkeitstraining (MBSR)

Richtig bekannt wurde die Methode durch Professor Jon Kabat-Zinn, der in jahrelanger Forschung die positive Auswirkung von Achtsamkeit auf unsere Gesundheit nachweisen konnte. Kabat-Zinns achtwöchiges Trainingsprogramm „MBSR – Mindfulness Based Stress Reduction" ist inzwischen weltweit bekannt und dessen positive Wirkung wissenschaftlich belegt (Löhmer und Standhardt 2018; Kabat-Zinn 2013). Dabei lernt man, mit seiner Aufmerksamkeit vollkommen im gegenwärtigen Moment zu sein und diesen gelassen und wertfrei zu erleben.

Als besonders hilfreich und nützlich erscheint mir Achtsamkeit als Werkzeug vor allem dann, wenn einem positives Denken unmöglich erscheint. Anstatt bei schlimmen Nachrichten vor Schreck zu erstarren oder gar zusammenzubrechen, hilft ein in Achtsamkeit trainierter Geist, besonnen zu bleiben. Schlimme Erfahrungen sind schlimm. Wenn wir sie negativ bewerten und uns sorgen, werden sie noch schlimmer. Dinge bewusst wahrzunehmen als das, was sie sind – Gedanken, Gefühle, Gegebenheiten –, hilft dabei, handlungsfähig zu bleiben und Lösungen zu finden.

6.2.2 Die Embodiment-Forschung

Körper und Psyche wirken permanent aufeinander ein und sind untrennbar miteinander verbunden. Embodiment-Studien (Tschacher und Storch 2017) zeigen, wie bewusste Einflussnahme von Gesichtsausdruck, Handbewegungen, Körperhaltungen und Bewegungen sich auf die Gehirnaktivität und das Gehirnmilieu (neuronale Aktivitäten, Hormone etc.), auf Emotionen und Stimmungen sowie auf Einstellungen und Bewertungen auswirken. Diese Rückmeldungen aus dem Körper an das Gehirn werden als Body-Feedback bezeichnet. Kommt die Rückmeldung aus der mimischen Muskulatur im Gesicht, spricht man von Facial Feedback.

6.2.3 Die Logotherapie und Existenzanalyse

Diese Therapierichtung wurde in den frühen 1930er Jahren des vorigen Jahrhunderts von Viktor Emil Frankl als dritte Wiener Richtung entwickelt, neben den tiefenpsychologischen Ansätzen, der Psychoanalyse Sigmund Freuds und der Individualpsychologie Alfred Adlers. Das altgriechische „Logos" steht für Sinn. Victor Frankls Ansatz ist ein philosophischer, der den menschlichen Willen zum Sinn als existenziell betrachtet. Victor

Frankl erlebte selbst die heilsame Kraft seiner Logotherapie, weil ihm die Frage nach dem Sinn half, das Konzentrationslager zu überstehen. Egal wie schwierig etwas ist, wenn ich weiß, wozu es gut ist, kann ich es schaffen.

6.2.4 Die Positive Psychologie

Martin E. P. Seligman gründete 1998 gemeinsam mit namhaften Wissenschaftern wie z. B. Barbara Fredrickson und Mihaly Csiksentmihalyi eine völlig neue psychologische Richtung, als er zum Präsidenten der American Psychological Association gewählt wurde. Nachdem Seligman über 35 Jahre lang in der klinischen Psychologie tätig war und vielen Menschen mit psychischen Störungen (insbesondere mit seiner Forschungsarbeit zur gelernten Hilflosigkeit) geholfen hatte, wollte er sich einer neuen Aufgabe widmen und auch gesunden Menschen zur Entfaltung ihrer Potenziale verhelfen.

Die Forschungsausrichtung auf das Positive beinhaltet vor allem die Wirkung positiver Emotionen und Fokussierung auf die Stärken der Menschen und deren Auswirkung auf positive Strukturen wie z. B. Familien, Schulen und Unternehmen.

6.2.5 Salutogenese und Resilienz-Forschung

Das Fachgebiet der Resilienz entstand durch die Kauai-Studie, welche 1955 auf einer Haweianischen Insel als entwicklungspsychologische Forschung begann. Nach kurzer Zeit entdeckte man, dass ein Drittel der untersuchten Kinder besonders widerstandsfähig war. Obwohl sie unter schlimmen Umständen aufwuchsen, entwickelten sie sich psychisch gesund. Daraus entstand eine Langzeitstudie, welche sich intensiv diesem Resilienz-Phänomen widmete. Es folgten viele weitere Studien auf der ganzen Welt, die ähnliche Ergebnisse brachten. Später wurde nicht nur bei Kindern, sondern auch bei Erwachsenen, bei älteren Menschen geforscht. Im Vordergrund steht dabei die Frage: Was hält Menschen trotz widriger Umstände oder Krisen gesund?

Das Modell der Salutogenese wurde vom Stressforscher Aaron Antonovsky in den 1970er Jahren eingeführt (Lutz 2017). Das Besondere daran: Es wurde erstmalig der Blick auf Schutzfaktoren und Ressourcen gelenkt. Statt Risiken und krankhafte Einflüsse zu bekämpfen, zielt das Konzept der Salutogenese auf das Stärken von Ressourcen ab, um Menschen widerstandsfähig zu machen. Eine große Rolle spielt dabei das Kohärenzgefühl, eine personale Ressource, die sich aus drei Aspekten zusammensetzt: Menschen meistern stressige Situationen, wenn sie diese verstehen (1. Verstehbarkeit), die nötigen Mittel zur Bewältigung haben (2. Handhabbarkeit) und diese auch als sinnvoll erachten (3. Sinnhaftigkeit).

6.2.6 Systemische und Lösungsorientierte Beratung

Die Systemische Therapie ist eine Form der Gesprächstherapie, bei der der Mensch in seinem Umfeld im Vordergrund steht. Meist begibt man sich auf eine Suche nach Alternativen, neuen Wegen und Sichtweisen, die helfen, mit dem Umfeld ins Gleichgewicht zu kommen. Ziel ist, aufbauend auf das Entdecken kleiner Unterschiede, die neue Wirklichkeiten eröffnen, neue Erfahrungen machen zu können. Aus dieser Therapieform wurden die Systemische Beratung und später die Hypnosystemische Beratung abgeleitet, welche nun auch als Coaching-Methoden eingesetzt werden.

Die Lösungsorientierte Beratung von Steve de Shazer ist eine Kurzform der Systemischen Beratung. Statt Probleme zu analysieren, werden Lösungen fokussiert. Der Blick wird in die Zukunft auf das, was möglich ist, gerichtet. Ermutigung, Wertschätzung, Autonomie, Selbstwirksamkeit und Achtsamkeit stehen dabei im Vordergrund (De Shazer und Dolan 2018).

Besonders hilfreich sind die lösungsorientierten Fragen, wie z. B. die Wunderfrage: Stell dir vor, über Nacht geschieht ein Wunder und dein Problem wird vollkommen beseitigt. Wenn du am Morgen aufstehst, woran würdest du bemerken, dass sich etwas verändert hat? Woran würde dein Kind/dein Partner/dein Vorgesetzter feststellen können, dass etwas anders ist?

6.2.7 Verhaltens- und kognitive Ansätze

Die Verhaltenstherapie (VT) wurde zu Beginn des 20. Jahrhunderts vom amerikanischen Psychologen John B. Watson als Gegensatz zur Psychoanalyse entwickelt. Anstatt auf der Suche nach der Ursache von Problemen in die Vergangenheit zu gehen und dabei die Kindheit zu analysieren, steht das Denken und Verhalten in der Gegenwart im Fokus. Man geht davon aus, dass Probleme durch bestimmte Denk- und Verhaltensweisen entstehen. Die Lösung besteht also darin, diese zu verändern. Inzwischen gibt es unzählige Methoden und Techniken, die davon abgeleitet wurden.

Bei der Verhaltenstherapie werden Klienten angeleitet, Schritt für Schritt unerwünschtes Verhalten neu zu gestalten (Verhaltensmodifikation) und destruktive Gedanken in hilfreiche umzuformulieren (kognitive Umstrukturierung). Manche Techniken der Verhaltenstherapie sind nicht nur für psychische Krankheitsbilder wirksam, sondern auch wenn man sich selbst bestimmte Verhaltensweisen abgewöhnen möchte, wie z. B. Nägelkauen, Rauchen, übermäßiges Naschen.

Die Akzeptanz- und Commitment-Therapie ist eine neue auf der Verhaltenstherapie aufbauende Achtsamkeitsmethode. An die Stelle des Aufspürens und Verbesserns von Verhalten und Denken tritt hier das Üben von Akzeptanz von Kognitionen. Dabei geht es nicht um die Überprüfung der Sinnhaftigkeit von Gedanken, sondern um die Einsicht, dass es sich um Gedanken handelt und nicht um die Realität.

Literatur

Kabat-Zinn J (2013) Gesund durch Meditation. Das große Buch der Selbstheilung mit MBSR. Knaur, München

Löhmer C, Standhardt R (2018) MBSR Die Kunst, das ganze Leben zu umarmen. Einübung in Stressbewältigung durch Achtsamkeit. Klett-Cotta, Stuttgart

Tschacher W, Storch M (2017) Embodiment – Die Wechselwirkung von Körper und Psyche verstehen und nutzen. Hogrefe, Bern

De Shazer S, Dolan y (2018) Mehr als ein Wunder: Die Kunst der lösungsorientierten Kurzzeittherapie. Carl-Auer, Heidelberg

Lutz R (2017) Euthyme Therapie und Salutogenese. Therapieziel Wohlbefinden: Ressourcen aktivieren in der Psychotherapie. Springer, Berlin, S 79–92

Stichwortverzeichnis

N. Ölsböck, *Meine kleine Seelenwerkstatt*, https://doi.org/10.1007/978-3-662-58436-1

B

C

D

E